# 肿瘤科
# 实用技术与疾病诊治

ZHONGLIUKE SHIYONG JISHU YU JIBING ZHENZHI

主编　宋　洁　李亚楠　周　波　袁　源

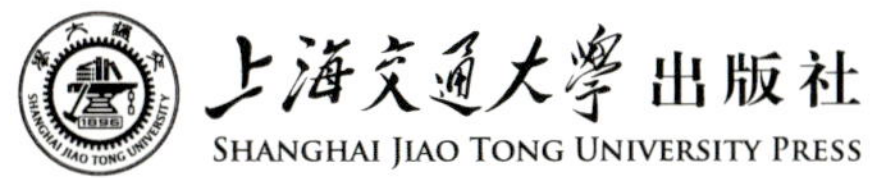

**内容提要**

本书对肿瘤的基础知识理论进行了简要阐述，包括肿瘤的内科治疗；对肿瘤的诊疗做了重点详细的介绍，包括神经系统肿瘤、消化系统肿瘤等。本书适合各级医院临床医师参考使用。

**图书在版编目（CIP）数据**

肿瘤科实用技术与疾病诊治 / 宋洁等主编. --上海 ：上海交通大学出版社，2024.6

ISBN 978-7-313-30781-1

Ⅰ. ①肿… Ⅱ. ①宋… Ⅲ. ①肿瘤－诊疗 Ⅳ. ①R73

中国国家版本馆CIP数据核字（2024）第107143号

# 肿瘤科实用技术与疾病诊治

ZHONGLIUKE SHIYONG JISHU YU JIBING ZHENZHI

主　　编：宋　洁　李亚楠　周　波　袁　源

出版发行：上海交通大学出版社

地　　址：上海市番禺路951号

邮政编码：200030

电　　话：021-64071208

印　　制：广东虎彩云印刷有限公司

经　　销：全国新华书店

开　　本：710mm × 1000mm 1/16

印　　张：12.5

字　　数：220千字

插　　页：2

版　　次：2024年6月第1版

印　　次：2024年6月第1次印刷

书　　号：ISBN 978-7-313-30781-1

定　　价：198.00元

# 编委会

**主　编**

宋　洁　李亚楠　周　波　袁　源

**副主编**

王文君　孙　尧　黄　芳　王　艳

**编　委**（按姓氏笔画排序）

王　艳（湖南省浏阳市中医医院）

王　涛（陆军第八十集团军医院）

王文君（山东省枣庄市胸科医院/山东省枣庄市肿瘤医院）

邓国光（安徽省涡阳县人民医院）

申冰杰（山东省郓城诚信医院）

孙　尧（山东省济宁肿瘤医院）

李亚楠（山东省金乡县人民医院）

杨　斌（山东省平度市人民医院）

宋　洁（山东省日照市中医医院）

张海东（湖北医药学院附属襄阳市第一人民医院）

周　波（山东省邹平市中心医院）

袁　源（中南大学湘雅三医院）

黄　芳（江苏省无锡市人民医院）

韩晓艳（山东省平度市人民医院）

# 前言
FOREWORD

当前，恶性肿瘤发病率与死亡率均呈现快速增长的势头，已成为人类死亡的最主要原因，严重危害人民的生命健康，谈癌色变已成为不争的事实。与此相对应的全世界对恶性肿瘤的研究也更加深入，包括病因、遗传基因、诊断方法、各种治疗手段等，恶性肿瘤相关新进展不断涌现，受到了医学界的空前关注。目前，恶性肿瘤的研究机遇与挑战并存。

肿瘤属专科性疾病，对肿瘤的治疗应根据患者的机体状况、肿瘤的病理类型、侵犯范围(分期)和疾病的发展趋势，合理地、有计划地综合运用现有治疗手段以提高生存率，改善生活质量。对绝大多数肿瘤患者来说只有一次治愈机会，因而肿瘤的首诊治疗显得尤为重要。然而，在现实中遇到的情况大多是很多患者首次是在不具备专科知识和条件的医院接受的不规范治疗，因而丧失了宝贵的治愈机会，故而对广大非肿瘤专科临床医师进行肿瘤专科知识培训是当前迫切需要解决的问题。鉴于肿瘤相关研究的进展速度，本编委会特编写此书，为肿瘤相关的广大一线临床医务人员提供微薄借鉴与帮助，望共同提高肿瘤诊治水平，更好地帮助患者摆脱癌症困扰。

本书涉及临床肿瘤的内科治疗和肿瘤科常见疾病，包括神经系统肿瘤、消化系统肿瘤、内分泌系统肿瘤、女性生殖系统肿瘤。针对各系统临床常见肿瘤均进行了详细介绍，包括肿瘤的流行病学、病因与发病机制、病理分型与分期临床表现、诊断方法、各种治疗方法，如药物治疗、手术治疗、放射治疗、化学治疗、介入治疗等，以及预后与预防等内容。本书重点放在诊断与各种治疗的叙述上，旨在强调本书的临床实用价值，为肿瘤相关临床医务人员提供参考，达到共同提高肿瘤诊治水平的目的。

本书在编写过程中，借鉴了诸多肿瘤相关书籍与论文等资料，在此表示衷心感谢。由于本编委会人员均身负肿瘤临床诊治工作，故编写时间仓促，难免有错误及不足之处，恳请广大读者见谅，并给予批评指正。以更好地总结经验，达到共同进步、提高肿瘤相关医务人员诊疗水平的目的。

《肿瘤科实用技术与疾病诊治》编委会

2024 年 2 月

# 目 录

CONTENTS

# 第一章 肿瘤的内科治疗

## 第一节 肿瘤化疗的药理学基础

### 一、常用抗癌药物及作用机制概要

抗癌药物的理想分类方法是根据它们的作用机制，但有不少药物通过几种途径杀灭肿瘤细胞，另一些药物虽然有效，但作用机制不明。所以，仍按传统的方法将抗癌药物分为以下几类（图 1-1，图 1-2）。

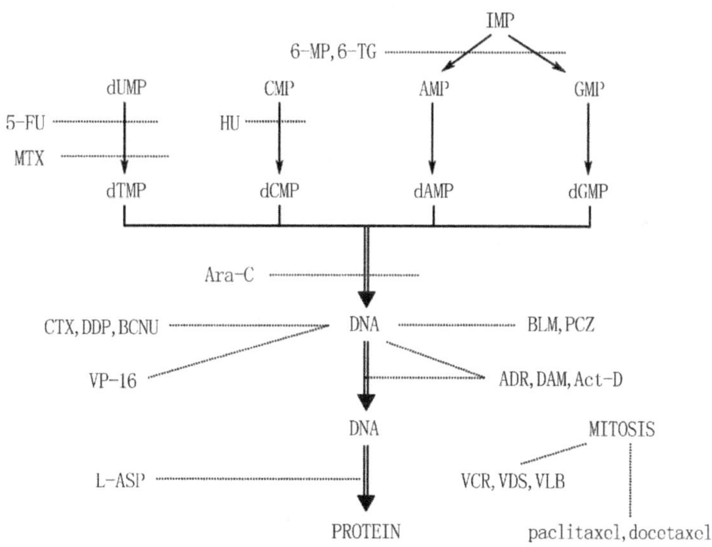


图 1-1 抗恶性肿瘤的主要部位示意图

#### （一）烷化剂

烷化剂是第一个用于肿瘤治疗的化疗药物。虽然烷化剂的结构各异，但都具有活泼的烷化基团，能与许多基团(氨基、咪唑、羧基、硫基和磷酸基等)形成共价键。DNA 的碱基对细胞很重要，特别是鸟嘌呤上富含电子的 N-7 位。烷化剂的细胞毒作用主要通过直接与 DNA 分子内鸟嘌呤的 N-7 位和腺嘌呤的 N-3 形成联结，或在 DNA 和蛋白质之间形成交联，这些均影响 DNA 的修复和转录，导致细胞结构破坏而死亡。虽然烷化剂对增殖细胞的毒性高于非增殖细胞，但差别不像抗代谢药那么显著。烷化剂是细胞周期非特异性药物，对非增殖期($G_0$期)的细胞也敏感，因而对生长缓慢的肿瘤如多发性骨髓瘤也有效；烷化剂的另一个特点是量效曲线为直线上升型，故成为癌症超大剂量化疗(high dose chemotherapy，HDC)的主要药物。肿瘤细胞对烷化剂耐药的机制主要有减少药物的吸收，通过增加鸟嘌呤 6 位烷基转移酶和移动 DNA 的杂交交联减少错配，增加细胞的硫醇，特别是增强谷胱甘肽转移酶活性来增强解毒作用，改变细胞凋亡的通路等。

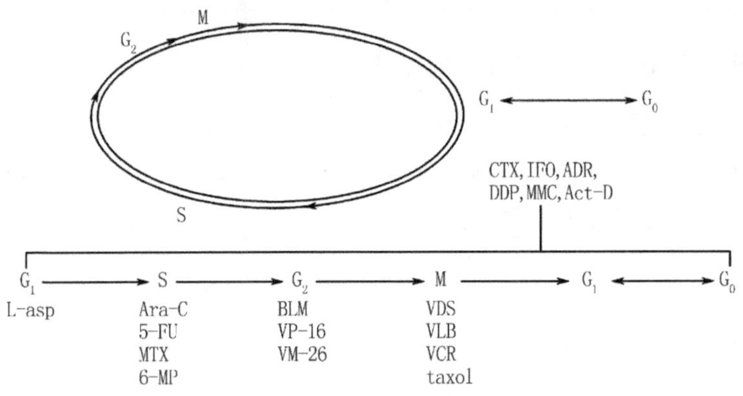


**图 1-2 抗癌药物与细胞周期**

烷化剂主要包括氮芥类的氮芥、环磷酰胺、异环磷酰胺、苯丁酸氮芥、美法仑，亚硝脲类的卡莫司汀、洛莫司汀、司莫司汀和链佐星，磺酸酯类的白消安和曲奥舒凡，氮丙啶类的噻替哌、二氮化合物、丝裂霉素，氮甲基类的六甲密胺、达卡巴嗪、丙卡巴肼和替莫唑胺等。

**(二)抗代谢类药物**

抗代谢类药物的化学结构与体内某些代谢物相似，但不具有它们的功能，以此干扰核酸、蛋白质的生物合成和利用，导致肿瘤细胞的死亡。甲氨蝶呤(MTX)是叶酸的拮抗物，强力抑制二氢叶酸还原酶。5-FU 在体内必须转化为相应的核苷酸才能发挥其抑制肿瘤的作用，主要产生两种活性物，一个为氟尿三磷(FUTP)，结合到肿瘤细胞的 RNA 上，干扰其功能；另一个是通过尿苷激酶的作用，生成氟去氧尿一磷(FdUMP)，它抑制胸苷酸合成酶而阻止肿瘤细胞的

DNA 合成，是5-FU的主要抗肿瘤机制。近年来合成的卡培他滨是活化 5-氟-2'-脱氧尿苷（5-FUDR）的前体药物，该药口服后，在胃肠道经羧酸酯酶代谢为 5-DFCR，随后在肝脏胞苷脱氨酶作用下代谢为 5-FUDR，最后在肿瘤组织内经胸苷酸磷酸化酶转变为 5-FU。

阿糖胞苷（cytosine arabinoside，Ara-C）在体内转化为阿糖胞三磷（Ara-CTP）才能发挥抗癌作用。一直认为 Ara-CTP 的抗癌机制是由于它竞争性抑制 DNA 聚合酶，近来发现 Ara-CTP 分子嵌入到 DNA 的核苷酸键内、阻止 DNA 链的延长和引起链断裂的作用似乎更加重要。吉西他滨（gemcitabine，2'-difluorodeoxycytidine，dFdc）是 Ara-C 的同类物，为核苷类化合物，其在细胞内受脱氧胞苷激酶所催化，变成活化的二磷酸化物 dFdCDP 及三磷酸化物 dFdCTP，掺入细胞的 DNA 结构中，使 DNA 合成中断，进而诱导细胞的凋亡。DFdCDP 亦是核糖核酸还原酶的抑制底物，可阻止核糖核苷酸还原为脱氧核糖核苷酸，使脱氧核糖核苷酸减少，减少 DNA 的合成。

6-巯嘌呤（6-mercaptopurine，6-MP）和 6-硫尿嘌呤（6-thioguanine，6-TG）能分别阻断次黄嘌呤转变为腺嘌呤核苷酸及鸟嘌呤核苷酸而阻断核酸的合成。氟达拉滨（fludarabine，2-fluoro-ara-AMP）是嘌呤的同类物，通过 5'端的核苷酸酶脱磷酸化成为 2-fluoro-ara-A 后进入细胞，2-fluoro-ara-A 在细胞内经脱氧胞苷激酶的催化成磷酸化，三磷酸盐的产物抑制 DNA 聚合酶和核（糖核）苷酸还原酶，还可以直接与 DNA 或 RNA 结合起抗肿瘤作用。其他的嘌呤同类物还有脱氧柯福霉素、CdA 等，均有一定的抗肿瘤活性。

培美曲塞是一种结构上含有核心为吡咯嘧啶基团的抗叶酸制剂，能够抑制胸苷酸合成酶、二氢叶酸还原酶和甘氨酰胺核苷酸甲酰转移酶的活性，这些酶都是合成叶酸所必需的酶，参与胸腺嘧啶核苷酸和嘌呤核苷酸的生物再合成过程。培美曲塞破坏细胞内叶酸依赖性的正常代谢过程，抑制细胞复制，从而抑制肿瘤的生长。

近年来，抗肿瘤药物生化调节方面也进行了深入的研究，取得了不少进展，尤其是在应用生化调节来提高 5-FU 的抗瘤活性方面。临床上应用醛氢叶酸（CF）对 5-FU 的化学修饰是目前生化调节应用于抗肿瘤药物从实验室到临床最成功的例子。临床前的研究阐明了 CF 的增效机制：5-FU 在体内活化成 FduMP（脱氧氟苷单磷酸盐）后，抑制胸苷酸合成酶（TS），阻止尿苷酸向胸苷酸的转变，最终影响 DNA 的合成。这一个途径需要一碳单位（$CH_3$）的供体还原型叶酸（$FH_4$）的参与。Fdump、TS、5，10-$CH_2$-$FH_4$ 在细胞内形成三重复合物。在生理情况下，由于还原型叶酸的供给不足，三重复合物易于分离，如果外源性地供给大剂量的CF，细胞内可形成结合牢固、稳定的三重复合物，对TS的抑制作用大大延长，最终增加了5-FU的细胞毒作用。1982年，法国的Machover等首先报告大剂量(200 mg/m²)CF合并5-FU治疗胃肠道癌的初步结果。近几年来，大部分随机对照的Ⅲ期临床研究结果证明，5-FU＋CF的有效率比单用5-FU高，而且部分研究显示5-FU＋CF可延长生存期。德国一个多中心随机对照研究也表明5-FU加小剂量CF亦可提高疗效、改善生存质量，并且毒性反应较小。在CF/5-FU的治疗方案中，有各种剂量组合的报道，但CF/5-FU的最佳剂量方案组合至今未能确定。

5-FU在体内的降解主要通过二氢嘧啶脱氢酶(DPD)来完成，故DPD酶的活性直接影响5-FU血药浓度。近期有较多的5-FU和DPD酶抑制剂联合应用的临床报告，采用的DPD酶抑制剂有尿嘧啶、CDHP、恩尿嘧啶和CNDP等，如口服UFT(替加氟∶尿嘧啶为1∶4)加CF的Ⅱ期临床研究报告，有效率为42.2%。另外，临床前研究发现CDHP对DPD酶抑制强度比尿嘧啶强200倍，采用CDHP、替加氟等组成的复方口服制剂S-1单药治疗晚期胃癌初步结果令人鼓舞，其临床价值有待进一步研究加以证实。

**(三)抗肿瘤抗生素类**

抗肿瘤抗生素包括很多药物，蒽环类是此类药物中的一大类药，包括多柔比星(阿霉素，adriamycin，ADR)、柔红霉素(daunomycin，DAM)、阿克拉霉素、表柔比星、去甲柔红霉素、米托蒽醌等。抗肿瘤抗生素的作用机制呈多样化，蒽环类抗生素与放线菌素D的作用机制相似，与DNA结合后，发生嵌入作用而抑制依赖于DNA的RNA合成，现发现其同时有抑制拓扑异构酶Ⅱ的作用；博莱霉素(bleomycin，BLM)是直接损害DNA模板，使DNA单链断裂；普卡霉素也与DNA结合，抑制依赖DNA的RNA聚合酶，从而影响RNA的合成；链黑霉素对DNA合成显示出选择性抑制，可引起DNA降解或单链断裂。

**(四)抗肿瘤的植物类药物**

长春碱类药物是从植物长春花分离得到具有抗癌活性的生物碱，包括长春新碱(vincristine，VCR)、长春碱(vinblastine，VLB)、长春碱酰胺(vindesine，VDS)、长春瑞滨(vinorelbine，VRL)等药物抗肿瘤的作用靶点是微管，药物与管蛋白二聚体结合，抑制微管的聚合，使分裂的细胞不能形成纺锤体，核分裂停止于中期。紫杉醇类药物如紫杉醇和紫杉特尔，能促进微管聚合，抑制微管解聚，使细胞的有丝分裂停止。鬼臼毒素类的药物依托泊苷(etoposide,VP16-213)和替尼泊苷(teniposide VM-26)则主要抑制拓扑异构酶Ⅱ的作用,阻止DNA的复制。喜树碱类包括我国的羟喜树碱及国外的拓扑替康、伊立替康(irinotecan,CPT-11)等则通过抑制拓扑异构酶Ⅰ的活性而阻止DNA的复制。

### (五)铂类

铂类抗肿瘤药物的作用机制主要是与DNA双链形成交叉联结,呈现其细胞毒作用。主要包括顺铂(cisplatin,DDP)及其类似物奈达铂、卡铂、草酸铂(oxaliplatin,L-OHP)和乐铂等,卡铂、草酸铂和乐铂的肾毒性和胃肠道毒性均较顺铂轻。其他正在进行临床试验的铂类同类物包括JM216 (BMS 182751)、JM473(AMD473,ZD0473)、BBR3464和脂质体顺铂等。

### (六)其他

门冬酰胺酶使肿瘤细胞缺乏合成蛋白质必需的门冬酰胺,使蛋白质的合成受阻。

## 二、细胞周期动力学与抗癌药物

细胞周期是指亲代细胞有丝分裂的结束到1个或2个子细胞有丝分裂结束之间的间隔,细胞经过一个周期所需要的时间称为细胞周期时间。有丝分裂后产生的子代细胞,经过长短不等的间隙期,也称DNA合成前期($G_1$),进入DNA合成期(S),完成DNA合成倍增后,再经短暂的休止期,也称DNA合成后期($G_2$),细胞又再进行丝状分裂(M期)。有时细胞$G_1$期明显延长,细胞长期处于静止的非增殖状态,常称为$G_0$期(图1-2)。$G_0$期的细胞与$G_1$期的细胞的区别是对正常启动DNA合成的信号有无反应。但是,处于$G_0$期的细胞并不是死细胞,它们可以继续合成DNA和蛋白质,还可以完成某一特殊细胞类型的分化功能。这些细胞可以作为储备细胞,一旦有合适的条件,即可重新进入增殖细胞群中并补充到组织中。

多数临床上常用的化疗药物直接影响DNA的合成或功能,不同的抗癌药物可有不同的作用机制。有些药物主要作用是阻碍DNA的生物合成,仅作用于细胞增殖的S期,称S期特异性药物,如MTX、5-FU、6MP、Ara-C等。也有些药物主要损伤纺锤体,使丝状分裂停滞于分裂中期(M期),如VLB、VCR、VDS、紫杉醇等,这些药物称为M期特异性药物。S期与M期特异性药物均是作用于某一特定的时相,故通称为周期特异性药物。而直接破坏或损伤DNA的药物,如烷化剂、丙卡巴肼、顺铂、亚硝脲类等,则不论细胞处于哪一时相,包括$G_0$期的细胞，均可起杀伤作用，称为周期非特异性药物。

周期非特异性药物对肿瘤细胞的杀伤力一般较周期特异性的药物强，且随着药物浓度的升高，对肿瘤细胞的杀伤作用越明显，特别是此类药物对 $G_0$ 期的细胞也有作用，故对增殖比率（generation fraction，GF）低的肿瘤也有作用。因此在实体瘤常规化疗和超大剂量化疗方案的组成中经常必不可少。而周期特异性药物仅对某一时相的细胞有杀伤作用，故其作用较弱，单独使用较难达到彻底的抗肿瘤效果。

## 三、化疗药物的耐药机制

化疗药物对增殖迅速的肿瘤疗效较好。临床上，我们经常可以观察到，经过化疗后，肿瘤体积缩小，增殖速度逐渐加快，尽管继续用原方案治疗，但肿瘤又再次增大。显然，恶性肿瘤对化疗的耐药，无法用肿瘤生长动力学来解释，必然还有其他的机制。

第一，恶性肿瘤细胞可能位于大多数药物不能到达的庇护所，如由于大部分药物不能进入中枢神经系统和睾丸，所以这些部位的肿瘤常常不受影响，成为复发的部位。如儿童急淋白血病治疗中，脑膜是常见的复发部位。可通过用放疗、大剂量 MTX 和 MTX 鞘内注射的预防性治疗方法，使经全身化疗已经达到完全缓解的患儿增加治愈的机会。

第二，发生抗药性的生物化学机制可以有多个方面。例如，肿瘤细胞对抗癌药物的摄取减少，药物活化酶的量或活性降低，药物灭活酶含量或活性增加，药物作用靶向酶的含量增高或与药物的亲和力改变，肿瘤细胞的 DNA 修复加快，细胞的代谢替代途径的建立和细胞对药物的排出增加等。这些耐药性部分可以通过逐渐增加药物剂量，直到对正常组织出现轻度毒性而得到克服。另外，可通过使用联合化疗，从多个靶点代谢途径打击肿瘤细胞来克服抗药性。

第三，恶性肿瘤细胞耐药的遗传基础，已经确立并得到许多证据支持。Goldie 及 Coldman 认为，肿瘤细胞在增殖过程中，有较固定的突变率（约 $10^{-5}$），每次突变均可导致抗药瘤株的出现。因此，倍增次数越多（也即肿瘤越大），抗药瘤株出现的机会越大。每次突变，可导致对某种药物发生抗药，同时对多种药物发生抗药的机会远较小。因此，他们主张为防止抗药性的产生，应尽早在肿瘤负荷最低时，短期内足量使用多种有效的抗癌药，以便及时充分杀灭敏感的及对个别药物抗药的瘤细胞，防止其增殖形成优势。按照他们的理论，20 世纪 70 年代出现了两种所谓无交叉抗药作用的化疗方案：序贯交替治疗方案，如用

MOPP/ABV方案治疗霍奇金病；尽早使用多种有效药物的方案，例如ProMACE-MOPP、MACOP-B等方案用于治疗非霍奇金淋巴瘤。

第四，有些肿瘤（主要为实体瘤）对化疗不敏感，是由于大量瘤细胞处于非增殖的 $G_0$ 期。由于肿瘤负荷越大，增殖比率越低，$G_0$ 细胞所占比率越高。故防治此类抗药性的关键在于尽早治疗，并应用一切手段（包括手术、放疗）减少肿瘤负荷。有人试用持续长时间静脉输注抗癌药来克服此类抗药性。

近年来发现，肿瘤细胞有多药抗药性，即患者同时对多种作用机制不同的抗癌药均发生抗药（图 1-3）。

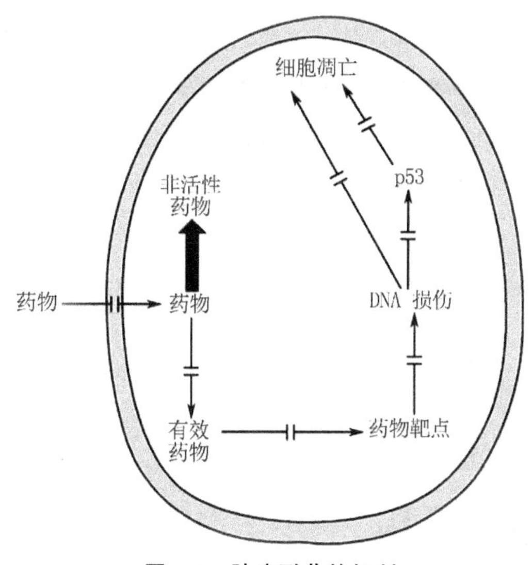


**图 1-3 肿瘤耐药的机制**

## 四、多药抗药性

肿瘤细胞对抗癌药物产生抗药性是化疗失败的主要原因。引起抗药性的原因很多，目前引人注目的是多药抗药性（multidrug resistance，MDR），或称多向抗药性。多药抗药性是指恶性肿瘤细胞在接触一种抗癌药后，产生了对多种结构不同、作用机制各异的其他抗癌药的抗药性。

多药抗药性多出现于天然来源的抗癌药如长春碱类、鬼臼毒素、紫杉醇类（紫杉醇和紫杉特尔）和蒽环类抗生素（多柔比星和柔红霉素）。多药抗药性的共同特点：一般为亲脂性的药物，分子量在为$(3\sim9)\times10^5$；药物进入细胞是通过被动扩散；药物在 MDR 细胞中的积聚比敏感细胞少，结果胞内的药物浓度不足而未能致细胞毒性作用；MDR 细胞膜上多有一种特殊的蛋白，称 P-糖蛋白，编码此蛋白的 MDR 基因扩增。

Endicott 等发现，MDR 细胞膜上往往出现膜糖蛋白的过度表达。进一步研究发现，膜糖蛋白的水平与抗药性及细胞内的药物积聚减少程度呈正相关，提示这种蛋白与药物在细胞内的积聚有关，也可能与细胞膜的通透性有关，故称这种膜糖蛋白为 P-糖蛋白，编码此 P-糖蛋白的基因为 *MDR* 基因。P-糖蛋白具有膜转运蛋白的许多结构特征，一旦与抗癌药物结合，通过 ATP 提供能量，将药物从胞内泵出胞外，抗癌药物在胞内的浓度就不断下降，其细胞毒性作用因此减弱或消失，出现抗药现象。

有人发现，一些钙通道阻滞剂如维拉帕米、硫氮䓬酮、硝苯地平，钙调蛋白抑制剂，如三氮拉嗪、氯丙嗪和奎尼丁、利血平等也能与 P-糖蛋白结合，且可有效地与抗癌药物竞争同一结合部位，使抗癌药物减少或不再从胞内泵出胞外，从而在细胞内不断积聚，多药抗药性得以克服或纠正。这一现象已经在体外和体内试验中得到证实。但临床上如维拉帕米的最大耐受浓度为2 μmol/L，这一浓度在体外组织培养中不能纠正多药抗药性，若超过此血浓度，人体可出现不适甚至较严重的毒性反应，限制了临床的使用。更安全的可逆转多药抗药性的药物正在研究中。

## 第二节　临床常用化疗药物

### 一、分类

#### (一)根据细胞增殖周期分类

肿瘤细胞包括增殖期细胞群、非增殖期细胞群和无增殖能力细胞 3 类(图 1-4)。

增殖细胞按细胞分裂能力，可分为 4 期：DNA 合成前期($G_1$ 期)、DNA 合成期(S 期)、DNA 合成后期($G_2$ 期)、有丝分裂期(M 期)。增殖期细胞呈指数级生长，代谢活跃，增殖迅速，是肿瘤组织不断增大的根源。此类肿瘤细胞对药物敏感。

非增殖期细胞主要是静止期($G_0$)细胞，有增殖能力但暂不增殖，当增殖周期中对药物敏感的细胞被杀灭后，$G_0$ 期细胞即可进入增殖期，以补充其损失，是肿瘤复发的根源。$G_0$ 期细胞对药物不敏感。

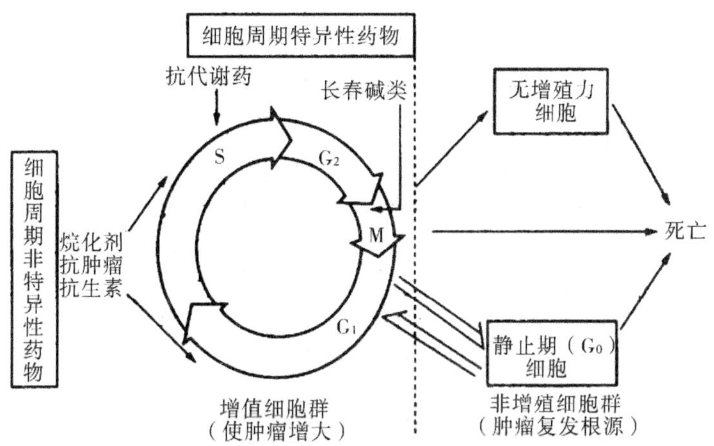


图 1-4 细胞增殖周期与抗肿瘤药分类示意图

肿瘤组织中尚有一部分无增殖能力的细胞群，不能进行分裂增殖，通过老化而死亡，在肿瘤化疗中无意义。

根据对细胞周期不同阶段的选择性作用，抗恶性肿瘤化疗药物可分为以下两类。

1.细胞周期非特异性药

细胞周期非特异性药对增殖周期各阶段的细胞均有杀灭作用。如烷化剂和抗肿瘤抗生素等。

2.细胞周期特异药

细胞周期特异药仅对增殖周期中某一阶段的细胞有杀灭作用。

(1)主要作用于 S 期的药物：如抗代谢类药甲氨蝶呤、氟尿嘧啶等。

(2)主要作用于 M 期的药物：如长春新碱。

**(二)根据药物作用机制分类**

根据作用机制可将抗肿瘤药分为以下 4 类，主要抗肿瘤药作用如下(图 1-5)。

1.干扰核酸合成的药物

这类药物的化学结构与核酸合成代谢所必需的物质如叶酸、嘌呤、嘧啶相似，起到干扰酸代谢从而阻碍肿瘤细胞分裂的作用，故又称为抗代谢药。根据作用靶位的不同分为下列几种。

(1)二氢叶酸还原酶抑制剂(叶酸拮抗药)：如甲氨蝶呤等。

(2)胸苷酸合成酶抑制剂(抗嘧啶药)：如氟尿嘧啶等。

(3)嘌呤核苷酸互变抑制剂(抗嘌呤药)：如巯嘌呤等。

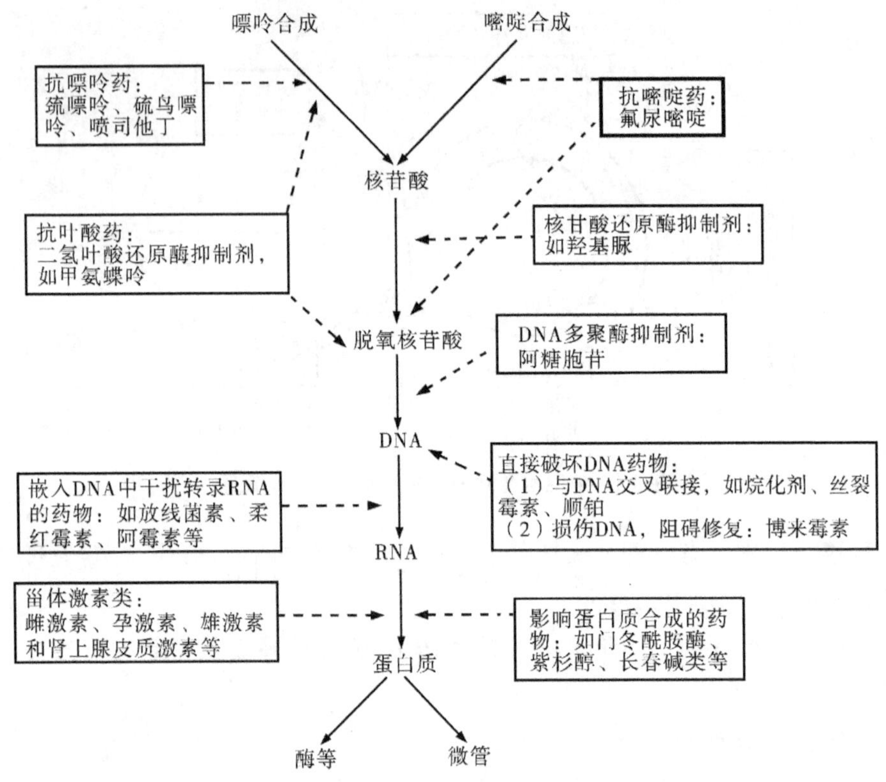


图 1-5　抗恶性肿瘤药的主要作用机制

(4)核苷酸还原酶抑制剂：如羟基脲。

(5)DNA 聚合酶抑制剂：如阿糖胞苷。

2.干扰蛋白质合成的药物

(1)微管蛋白抑制剂：如长春碱类、紫杉类和鬼臼毒素。

(2)干扰核糖体功能：如高三尖杉碱。

(3)影响氨基酸供应：如门冬酰胺酶。

3.直接破坏 DNA 结构与功能的药物

直接破坏 DNA 结构与功能的药物如烷化剂、丝裂霉素、柔红霉素等。

4.影响激素平衡的药物

影响激素平衡的药物如肾上腺皮质激素、性激素及其拮抗药。

## 二、常用化疗药物

### (一)烷化剂

目前临床上常用的烷化剂主要有氮芥、环磷酰胺、塞替哌、白消安、福莫司汀等。此类药物分子中均含有 1～2 个烷基，所含烷基是活性基团，可使 DNA、RNA 及蛋白质中的亲核基团烷化，该类药物对 DNA 分子作用强，在一定条件下，DNA 碱基上的所有氮原子和氧原子都可以不同程度地被烷化，DNA 结构受到破坏，影响细胞分裂。属细胞周期非特异性药物。

1.药物作用及机制

此类药物对细胞增殖周期各时相均有细胞毒作用，而且对静止细胞 $G_0$ 期亦有明显的杀伤作用。

(1)氮芥(nitrogen mustard，mustine，$HN_2$)：最早应用于临床的烷化剂是注射液，其盐酸盐易溶于水，水溶液极不稳定。此药是一高度活泼的化合物，可与多种有机亲核基团结合，其重要的反应是与鸟嘌呤第 7 位氮呈共价键结合，产生 DNA 的双链内的交叉联结或链内不同碱基的交叉联结，从而阻碍 DNA 的复制或引起 DNA 链断裂。对 $G_1$ 期及 M 期细胞作用最强，对其他各期以及非增殖细胞均有杀灭作用。

(2)环磷酰胺(cycllophosphamide，CPA)：较其他烷化剂的选择性高，体外无细胞毒作用，在体内活化后才能产生抗肿瘤作用，口服及注射均有效。抗肿瘤作用机制为无活性的 CPA，在体内经肝药酶作用转化为 4-羟环磷酰胺，进一步在肿瘤组织中分解成环磷酰胺氮芥，其分子中的 β-氯乙基与 DNA 双螺旋链起交叉联结作用，破坏 DNA 结构，抑制肿瘤细胞分裂。

(3)塞替哌(thiotepa，triethylene thiophosphoramide，TSPA)：有三个乙烯亚胺基，能与细胞内 DNA 的碱基结合，从而改变 DNA 功能。对多种移植性肿瘤有抑制作用。虽属周期非特异性药物，但选择性高，除可抑制人体细胞及肿瘤细胞的核分裂、使卵巢滤泡萎缩外，还可影响睾丸功能。

(4)白消安：属磺酸酯类化合物，在体内解离而起烷化作用。

2.药动学特点

(1)氮芥：注射给药后，在体内停留时间极短(0.5～1.0 分钟)，起效迅速，作用剧烈且无选择性。有 90%以上很快从血中消除，迅速分布于肺、小肠、脾、肾脏、肝脏及肌肉等组织中，脑中含量最少。给药后 6 小时与 24 小时血中及组织中含量很低，20%的药物以二氧化碳形式经呼吸道排出，有多种代谢产物从尿中排除。

(2)环磷酰胺：口服吸收良好，生物利用度为 75%～90%，经肝转化成磷酰胺氮芥，产生细胞毒作用。静脉注射后，血中药物浓度呈双指数曲线下降，为二房室开放模型，$t_{1/2\alpha}$ 为 0.97 小时，$t_{1/2\beta}$ 为 6.5 小时，$V_d$ 为21.6 L/kg，清除率为

(10.7±3.3)mL/min。本药主要经肾排泄,48 小时内尿中排出用药量的 70%左右,其中2/3为其代谢产物。肾功能不良时,清除率下降,$t_{1/2\beta}$可延长到10 小时以上。

(3)塞替哌:口服易被胃酸破坏,胃肠道吸收差,静脉注射后 1～4 小时血中药物浓度下降 90%,$t_{1/2}$约为2 小时,能透过血-脑屏障。主要以代谢物形式经尿中排泄,排泄量达 60%～85%。

(4)白消安:口服易吸收,口服后 1～2 小时可达血药高峰,$t_{1/2}$约为 2.5 小时。易通过血-脑屏障,脑脊液中浓度可达血浓度的 95%。绝大部分以甲基磺酸形式从尿中排出。

3.适应证及疗效评价

(1)氮芥:第一个用于恶性肿瘤治疗的药物,在临床上主要用于恶性淋巴瘤,如霍奇金淋巴瘤及非霍奇金淋巴瘤等。尤其适用于纵隔压迫症状明显的恶性淋巴瘤患者。亦可用于肺癌,对未分化肺癌的疗效较好。

(2)环磷酰胺:具有广谱的抗肿瘤作用,可用以治疗多种恶性肿瘤。①恶性淋巴瘤:单独应用对霍奇金病的有效率达 60%左右,与长春新碱、丙卡巴肼及泼尼松合用对晚期霍奇金病的完全缓解率达 65%。②急性白血病和慢性淋巴细胞白血病:有一定疗效,且与其他抗代谢药物无交叉抗药性,联合用药可增加疗效。③其他肿瘤:对多发性骨髓瘤、乳腺癌、肺癌、卵巢癌、尤文神经母细胞瘤、软组织肉瘤、精原细胞瘤、胸腺瘤等均有一定疗效。④自身免疫性疾病:类风湿关节炎、肾病综合征、系统性红斑狼疮、特发性血小板减少性紫癜及自身免疫性溶血性贫血等。

(3)塞替哌:对卵巢癌的有效率达 40%;对乳腺癌的有效率达 20%～30%,和睾酮合用可提高疗效;对膀胱癌可采用膀胱内灌注法进行治疗,每次 50～100 mg溶于 50～100 mL 生理盐水中灌入,保留2 小时,每周给药 1 次,10 次为1 个疗程;对癌性腹水、胃癌、食管癌、宫颈癌、恶性黑色素瘤、淋巴瘤等也有一定疗效。

(4)白消安:低剂量即对粒细胞的生成有明显选择性抑制作用,仅在大剂量下才对红细胞和淋巴细胞有抑制作用,由于它对粒细胞的选择性作用,对慢性粒细胞白血病有明显疗效,缓解率可达 80%～90%,但对慢性粒细胞白血病急性病变和急性白血病无效,对其他肿瘤的疗效也不明显。

(5)福莫司汀:主要用于治疗已扩散的恶性黑色素瘤(包括脑内部位)和原发性脑内肿瘤,也用于淋巴瘤、非小细胞肺癌、肾癌等。

4.治疗方案

(1)氮芥:静脉注射,每次 4～6 mg/$m^2$(或 0.1 mg/kg),每周 1 次,连用 2 次,休息 1～2 周重复。腔内给药:每次 5～10 mg,加生理盐水 20～40 mL 稀释,在抽液后及时注入,每周 1 次,可根据需要重复。局部皮肤涂抹:新配制每次5 mg,加生理盐水 50 mL,每天 1～2 次,主要用于皮肤蕈样霉菌病。

(2)环磷酰胺:口服,每次 50～100 mg,每天 3 次。注射剂用其粉针剂,每瓶 100～200 mg,于冰箱保存,临用前溶解,于 3 小时内用完。静脉注射每次 200 mg,每天或隔天注射 1 次,1 个疗程为8～10 g。冲击疗法可用每次 800 mg,每周 1 次,以生理盐水溶解后缓慢静脉注射,1 个疗程为8 g。儿童用量为每次 3～4 mg/kg,每天或隔天静脉注射 1 次。

(3)塞替哌:常静脉给药,也可行肌内及皮下注射,常用剂量为 0.2 mg/kg,成人每次 10 mg,每天1 次,连用 5 天,以后改为每周 2～3 次,200～300 mg 为 1 个疗程。腔内注射为 1 次 20～40 mg,5～7 天 1 次,3～5 次为 1 个疗程。瘤体注射为 1 次 5～15 mg,加用 2%普鲁卡因,以减轻疼痛。

(4)白消安:常用量为口服 6～8 mg/d,儿童 0.05 mg/kg,当白细胞数下降至(1～2)×$10^4$后停药或改为1～3 mg/d,或每周用 2 次的维持量。

5.不良反应

(1)胃肠道反应:均有不同程度的胃肠道反应,预先应用氯丙嗪类药物可防止胃肠道反应,其中塞替哌的胃肠道反应较轻。福莫司汀可有肝氨基转移酶、碱性磷酸酶和血胆红素中度、暂时性增高。

(2)骨髓抑制:均有不同程度的骨髓抑制。抑制骨髓功能的程度与剂量有关,停药后多可恢复。

(3)皮肤及毛发损害:以氮芥、环磷酰胺等多见。

(4)特殊不良反应:①环磷酰胺可致化学性膀胱炎,出现血尿,血尿出现之前可产生尿频和排尿困难,发生率及严重程度与剂量有关,主要是因为环磷酰胺代谢产物经肾排泄,可在膀胱中浓集引起膀胱炎,故用药期间应多饮水和碱化尿液以减轻症状;大剂量可引起心肌病变,可致心内膜、心肌损伤,起病急骤,可因急性心力衰竭而死亡,与放射治疗或阿霉素类抗生素并用时,也能促进心脏毒性的发生。②白消安久用可致闭经或睾丸萎缩,偶见出血、再障及肺纤维化等严重反应。

(5)其他:①环磷酰胺有时可引起肝损害,出现黄疸,肝功能不良者慎用。少数患者有头昏、不安、幻视、脱发、皮疹、色素沉着、月经失调及精子减少等症状。

②氮芥有时可引起轻度休克、血栓性静脉炎、月经失调及男性不育。③福莫司汀少见发热、注射部位静脉炎、腹泻、腹痛、尿素暂时性增加、瘙痒、暂时性神经功能障碍(意识障碍、感觉异常、失味症)。

6.禁忌证

烷化剂类抗恶性肿瘤药毒性较大,因此,凡有骨髓抑制、感染、肝肾功能损害者禁用或慎用。过敏者禁用,妊娠及哺乳期妇女禁用。

7.药物相互作用

(1)氮芥:与长春新碱、丙卡巴肼、泼尼松合用(MOPP 疗法)可提高对霍奇金淋巴瘤的疗效。

(2)环磷酰胺:可使血清中假性胆碱酯酶减少,使血清尿酸水平增高,因此,与抗痛风药如别嘌呤醇、秋水仙碱、丙磺舒等同用时,应调整抗痛风药物的剂量。此外也加强了琥珀胆碱的神经肌肉阻滞作用,可使呼吸暂停延长。环磷酰胺可抑制胆碱酯酶活性,因而延长可卡因的作用并增加毒性。大剂量巴比妥类、皮质激素类药物可影响环磷酰胺的代谢,同时应用可增加环磷酰胺的急性毒性。

(3)塞替哌:可增加血尿酸水平,为了控制高尿酸血症可给予别嘌呤醇;与放疗同时应用时,应适当调整剂量;与琥珀胆碱同时应用可使呼吸暂停延长,在接受塞替哌治疗的患者,应用琥珀胆碱前必须测定血中假胆碱酯酶水平;与尿激酶同时应用可增加塞替哌治疗膀胱癌的疗效,尿激酶为纤维蛋白溶酶原的活化剂,可增加药物在肿瘤组织中的浓度。

(4)白消安:可增加血及尿中尿酸水平,故对有痛风病史的患者或服用本品后尿酸增高的患者可用抗痛风药物。

8.注意事项

(1)氮芥:本品剂量限制性毒性为骨髓抑制,故应密切观察血常规变化,每周查血常规 1~2 次。氮芥对局部组织刺激性强,若漏出血管外,可导致局部组织坏死,故严禁口服、皮下或肌内注射,药物一旦溢出,应立即用硫代硫酸钠注射液或 1%普鲁卡因注射液局部注射,用冰袋冷敷局部6~12 小时。氮芥水溶液极易分解,故药物开封后应在 10 分钟内注入体内。

(2)环磷酰胺:其代谢产物对尿路有刺激性,应用时应多饮水,大剂量应用时应水化、利尿,同时给予尿路保护剂美司钠。当大剂量用药时,除应密切观察骨髓功能外,尤其要注意非血液学毒性如心肌炎、中毒性肝炎及肺纤维化等。当肝肾功能损害、骨髓转移或既往曾接受多程化、放疗时,环磷酰胺的剂量应减少至治疗量的 1/3~1/2。腔内给药无直接作用。环磷酰胺水溶液不稳定,最好现配现用。

(3)塞替哌:用药期间每周都要定期检查血常规,白细胞与血小板及肝、肾功能。停药后3周内应继续进行相应检查,防止出现持续的严重骨髓抑制;尽量减少与其他烷化剂联合使用,或同时接受放射治疗。

(4)白消安:治疗前及治疗中应严密观察血常规及肝肾功能的变化,及时调整剂量,特别注意检查血尿素氮、内生肌酐清除率、胆红素、丙氨酸转移酶(ALT)及血清尿酸。用药期间应多饮水并碱化尿液或服用别嘌呤醇以防止高尿酸血症及尿酸性肾病的产生。发现粒细胞或血小板迅速大幅度下降时应立即停药或减量以防止出现严重骨髓抑制。

**(二)抗代谢药**

抗代谢药是一类化学结构与机体中核酸、蛋白质代谢物极其相似的化合物,所以在体内与内源性代谢物产生特异性、竞争性拮抗:①二者在同一生化反应体系中竞争同一酶系统,影响其正常反应速度,降低或取消代谢产物的生成,影响大分子(DNA、RNA 及蛋白质)的生物合成,并抑制核分裂。②以伪代谢物的身份参与生化反应,经酶的作用所生成的产物是无生理功能的,从而阻断某一生化反应而抑制细胞的分裂。此类药物属细胞周期特异性药物,临床上常用的有甲氨蝶呤、巯嘌呤、氟尿嘧啶、阿糖胞苷、盐酸吉西他滨等。

1.药理作用

(1)甲氨蝶呤:为叶酸类抗代谢药,其化学结构与叶酸相似,对二氢叶酸还原酶有强大的抑制作用,可与二氢叶酸还原酶形成假性不可逆的、强大而持久的结合,从而使四氢叶酸的生成障碍,干扰体内一碳基团的代谢,致使核苷酸的合成受阻,最终抑制 DNA 的合成。该药选择性地作用于细胞增殖周期中的S期,故对增殖比率较高的肿瘤作用较强。但由于其可抑制 DNA 及蛋白质合成,故可延缓 $G_1$-S 转换期。

(2)巯嘌呤:为嘌呤类抗代谢药,能阻止嘌呤核苷酸类的生物合成,从而抑制 DNA 的合成,属作用于S期的药物,也可抑制 RNA 的合成,还具有免疫抑制作用。

(3)氟尿嘧啶:为嘧啶类抗代谢药。在体内外均有较强的细胞毒作用,且抗瘤谱广。进入体内经转化后形成氟脲嘧啶脱氧核苷(5-FUdRP),5-FUdRP 可抑制胸腺嘧啶核肾酸合成酶(thymidylate synthetase,TS)活力,阻断尿嘧啶脱氧核苷酸(dUMP)甲基化形成胸腺嘧啶脱氧核苷酸(dTMP),从而阻止 DNA 合成,抑制肿瘤细胞分裂繁殖。另外,在体内可转化为氟尿嘧啶核苷掺入 RNA,从而干扰蛋白质合成。该药对 S 期敏感。

(4)阿糖胞苷:属于脱氧核糖核苷酸多聚酶抑制剂,抗肿瘤作用强大,另外还具有促分化、免疫抑制及抗病毒作用。Ara-C 抗肿瘤作用的机制是经主动转运进入细胞后,转化为阿糖胞苷三磷酸(Ara-CTP)而产生如下作用:①Ara-CTP 可抑制 DNA 聚合酶而抑制 DNA 合成。②Ara-CTP 也可掺入 DNA,干扰 DNA 的生理功能。③Ara-CTP 可抑制核苷酸还原酶活性,影响 DNA 合成。④Ara-C 还可抑制膜糖脂及膜糖蛋白的合成,影响膜功能。⑤Ara-CTP 亦可掺入 RNA,干扰其功能。

2.抗药性作用

(1)癌细胞与 6-MP 长期接触,可产生抗药性,主要是由于癌细胞内缺乏 6-MP 转化为 6-巯基嘌呤核苷酸的转换酶,另外也与膜结合型碱性磷酸酶活力升高导致癌细胞中硫代嘌呤核苷酸减少有关。

(2)肿瘤细胞与 5-FU 长期接触可出现抗药性,其抗药机制:①肿瘤细胞合成大量的 TS。②细胞内缺乏足够的 5-FU 转化酶。③胸苷激酶量增加,可促进肿瘤细胞直接利用胸苷。

(3)肿瘤细胞与 Ara-C 长期接触可产生抗药性,可能与下列原因有关:细胞膜转运 Ara-C 能力下降;瘤细胞中活化 Ara-C 的酶活性提高,使之代谢失活;脱氧三磷酸胞苷(dCTP)增高,阻断其他脱氧核苷酸合成;细胞内 Ara-CTP 与 DNA 聚合酶的亲和力下降;Ara-CTP 从 DNA 解离。

3.药动学特点

(1)甲氨蝶呤(methotrexate,amethopterin,MTX):口服小剂量(0.1 mg/kg)吸收较好,大剂量(10 mg/kg)吸收较不完全,食物可影响其吸收。进入体内后全身分布,肝、肾等组织中含量最高,不易透过血-脑屏障,但可进入胸腔积液及腹水中。血药浓度呈三房室模型衰减:$t_{1/2\alpha}$为 2~8 分钟;$t_{1/2\beta}$为 0.9~2.0 小时;$t_{1/2\gamma}$为 0.4 小时,清除率每分钟>9 $mL/m^2$。在体内基本不代谢,主要以原形通过肾小球滤过及肾小管主动分泌,经尿排出,排除速度与尿 pH 有关,碱化尿液可加速排出。MTX 血药浓度与其骨髓毒性密切相关,可根据血药浓度监测毒性。

(2)巯嘌呤(6-mercaptopurine,6-MP):口服吸收不完全,生物利用度个体差异较大,为5%~37%,可能与首关效应有关。静脉注射后,半衰期较短,$t_{1/2}$约为 50 分钟,脑脊液中分布较少。体内代谢有两种途径:①巯基甲基化后再被氧化失活,甲基化由硫嘌呤甲基转移酶(TPMP)催化;当 TPMP 活性低时,6-MP 代谢减慢,作用增强,易引起毒性反应。该酶活性在白种人为多态分布(约 15%的人酶活性较低),而在中国人为均态分布。②被黄嘌呤氧化酶(XO)催化氧化为 6-硫代鸟酸。该药主要经肾排泄。

(3)氟尿嘧啶(5-氟尿嘧啶,5-fluorouracil,6-MP):口服吸收不规则且不完全,生物利用度可随剂量而增加,临床一般采用静脉注射给药。血中药物清除为一房室模型,$t_{1/2}$为 10～20 分钟。吸收后分布于肿瘤组织、肝和肠黏膜细胞内,可透过血-脑屏障及进入胸、腹腔癌性积液中。80%在肝内代谢。在 8～12 小时内由呼吸道排出其代谢产物 $CO_2$,15%左右以原形经尿排出。

(4)阿糖胞苷(cytarabine,Ara-C):口服无效,需静脉滴注。易透过血-脑屏障,在体内经胞嘧啶核苷脱氨酶作用,形成无活性的阿拉伯糖苷(ara-U)。该酶在肝、脾、肠、肾、血细胞及血浆中含量较高。药物的消除为二房室模型,$t_{1/2\alpha}$为 10～15 分钟,$t_{1/2\beta}$为 2～3 小时,24 小时内约有 80%的药物以阿糖尿苷的形式排出。

4.适应证及疗效评价

(1)甲氨蝶呤。①急性白血病:对于急性淋巴性白血病和急性粒细胞性白血病均有良好疗效,对儿童急性淋巴性白血病的疗效尤佳,对于成人白血病疗效有限,但可用于白血病脑膜炎的预防。②绒毛膜上皮癌、恶性葡萄胎:疗效较为突出,大部分患者可得到缓解,对于早期诊断的患者疗效可达 90%。③骨肉瘤、软组织肉瘤、肺癌、乳腺癌、卵巢癌:大剂量使用有一定疗效。④头颈部肿瘤:以口腔、口咽癌疗效最好,其次是喉癌,鼻咽癌疗效较差,常以动脉插管滴注给药。⑤其他:鞘内注射给药对于缓解症状较好,亦可用于预防给药和防止肿瘤转移。对肢体、盆腔、肝、头颈部肿瘤可于肿瘤区域动脉注射或输注,加用醛氢叶酸(CF),疗效较好。对自身免疫系统疾病如全身系统性红斑狼疮、类风湿关节炎等有一定疗效。另外,对牛皮癣有较好的疗效。

(2)巯嘌呤。①急性白血病:常用于急性淋巴性白血病,对儿童患者的疗效较成人好;对急性粒细胞、慢性粒细胞或单核细胞白血病亦有效。②绒毛膜上皮癌和恶性葡萄胎:我国使用大剂量 6-MP 治疗绒毛膜上皮癌收到一定疗效,但不如 MTX。③对恶性淋巴瘤、多发性骨髓瘤也有一定疗效。④近几年已利用其免疫抑制作用,用于原发性血小板减少性紫癜、自身免疫性溶血性贫血、红斑狼疮、器官移植、肾病综合征的治疗。

(3)氟尿嘧啶。①消化道癌:为胃癌、结肠癌、直肠癌的最常用药物,常与丝裂霉素、阿糖胞苷、阿霉素、卡莫司汀、长春新碱、达卡巴嗪等合用;可作为晚期消化道癌手术后的辅助化疗；也可采用动脉插管注药或持久输注法治疗原发性肝癌。②绒毛膜上皮癌：我国采用大剂量 5-FU 与放线菌素 D 合用，治愈率较高。③头颈部肿瘤：以全身用药或动脉插管注射、滴注，用于包括鼻咽癌等的头颈部肿瘤治疗。④皮肤癌：局部用药对多发性基膜细胞癌、浅表鳞状上皮癌等有效，也对广泛的皮肤光化性角化症及角化棘皮瘤等有效。⑤对乳腺癌、卵巢癌，以及肺癌、甲状腺癌、肾癌、膀胱癌、胰腺癌有效，对宫颈癌除联合化疗外，还可并用局部注射。

(4)阿糖胞苷。①急性白血病：对急性粒细胞白血病疗效最好，对急性单核细胞白血病及急性淋巴细胞白血病也有效。但单独使用缓解率差，常与 6-MP、长春新碱、环磷酰胺等合用。②对恶性淋巴肉瘤、消化道癌也有一定疗效，对多数实体瘤无效。③还可用于病毒感染性疾病，如单纯疱疹病毒所致疱疹；牛痘病毒、单纯疱疹及带状疱疹病毒所致眼部感染。

5.治疗方案

(1)甲氨蝶呤。①急性白血病：每天 0.1 mg/kg 口服，也可肌内注射或静脉注射给药。一般有效疗程的安全剂量为 50～100 mg，此总剂量视骨髓情况和血常规而定。脑膜白血病或中枢神经系统肿瘤：鞘内注射5～10 mg/d，每周 1～2 次。②绒毛膜上皮癌及恶性葡萄胎：成人一般10～30 mg/d，每天 1 次，口服或肌内给药，5 天为 1 个疗程，视患者反应可重复上述疗程，亦可以10～20 mg/d 静脉滴注(加于 5% 葡萄糖溶液500 mL中于 4 小时滴完)，5～10 天为 1 个疗程。③骨肉瘤、恶性淋巴瘤、头颈部肿瘤等：常采用大剂量(3～15 g/$m^2$)静脉注射，并加用亚叶酸(6～12 mg)肌内注射或口服，每 6 小时一次，共 3 天，称为救援疗法。因为大剂量的 MTX 可提高饱和血药浓度，由此可升高肿瘤细胞内的药物浓度并便于扩散至血流较差的实体瘤中，但因血药浓度的提高，其毒性也相应增加，故加用 CF，后者转化四氢叶酸不受 MTX 所阻断的代谢途径的限制，故起解救作用，提高化疗指数。为了充分发挥解救作用，应补充电解质、水分及碳酸氢钠以保持尿液为碱性，尿量维持在每天 3 000 mL 以上，并对肝功能、肾功能、血常规以及血浆 MTX 的浓度逐日检查，以保证用药的安全有效。对有远处转移的高危患者，则需和放线菌素 D 等联合应用，缓解率达 70%以上。

(2)巯嘌呤。①白血病：2.5～3.0 mg/(kg·d)，分 2～3 次口服，根据血常规调整剂量，由于其作用比较缓慢，用药后 3～4 周才发生疗效，2～4 月为 1 个疗程。②绒毛膜上皮癌：6 mg/(kg·d)，1 个疗程为 10 天，间隔 3～4 周后重复疗程。③用于免疫抑制：1.2～2.0 mg/(kg·d)。

(3)氟尿嘧啶。①静脉注射:10～12 mg/(kg·d),每天给药量约为500 mg,隔天1次;国外常用"饱和"剂量法,即12～15 mg/(kg·d),连用4～5天后,改为隔天1次,出现不良反应后剂量减半;亦有以500～600 mg·$m^2$,每周给药1次;成人的疗程总量为5.0～8.0 g。②静脉滴注:毒性较静脉注射低,一般为10～20 mg/(kg·d),把药物溶于生理盐水或5%葡萄糖注射液中,2～8小时滴完,每天1次,连续5天,以后减半剂量,隔天1次,直至出现毒性反应。治疗绒毛膜上皮癌时,可加大剂量至25～30 mg/(kg·d),药物溶于5%葡萄糖液500～1 000 mL中点滴6～8小时,10天为1个疗程,但此量不宜用作静脉注射,否则将产生严重毒性反应。③动脉插管滴注:以5～20 mg/kg溶于5%葡萄糖液中(500～1 000 mL)滴注6～8小时,每天1次,总量为5～8 g。④胸腹腔内注射:一般每次1.0 g,5～7天1次,共3～5次。⑤瘤内注射:如宫颈癌每次250～500 mg。⑥局部应用:治疗皮肤基底癌及癌性溃疡,可用5%～10%的软膏或20%霜剂外敷,每天1～2次。⑦口服:一般为5 mg/(kg·d),总量为10～15 g或连续服用至出现毒性反应,即停药。

(4)阿糖胞苷。①静脉注射:1～3 mg/(kg·d),连续8～15天。②静脉滴注:1～3 mg/(kg·d),溶于葡萄糖液中缓慢滴注,14～20天为1个疗程。③皮下注射:作维持治疗,每次1～3 mg/kg,每周1～2次。④鞘内注射:每次25～75 mg,每天或隔天注射一次,连用3次。

6.不良反应

(1)胃肠道反应:均有不同程度的胃肠道反应,为常见的早期毒性症状。MTX较严重,可引起广泛性溃疡及出血,有生命危险。巯嘌呤大剂量可致口腔炎、胃肠黏膜损害、胆汁淤积及黄疸,停药后可消退。5-FU可致假膜性肠炎,此时需停药,并给予乳酶生等药治疗。

(2)骨髓抑制:均有不同程度的骨髓抑制。MTX严重者引起全血抑制,当白细胞计数低于$3\times10^9$/L、血小板计数低于$0.7\times10^9$/L或有消化道黏膜溃疡时,应停用或用亚叶酸钙救援及对症治疗。6-MP严重者也可发生全血抑制,高度分叶核中性白细胞的出现,常是毒性的早期征兆。

(3)皮肤及毛发损害:常见于阿糖胞苷和盐酸吉西他滨。

(4)特殊不良反应:①MTX有肝、肾功能损害,长期应用可能引起药物性肝炎、肝硬化和门脉高压;大剂量MTX应用,其原形及代谢产物从肾排泄,易形成结晶尿或尿路阻塞,形成肾损害,要多饮水及碱化尿液。②6-MP可致部分患者出现高尿酸血症、尿酸结晶及肾功能障碍。③5-FU毒性较大,治疗量与中毒量相近，可致神经系统损害：颈动脉插管注药时，部分患者可发生小脑变性、共济失调和瘫痪；还可引起心脏毒性：出现胸痛、心率加快，心电图表现为ST段抬高，T波升高或倒置，同时可见血中乳酸脱氢酶升高。④阿糖胞苷可致肝损害，可见转氨酶升高、轻度黄疸，停药后可恢复。大剂量可致阻塞性黄疸。⑤盐酸吉西他滨可致泌尿生殖系统毒性：轻度蛋白尿及血尿常见，偶见类似溶血尿毒症综合性的临床表现，若有微血管病性溶血性贫血的表现，如血红蛋白或血小板迅速下降，血清胆红素、肌酐、尿素氮、乳酸脱氢酶上升，应立即停药。有时停药后，肾功能仍不能好转，则应给予透析治疗；呼吸系统中气喘常见，静脉滴注过程中可见支气管痉挛；心血管系统可有水肿，少数有低血压。

(5)其他：①MTX鞘内注射，可引起蛛网膜炎，出现脑膜刺激症状；长期大量用药可导致坏死性脱髓性白质炎。可引起间质性肺炎，出现咳嗽、发热、气急等症，部分患者可致肺纤维化；少数患者有生殖功能减退、月经不调，妊娠前3个月可致畸胎、流产或死胎。②5-FU有时引起注射部位动脉炎，动脉滴注可引起局部皮肤红斑、水肿、破溃、色素沉着，一般于停药后可恢复。③阿糖胞苷有时可致小脑或大脑功能失调及异常抗利尿激素分泌综合征。

7.禁忌证

过敏者、感染患者、孕妇、哺乳妇女禁用，肝、肾功能障碍患者慎用。

8.药物相互作用

(1)MTX蛋白结合率高，与磺胺类、水杨酸盐、巴比妥类、苯妥英钠合用，可竞争与血浆蛋白结合，使其浓度增高。糖皮质激素、头孢菌素、青霉素、卡那霉素可抑制细胞摄取MTX，减弱其作用。苯胺蝶呤可增加白血病细胞中的二氢叶酸还原酶浓度，减弱MTX的作用。该药与氟尿嘧啶序贯应用，可使MTX作用增加，反之可产生阻断作用。长春新碱于MTX用前30分钟给予，可加速细胞对MTX的摄取，并阻止其逸出，加强MTX的抗肿瘤作用。门冬酰胺酶可减轻MTX的毒性反应，在给MTX 24小时后加用门冬酰胺酶，可提高MTX对急性淋巴细胞白血病的疗效。

(2)与别嘌呤醇合用，可使6-MP抗肿瘤作用加强，还可减少6-硫代尿酸的生成。

(3)甲酰四氢叶酸、胸腺嘧啶核苷、甲氨蝶呤、顺铂、尿嘧啶、双嘧达莫、磷乙天门冬氨酸可增强5-FU的抗肿瘤作用。别嘌呤醇可降低5-FU的毒性，但不影响抗肿瘤作用。

阿糖胞苷与硫鸟嘌呤合用可提高对急性粒细胞性白血病的疗效；与四氢尿

嘧啶核苷合用，使其 $t_{1/2}$ 延长，增强骨髓抑制。大剂量胸腺嘧啶核苷酸、羟基脲可增强其抗肿瘤作用，阿糖胞苷也可增强其他抗肿瘤药物的作用。

9.注意事项

对患者的血小板、白细胞、中性粒细胞计数进行监测，根据骨髓毒性的程度相应调整剂量；静脉滴注药物时间延长和增加用药频率可增加药物的毒性；静脉滴注时，如发生严重呼吸困难(如出现肺水肿、间质性肺炎或成人呼吸窘迫综合征)，应停止药物治疗。早期给予支持疗法，有助于纠正不良反应；应定期检查肝、肾功能；盐酸吉西他滨可引起轻度困倦，患者在用药期间应禁止驾驶和操纵机器。

### (三)抗肿瘤抗生素

抗肿瘤抗生素是由微生物产生的具有抗肿瘤活性的化学物质，至今报道具有抗肿瘤活性的微生物产物已超过 1 500 种，但应用于临床的抗肿瘤抗生素只有 20 多种，此类药物属细胞周期非特异性药物，他们通过各种方式干扰 DNA 转录，阻止 mRNA 合成，抑制 DNA 复制，阻止肿瘤细胞的分裂、繁殖从而起到抗肿瘤作用。此类药物对肿瘤选择性差，不良反应较多，毒性较大。常用的有多柔比星及柔红霉素、丝裂霉素、博来霉素、放线菌素 D 等。

1.药理作用

(1)多柔比星(doxorubicin，adriamycin，ADM，DOX，阿霉素)及柔红霉素(daunorubicin，DNR)：属于醌环类抗生素，体外具有明显的细胞毒作用，体内具有广谱抗肿瘤作用，还具有免疫调节作用。柔红霉素的细胞毒作用比多柔比星小。两药的抗肿瘤作用相似，经主动转运机制进入细胞内，其分子可插入 DNA 分子中，影响 DNA 功能。ADM 在细胞内的浓度较血浓度高出数倍，进入细胞后，很快与细胞核结合，与 DNA 形成稳定的复合物，使 DNA 链易于断裂，导致 DNA、RNA 及蛋白质合成受到抑制。ADM 对 S 期细胞的杀伤作用最大。

(2)丝裂霉素(mitomycin，MMC)：本品具有烷化作用，主要影响 DNA 功能，可抑制 DNA 的合成，高浓度时使 DNA 崩解，细胞核溶解。还可抑制 RNA 合成。MMC 在体内经转化后，可与 DNA 产生交叉联结破坏 DNA，使 DNA 发生烷化，其中对 $G_1$ 期细胞尤其是 $G_1$ 晚期及 S 期最为敏感。对多种移植性肿瘤有强大抗肿瘤作用，抗瘤谱广。此外，还具有较强的抗菌作用，其抗菌谱广，对革兰阳性及阴性菌作用强，对立克次体及病毒亦有作用。同时具有免疫抑制作用。

(3)博来霉素(Blemycin，BLM)：与铁离子络合产生游离氧破坏 DNA，使 DNA 单链断裂，阻止 DNA 的复制，其抗瘤谱广。另外，还具有抗菌和抗病毒作用,可阻止 DNA 病毒的复制,对葡萄球菌、炭疽杆菌、枯草杆菌、大肠埃希菌、痢疾杆菌、伤寒杆菌及分枝杆菌均有抑制作用。

(4)放线菌素 D(dactinomycin,DACT):抗瘤谱广,具有免疫抑制作用。其抗肿瘤机制主要为低浓度抑制 DNA 指导下的 RNA 合成;高浓度时抑制 DNA 合成,还可使某些肿瘤细胞发生凋亡。

2.抗药性作用

癌细胞与 ADM 及 DNR 长期接触会产生抗药性。其间亦可产生交叉抗药性,并对长春新碱、长春碱及放线菌素 D 等产生抗药性。出现多药抗药性的机制复杂,可能是由于抗药性细胞抗药基因(*mdr*)的扩增,其基因产物 P170 糖蛋白具有能量依赖性药物外排泵性质,使大量药物被泵出细胞外。抗药性的产生还与某些肿瘤细胞内产生大量的谷胱甘肽过氧化物酶有关,可消除 ADM 及 DNR 所产生的自由基。此外,有些肿瘤细胞与 ADM 及 DNR 长期接触后,细胞内蛋白激酶 C 含量升高,肿瘤坏死因子(TNF)增加,膜流动性提高,由此也可产生抗药性。

长期与 MMC 接触,瘤细胞可产生抗药性。抗药性与药物还原型活化能力下降及 DNA 修复能力增加有关。该药与蒽环类及长春碱类可呈交叉抗药性。

瘤细胞与 BLM 长期接触可产生抗药性,机制未明,可能与细胞内 BLM 灭活酶 B 含量增高、谷胱甘肽、谷胱甘肽过氧化物酶(GSH-PX)含量增高,细胞对 BLM 摄取减少,BLM 从细胞内溢出增高有关,也可能与 BLM 所诱导的 DNA 损伤易于修补有关。

癌细胞与 DACT 长期接触可产生抗药性:与蒽环类抗生素及长春碱类之间有交叉抗药性,出现多药抗药性。抗药性主要是由于 *mdr* 基因过度表达,癌细胞上产生大量 P170 糖蛋白,致使 DACT 泵出细胞。抗药性产生还与瘤细胞内拓扑异构酶-Ⅱ活性降低有关。

3.药动学特点

(1)多柔比星及柔红霉素:ADM 口服无效,DNR 口服吸收欠佳。ADM 静脉给药后很快分布于肝、心、肾、肺等组织中,在肿瘤组织中浓度也较高,不易透过血-脑屏障。ADM 及 DNR 在血中呈二房室模型衰减,ADM 的 $t_{1/2\alpha}$ 为10 分钟,$t_{1/2\beta}$ 为 30 小时;DNR 的 $t_{1/2\alpha}$ 为 30～40 分钟,$t_{1/2\beta}$ 为 24～55 小时。上述两药均在体内代谢转化,原形及代谢产物主要通过胆汁排泄,肝功能严重受损时,可使 ADM 的血药浓度升高,半衰期延长,DNR 部分自肾排泄。

(2)丝裂霉素:口服吸收不规则,口服同等剂量的 MMC,血中浓度仅达静脉注射的1/20，分布广泛，以肾、舌、肌肉、心、肺等组织中浓度较高，脑组织中含量很低，腹水中浓度亦较高。常静脉注射给药，吸收后分布于全身各组织器官，$t_{1/2}$为50分钟，体内许多组织如肝、脾、肾、脑及心脏可灭活MMC。主要经肾小球滤过排泄，但尿中排泄量仅为用药量的15%。

(3)博来霉素：局部刺激性小，除可用静脉注射外，还可做肌内、腔内注射。体内分布广，尤以皮肤、肺、腹膜及淋巴组织中积聚较多，癌组织中浓度高于邻近组织。一次静脉注射消除呈二房室模型，$t_{1/2\beta}$为2～4小时，肌内注射于1～2小时达峰浓度，$t_{1/2\beta}$为2.5小时，$V_d$为0.39 L/kg，主要经肾排泄，24小时内排出给药量的1/2～2/3，肾功能障碍者排出减少，$t_{1/2}$延长。

(4)放线菌素D：口服吸收差。静脉注射后，迅速分布于机体各组织中，血药浓度迅速降低，主要分布于肝、肾、脾及颌下腺中，不易透过血-脑屏障。骨髓及肿瘤组织中浓度明显高于血浆。体内很少被代谢，主要从胆汁和尿中原型排出，末端相半衰期为36小时。

4.适应证及疗效评价

(1)多柔比星及柔红霉素：ADM临床可用于恶性淋巴瘤、肺癌、消化道恶性肿瘤、乳腺癌、膀胱癌、骨及软组织肉瘤、卵巢癌、前列腺癌、甲状腺癌等。DNR主要用于白血病的治疗。

(2)丝裂霉素。①消化道恶性肿瘤：如胃癌、肠癌、肝癌、胰腺癌等疗效较好。②对肺、乳腺、宫颈、膀胱、绒毛膜上皮癌也有效。③对恶性淋巴瘤有效。

(3)博来霉素：主要用于治疗鳞状上皮癌，包括皮肤、鼻咽、食管、阴茎、肺、外阴部和宫颈癌等，常可取得较好效果，另对淋巴瘤类，如霍奇金病、非霍奇金淋巴瘤、蕈样肉芽肿以及睾丸癌、黑色素瘤也有一定疗效。

(4)放线菌素D：对霍奇金病和神经母细胞瘤有突出疗效，对绒毛膜上皮癌疗效也较好，但对睾丸绒毛膜上皮癌疗效差，与放疗合用可提高瘤组织对放疗的敏感性。另外，对小儿肾母细胞瘤、横纹肌肉瘤、纤维肉瘤、原发性及转移性睾丸肿瘤、卡波济(Kaposi)肉瘤也有一定疗效。

5.治疗方案

(1)多柔比星及柔红霉素：ADM一般采用静脉注射，1次50～60 mg/m$^2$，每3周1次，或每天20～25 mg/m$^2$，连用3天，3周为1个疗程，总剂量不超过550 mg/m$^2$。对浅表性扩散型膀胱癌以ADM 60 mg溶于30 mL生理盐水中做膀胱内灌注，保留2小时，每周2次，每3周重复1次。DNR每天静脉注射30～60 mg/m$^2$，连续3天，每3～6周为1个疗程。

(2)丝裂霉素:常用静脉注射给药,1 次 4～6 mg,1 周 1～2 次,40～60 mg 为 1 个疗程。做腔内注射,剂量为 4～10 mg,每 5～7 天 1 次,4～6 次为 1 个疗程。口服每次 2～6 mg,每天1 次,80～120 mg 为 1 个疗程。

(3)博来霉素:肌内注射和静脉注射每次 15～30 mg,每天 1 次或每周 2～3 次,300～600 mg 为1 个疗程。还可用软膏外涂来治疗溃疡面。

(4)放线菌素 D:成人每次静脉注射或静脉滴注 200 μg,每天或隔天 1 次,连用 5 次,每 4 周为 1 个疗程。儿童每天 15 μg/kg,连用 5 天,每 4 周为 1 个疗程。

6.不良反应

(1)胃肠道反应:均有不同程度的胃肠道反应。

(2)骨髓抑制:均有不同程度的骨髓抑制,多柔比星和柔红霉素发生率高达 60%～80%。

(3)皮肤及毛发损害:均有不同程度的皮肤损害及脱发。

(4)特殊不良反应:①多柔比星及柔红霉素有较严重的心脏毒性,也是最严重的毒性反应,成人及儿童均可产生,一种为心脏急性毒性,主要为各型心律失常,常发生于用药后数小时或数天内;另一种为与剂量有关的心肌病变,常表现为充血性心力衰竭。②丝裂霉素可引起肺毒性,且与剂量有关,主要表现为间质性肺炎,出现呼吸困难、干咳,肺部 X 线片可见肺部浸润阴影,此时应立即停药,并服用糖皮质激素类;可引起心脏毒性,也与剂量有关,表现为少数患者于停药后突发心力衰竭而死亡,心脏病患者应慎用;可致肾毒性,也与剂量有关,表现为血肌酐升高、血尿、尿蛋白及贫血,常伴有微血管病变性溶血性贫血;还可引起肝性静脉阻塞性疾病综合征,表现为进行性肝功能损害、腹水、胸腔积液。

(5)其他:①多柔比星及柔红霉素还可致药热;ADM 偶致肝功能障碍及蛋白尿,还可引起变态反应;局部刺激性强,静脉注射可引起静脉炎,药液外漏时可引起局部组织坏死,该药的代谢产物可使尿液变红,一次给药可持续 1～2 天。②丝裂霉素可引起发热、头痛、四肢乏力、视物模糊、肌肉酸痛和注射部位蜂窝组织发炎及致畸、致癌作用。③放线菌素 D 可使放疗效果加强,使既往放疗部位皮肤出现发红及脱皮;静脉注射可引起静脉炎,漏出血管外可致局部炎症、疼痛及组织坏死。还可致药热,少数患者可见肝大及肝功能异常,还可致突变和致畸作用。

7.禁忌证

孕妇禁用;抗生素过敏者,肝、肾功能障碍患者慎用。

8.药物相互作用

(1)多柔比星等蒽环类抗生素在体外可与硫酸黏多糖类(如肝素及硫酸软骨素等)结合产生沉淀,避免与肝素及硫酸软骨素同时合用。苯巴比妥钠可加强ADM的心脏毒性,维生素E及乙酰半胱氨酸可减轻ADM所致心肌病变,雷佐生及其右旋体(ICRF-187)可对抗ADM的心脏毒性。ICRF的同系化合物乙双吗啉及氯丙嗪等也有相似作用,两性霉素B可部分降低癌细胞对ADM的抗药性。

(2)鸟嘌呤及黄嘌呤可使MMC的抗大肠埃希菌作用减弱;维拉帕米可逆转其抗药性,可加强6-MP的免疫抑制作用。

(3)半胱氨酸及谷胱甘肽等含巯基化合物的药物可减弱BLM的作用,与CPA、VCR、ADM及Pred合用(COAP方案)可使肺部毒性增加。

(4)维拉帕米可逆转瘤细胞对DACT的抗药性,氯丙嗪可减轻DACT的胃肠道反应。

9.注意事项

抗恶性肿瘤抗生素的应用应在有经验的肿瘤化疗医师指导下使用,用药期间应密切随访血常规及血小板、血尿素氮、肌酐等。

**(四)植物类抗肿瘤药**

从植物中寻找有效的抗肿瘤药物已成为国内外重要研究课题,目前用于治疗肿瘤的植物药已筛选出20多种。它们分别通过抑制微管蛋白活性、干扰核蛋白体功能、抑制DNA拓扑异构酶活性等发挥抗肿瘤作用。临床常用的有长春碱类、喜树碱类、鬼臼毒素类、紫杉醇和三尖杉碱等。

1.药理作用

(1)长春碱类抗肿瘤药主要有长春碱(vinblastine,VLB)、长春新碱(vincristine,VCR)及人工半合成的长春地辛(vindesine,VDS),皆有广谱抗肿瘤作用,均属细胞周期特异性抗肿瘤药。VCR抗肿瘤作用强度与VDS相似,强于VLB。VDS还具有增强皮肤迟发性变态反应及淋巴细胞转化率的作用。长春碱类抗肿瘤作用机制:主要抑制微管蛋白聚合,妨碍纺锤体的形成,使纺锤体主动收缩功能受到抑制,核分裂停止于中期,可致核崩解,呈空泡状或固缩成团,主要作用于细胞增殖的M期。VCR还可干扰蛋白质代谢,抑制细胞膜类脂质的合成,抑制氨基酸在细胞膜上的转运,还可抑制RNA聚合酶的活力,从而抑制RNA合成。

(2)喜树碱类包括喜树碱(camptothecin,CPT)及羟喜树碱,其中羟喜树碱亦可人工合成。抗肿瘤作用强，具有广谱抗肿瘤作用，为周期特异性抗肿瘤药。10-OHCPT抗肿瘤作用较 CPT 明显，毒性较小。二者抗肿瘤原理相似，直接破坏 DNA 并抑制其合成，对 S 期细胞的作用比对$G_1$ 期和 $G_2$ 期细胞的作用明显，较高浓度抑制核分裂，阻止细胞进入分裂期。

(3)依托泊苷及替尼泊苷(teniposide，VM-26)是从小檗科鬼臼属植物鬼臼中提取的鬼臼毒素的衍生物，在体外有广谱的抗肿瘤作用，属细胞周期非特异性药物。体外 VM-26 的细胞毒作用较 VP-16 强 10 倍，但 VP-16 还具有抗转移作用。此类化合物主要作用于 S 及 $G_2$ 期细胞，使 S 及 $G_2$ 期延缓，从而杀伤肿瘤细胞。作用靶点为拓扑异构酶Ⅱ(TOPO-Ⅱ)，干扰拓扑异构酶Ⅱ修复 DNA 断裂链作用，导致 DNA 链断裂。VM-26 对 TOPO-Ⅱ的作用较 VP-16 强 1.4 倍。

(4)紫杉醇具有独特的抗肿瘤机制，作用靶点为微管，促使微管蛋白组装成微管，形成稳定的微管束，且不易拆散，破坏组装与扩散之间的平衡，使微管功能受到破坏，从而影响纺锤体功能，抑制肿瘤细胞的有丝分裂，使细胞周期停止于 $G_2$ 及 M 期，属周期特异性药物。

(5)三尖杉碱属细胞周期非特异性药物。抑制蛋白质生物合成，抑制 DNA 合成，还可促进细胞分化，促进细胞凋亡。

2.抗药性作用

VLB、VCR 之间存在交叉抗药性，与其他抗肿瘤药间亦有交叉抗药性，呈多药抗药性。但 VDS 与 VCR 间交叉抗药性不明显。抗药性产生机制与肿瘤细胞膜上 P 糖蛋白扩增，微管蛋白结构的改变从而影响药物与微管蛋白结合有关。

肿瘤细胞与 VP-16 长期接触可产生抗药性，与其他抗肿瘤药物出现交叉抗药性，呈现典型性多药抗药性。主要与细胞膜上 P 糖蛋白的扩增，导致药物从胞内泵出，胞内药物浓度明显降低有关。还可出现非典型性多药抗药性，其原因往往与 TOPO-Ⅱ的低表达及出现功能异常有关。VP-16 的抗药性主要为典型性多药抗药性，VM-26 的抗药性主要为非典型性多药抗药性。

肿瘤细胞与紫杉醇长期接触可产生抗药性，抗药性产生的机制是 α 及 β 微管蛋白变性，使之不能聚合组装成微管；另一机制是抗药细胞膜上存在 *mdr* 基因，P 糖蛋白过度表达，使紫杉醇在细胞内聚集减少，并呈多药抗药性。

3.药动学特点

(1)长春碱类：口服不吸收，静脉给药，VCR 体内半衰期约为 24 小时，末端相半衰期长达85 小时。主要集中于肝、血小板、血细胞，经肝代谢，其代谢产物从胆汁排出，肝功能不全应减量应用。

(2)喜树碱类:CPT 静脉注射后,很快分布于肝、肾及胃肠道,在胃肠道停留时间长,浓度高,胆囊中浓度较血中高出 300 倍,肝中药物浓度较血中高出 2 倍,$t_{1/2}$为 1.5～2.0 小时,主要从尿中排泄。10-OHCPT 静脉注射后,分布于各组织,肿瘤组织中含量较高,维持时间较长,主要通过粪便排出。

(3)鬼臼毒素类:①静脉注射 VP-16 后,蛋白结合率为 74%～90%,主要分布于肝、肾、小肠,不易透过血-脑屏障,血药浓度的衰减呈二房室开放模型,$t_{1/2\alpha}$为(1.4±0.4)小时,$t_{1/2\beta}$为(5.7±1.8)小时;VP-16 亦可口服,口服后生物利用度有个体差异,吸收不规则,且口服吸收后有效血浓度仅为静脉注射的 28%～52%,口服后0.5～4 小时血药浓度达峰值,$t_{1/2}$为 4～8 小时;原形及代谢产物主要经尿排泄。②静脉注射 VM-26,血中蛋白结合率达 99%,脑脊液中浓度低,血浆中药物浓度的衰减呈三房室开放模型,末相$t_{1/2}$为 11～38 小时,主要经尿排泄,原形占 35%。

(4)紫杉醇:静脉注射后,蛋白结合率达 95%～98%。体内分布广,Vd 为 55～182 L/m$^2$。血药浓度的衰减呈二室开放模型:$t_{1/2\alpha}$为 16.2 分钟;$t_{1/2\beta}$为 6.4 小时,清除率为每分钟253 mL/m$^2$。主要由尿排泄,大部分为其代谢产物。

(5)三尖杉碱:口服吸收迅速,但不完全。静脉注射血中药物浓度呈二房室模型衰减,$t_{1/2\alpha}$为3.5 分钟,$t_{1/2\beta}$为 50 分钟。注射后 15 分钟,分布于全身各组织中,肾中分布最高,其次为肝、骨髓、肺、心、胃肠、脾、肌肉、睾丸,血及脑中最低。给药 2 小时后,各组织中药物浓度迅速降低,但骨髓中浓度下降慢。主要通过肾及胆汁排泄。

4.适应证及疗效评价

(1)长春碱类:VLB 主要用于恶性淋巴瘤、睾丸癌、泌尿系统肿瘤。对乳腺癌、Kaposi 肉瘤亦有一定疗效。VCR 可用于急性淋巴细胞白血病、恶性淋巴瘤、儿童肿瘤及治疗晚期肺鳞癌作为同步化药物使用。VDS 可用于白血病,如急性淋巴细胞性白血病、急性非淋巴细胞性白血病及慢性粒细胞白血病急性病变,还可用于肺癌、乳腺癌、食管癌、恶性黑色素瘤。

(2)喜树碱类:CPT 对胃癌、绒毛膜上皮癌、恶性葡萄胎、急性及慢性粒细胞白血病、膀胱癌、大肠癌及肝癌均有一定的疗效。10-OHCPT 用于原发性肝癌、头颈部恶性肿瘤、胃癌、膀胱癌及急性白血病。

(3)鬼臼毒素类:①VP-16 临床上对肺癌、睾丸癌、恶性淋巴瘤、急性粒细胞性白血病有较好疗效,对食管癌、胃癌、儿科肿瘤、Kaposi 肉瘤、原发性肝癌亦有一定疗效。②VM-26 主要用于急性淋巴细胞白血病、恶性淋巴瘤、肺癌、儿童肿瘤、脑癌、卵巢癌、宫颈癌、子宫内膜癌及膀胱癌，与顺铂合用治疗伴有肺、淋巴结、肝、盆腔转移的膀胱癌。

(4)紫杉醇：主要用于晚期卵巢癌、乳腺癌、肺癌、食管癌、头颈部肿瘤、恶性淋巴瘤及膀胱癌的治疗。

(5)三尖杉碱：主要用于急性粒细胞性白血病，对真性红细胞增多症及恶性淋巴瘤有一定疗效。

5.治疗方案

(1)长春碱类。①VCR：静脉注射成人 150 μg/kg，儿童 75 μg/kg，1 周 1 次，总量为 10～20 mg，也可用同一剂量静脉滴注；胸腹腔内注射每次 1～3 mg，用 20～30 mL 生理盐水稀释后注入。②VLB：一般用量为0.10～0.2 mg/kg，每周 1 次。③VDS：一般用量为每次 3 $mg/m^2$，每周 1 次，快速静脉注射，连用 4～6 次。

(2)喜树碱类：临床常静脉给药，CPT 每次 5～10 mg，每天 1 次，或 15～20 mg，隔天 1 次，总剂量140～200 mg为 1 个疗程。10-OHCPT 每次 4～8 mg，每天或隔天 1 次，总剂量 60～120 mg 为 1 个疗程；动脉内注射，1 次 5～10 mg，每天或隔天 1 次，总剂量 100～140 mg 为 1 个疗程；膀胱内注射，1 次20 mg，每月2 次，总量 200 mg 为 1 个疗程。

(3)鬼臼毒素类。①VP-16：静脉注射每天 60 $mg/m^2$，每天 1 次，连续 5 天，每 3～4 周重复1 次；胶囊每天口服 120 $mg/m^2$，连服 5 天，隔 10～15 天重复 1 个疗程。②VM-26：静脉注射，每次 1～3 mg/kg，每周2 次，可连用 2～3 个月。

(4)紫杉醇：每 3 周给药 1 次，每次 135 $mg/m^2$ 或 175 $mg/m^2$，用生理盐水或葡萄糖水稀释后静脉滴注，持续 3 小时、6 小时或 24 小时。

(5)三尖杉碱：成人每天 0.10～0.15 mg/kg；儿童为 0.15 mg/kg，溶于 250～500 mL 葡萄糖液中静脉滴注，4～6 天为 1 个疗程，间歇 2 周重复 1 个疗程。

6.不良反应

(1)胃肠道反应：均有不同程度的胃肠道反应。VLB 可致口腔炎、口腔溃疡等，严重可产生胃肠溃疡，甚至危及生命的血性腹泻。VDS 很少引起胃肠道反应。

(2)骨髓抑制：均有不同程度的骨髓抑制，多为剂量-限制性毒性。三尖杉碱可致全血减少。

(3)皮肤及毛发损害：均有不同程度的皮肤损害及脱发。

(4)特殊不良反应：①长春碱类可致神经系统毒性，多在用药 6～8 周出现，可引起腹泻、便秘、四肢麻木及感觉异常、跟腱反射消失、颅神经麻痹、麻痹性肠梗阻、眼睑下垂及声带麻痹等；总量超过 25 mg 以上应警惕出现永久性神经系统损害；神经系统毒性 VCR 较重，VDS 较轻。②鬼臼毒素类可引起变态反应，少数患者于静脉注射给药后出现发热、寒战、皮疹、支气管痉挛、血压下降，抗组胺药可缓解，减慢静脉滴注速度可减轻低血压症状。③紫杉醇引起的变态反应，与赋形剂聚乙基蓖麻油促使肥大细胞释放组胺等血管活性物质有关，主要表现为Ⅰ型变态反应；还可引起心脏毒性，表现为不同类型的心律失常，常见为心动过缓，个别病例心率可降低至 40 次/分；可致神经毒性，以感觉神经毒性最常见，表现为手套-袜状分布的感觉麻木、刺痛及灼痛，还可出现口周围麻木感，常于用药后 24～72 小时出现，呈对称性和蓄积性。④三尖杉酯碱可引起心脏毒性，表现为心动过速、胸闷、房室传导阻滞、心肌梗死、心力衰竭。

(5)其他：①长春碱类还可引起精神抑郁、眩晕、精子减少及静脉炎，外漏可导致局部坏死、溃疡，VCR 还可致复发性低钠血症；VDS 还可引起肌痛及咽痛、碱性磷酸酶升高及药热。②喜树碱类中 CVT 毒副作用较大，主要为骨髓抑制，尿路刺激症状，胃肠道反应，另有肝毒性；10-OHCPT泌尿系统损伤少见，少数可见心律失常，一般不需处理可自然恢复。③鬼臼毒素类可引起少数患者轻度视神经炎、中毒性肝炎，出现黄疸及碱性磷酸酶升高，还可诱发急性淋巴细胞性白血病或急性非淋巴细胞白血病。④紫杉醇可致肝肾轻度损伤，局部刺激性大，可致静脉炎，外漏可致局部组织红肿、坏死。⑤三尖杉碱还可导致肝功能损伤、蛋白尿。

7.禁忌证

禁用于白细胞数减少患者、细菌感染患者及孕妇、哺乳期妇女，另外，肝、肾功能障碍，有痛风史的患者，恶病质，大面积皮肤溃疡患者慎用。

8.药物相互作用

(1)甘草酸单胺盐可降低 CPT 的毒性。

(2)鬼臼毒素类与长春碱类生物碱合用可加重神经炎，抗组胺药可减轻变态反应。

(3)肿瘤组织对紫杉醇的抗药性可被维拉帕米等钙通道阻滞剂、他莫昔芬、环孢素等逆转。与顺铂、长春碱类药物合用，可加重紫杉醇的神经毒性，与顺铂合用还可加重紫杉醇的心脏毒性。

9.注意事项

长春碱类仅供静脉应用，不能肌内、皮下、鞘内注射，鞘内应用可致死。

### (五)肿瘤的生物治疗

肿瘤的生物治疗发展非常迅速，自20世纪80年代以来，肿瘤生物治疗已成为继手术、化疗和放疗之后的第四种治疗肿瘤的方法，已被广泛研究和应用于临床，并取得一定疗效。肿瘤生物治疗主要包括免疫治疗、基因治疗及抗血管生成三方面。免疫治疗的种类较多，但是大体的分类上主要有细胞免疫治疗和体液免疫治疗两种。免疫治疗还包括抗癌效应细胞的激活、细胞因子的诱发、抗癌抗体的筛选、新型疫苗的研制，这些都与免疫学理论的发展和分子生物技术的进步密切相关。基因治疗是指将细胞的遗传物质——核苷酸通过某种手段转移到靶细胞中(机体的免疫细胞、瘤细胞和其他一些能起到治疗作用的细胞中)以纠正或扰乱某些病理生理过程，基因治疗虽然难度很大，但它是生物治疗的方向，让这些细胞自然增长，分泌有效因子，以调节各种抗癌免疫活性细胞或直接作用于癌细胞，这应是治疗微小转移灶和防止复发最理想的手段。对此已在多方面进行深入、细致地研究。根据肿瘤生长与转移有赖于血管生成这一基本现象，针对肿瘤血管形成的分子机制来设计的抗血管生成治疗策略，已成为目前肿瘤治疗的热点研究领域，许多抗血管生成剂已进入临床研究阶段。肿瘤生物治疗合理方案的制订，基础和临床研究的密切配合以及基因治疗等都有待进一步深入研究。

目前常用的一些生物反应调节剂(biological response modifiers，BRM)的抗肿瘤作用：①激活巨噬细胞或中性粒细胞；②激活自然杀伤细胞；③促使T淋巴细胞分裂、增殖、成熟、分化，调整抑制性T细胞与辅助性T细胞的比值；④增强体液免疫功能；⑤诱生干扰素、白介素、肿瘤坏死因子等细胞因子；⑥通过产生某些细胞因子再进一步激活有关免疫细胞而起作用。由免疫效应细胞和相关细胞产生的、具有重要生物活性的细胞调节蛋白，统称为细胞因子。这些细胞因子在介导机体多种免疫反应过程中发挥重要的作用，他们除了单独地具有多种生物学活性外，彼此之间在诱生、受体调节和生物效应的发挥等水平上相互作用。细胞因子的功能总和概括了BRM效应。

### (六)其他类

#### 1.铂类配合物

临床常用的有顺铂及卡铂。二者具有相似的抗肿瘤作用，卡铂的某些抗肿瘤作用强于顺铂，其毒性作用亦小于顺铂。该类化合物能抑制多种肿瘤细胞的生长繁殖，在体内先将氯解离，然后与DNA上的碱基共价结合。形成双链间的交叉联结成单链内两点的联结而破坏 DNA 的结构和功能，属周期非特异性药物，为目前联合化疗中常用的药物之一。

主要对睾丸癌、恶性淋巴瘤、头颈部肿瘤、卵巢癌、肺癌及膀胱癌有较好疗效，对食管癌、乳腺癌等亦有一定的疗效。

常用静脉滴注给药。顺铂：每天 25 mg/m$^2$，连用 5 天为 1 个疗程，休息 3～4 周重复 1 个疗程，或可 1 次 50～120 mg/m$^2$，每 3～4 周 1 次。卡铂：100 mg/m$^2$，每天 1 次，连用 5 天，每 3～4 周重复 1 个疗程，或可 1 次 300～400 mg/m$^2$，每 4 周重复 1 次。

不良反应主要表现为消化道反应，如恶心、呕吐、骨髓抑制、耳毒性及肾毒性，卡铂的上述不良反应均较顺铂轻。

2.激素类抗肿瘤药

激素与肿瘤的关系早已为人们所注意，用激素可诱发肿瘤，当应用一些激素或抗激素后，体内激素平衡受到影响，使肿瘤生长所依赖的条件发生变化，肿瘤的生长可因之受到抑制。常用的有糖皮质激素、雌激素等。

临床常用的雌激素制剂为己烯雌酚，实验证明，对大白鼠乳腺癌有抑制作用。另外，此药可激活巨噬细胞的吞噬功能及刺激体内网状内皮系统功能。临床主要用于前列腺癌和乳腺癌的治疗。治疗前列腺癌：3～5 mg/d，3 次/天。治疗乳腺癌：5 mg 3 次/天。

临床上常用的孕激素一般为其衍生物，如甲地孕酮、去甲脱氢羟孕酮。主要用于子宫内膜癌、乳腺癌及肾癌的治疗。甲地黄体酮口服，由 4 mg/d 渐增至 30 mg，连服 6～8 周，或 4 次/天，每次4 mg，连用 2 周；去甲脱氢羟孕酮口服，开始 0.1 g/d，每周递增 1 倍，3 周后剂量可达0.8 g/d。

## 第三节　化疗的毒副作用及其处理

肿瘤化疗的合理应用使恶性肿瘤治疗的疗效有较大幅度的提高。但是抗肿瘤药物在杀灭肿瘤细胞的同时，对人体正常组织器官也有损害或毒性作用，尤其是骨髓造血细胞与胃肠道黏膜上皮细胞。这些与治疗目的无关的作用就是抗肿瘤药物的不良反应。在临床治疗过程中，不良反应发生的严重程度与用药种类、剂量、患者个体差异均有直接关系。因此，了解抗肿瘤药物的不良反应及其处理原则不仅可以取得较好的治疗效果，还可以尽量减轻患者的痛苦。

## 一、常见不良反应的分类

目前，临床中常用的是世界卫生组织分类(WHO)法(表 1-1)。

表 1-1　抗肿性反应的分度标准(WHO 标准)

| | 0 度 | Ⅰ度 | Ⅱ度 | Ⅲ度 | Ⅳ度 |
|---|---|---|---|---|---|
| 血液学(成人) | | | | | |
| 血红蛋白(g/L) | ≥110 | 95～109 | 80～94 | 65～79 | <65 |
| 白细胞(×$10^9$/L) | ≥4.0 | 3.0～3.9 | 2.0～2.9 | 1.0～1.9 | <1.0 |
| 粒细胞(×$10^9$/L) | ≥2.0 | 1.5～1.9 | 1.0～1.4 | 0.5～0.9 | <0.5 |
| 血小板(×$10^9$/L) | ≥100 | 75～99 | 50～74 | 25～49 | <25 |
| 出血 | 无 | 瘀点 | 轻度失血 | 明显失血 | 严重失血 |
| 消化系统 | | | | | |
| 胆红素 | ≤1.25 N | 1.26～2.50 N | 2.6～5.0 N | 5.1～10.0 N | >10 N |
| ALT/AST | ≤1.25 N | 1.26～2.50 N | 2.6～5.0 N | 5.1～10.0 N | >10 N |
| 碱性磷酸酶(AKP) | ≤1.25 N | 1.26～2.50 N | 2.6～5.0 N | 5.1～10.0 N | >10 N |
| 口腔 | 正常 | 疼痛、红斑 | 红斑、溃疡可进一般饮食 | 溃疡只进流食 | 不能进食 |
| 恶性呕吐 | 无 | 恶心 | 短暂呕吐 | 呕吐需治疗 | 难控制呕吐 |
| 腹泻 | 无 | 短暂(<2 天) | 能耐受(>2 天) | 不能耐受、需治疗 | 血性腹泻 |
| 肾 | | | | | |
| 尿素氮、血尿酸 | ≤1.25 N | 1.26～2.50 N | 2.6～5.0 N | 5.1～10.0 N | >10 N |
| 肌酐 | ≤1.25 N | 1.26～2.50 N | 2.6～5.0 N | 5.1～10.0 N | >10 N |
| 蛋白尿 | 无 | +,<0.3 g/L | | | 肾病综合征 |
| 血尿 | 无 | 镜下血尿 | 严重血尿 | 严重血尿、血块 | 泌尿道梗阻 |
| 肺 | 正常 | 症状轻微 | 活动后呼吸困难 | 休息时呼吸困难 | 需安全卧床 |
| 药物热 | 无 | <38 ℃ | 38 ～40 ℃ | >40 ℃ | 发热伴低血压 |
| 变态反应 | 无 | 水肿 | 支气管痉挛无须注射治疗 | 支气管痉挛，需注射治疗 | 变态反应 |
| 皮肤 | 正常 | 红斑 | 干性脱皮，水疱，瘙痒 | 湿性皮炎，溃疡坏死 | 剥脱性皮炎 |
| 头发 | 正常 | 少量脱发 | 中等斑片脱发 | 完全脱发但可恢复 | 不能恢复的脱发 |

续表

| | 0度 | Ⅰ度 | Ⅱ度 | Ⅲ度 | Ⅳ度 |
|---|---|---|---|---|---|
| 感染 | 无 | 轻度感染 | 中度感染 | 重度感染 | 重度感染伴低血压 |
| 心脏节律 | 正常 | 窦性心动过速<br>休息时心率110次/分 | 单灶PVC,房性<br>心律失常 | 多灶性PVC | 室性心律失常 |
| 心功能 | 正常 | 无症状,但有<br>异常心脏体征 | 有暂时心功能不全<br>症状,但无须治疗 | 有心功能不全<br>症状,治疗有效 | 有心功能不全<br>症状,治疗无效 |
| 心包炎 | 无 | 有心包积液无症状 | 有症状,但不需抽水 | 心脏压塞需抽水 | 心脏压塞需<br>手术治疗 |
| 神经系统 | | | | | |
| 神志情况 | 清醒 | 短暂嗜睡 | 嗜睡时间不到<br>清醒的50% | 嗜睡时间多于<br>清醒的50% | 昏迷 |
| 外周神经 | 正常 | 感觉异常和/或<br>腱反射减弱 | 严重感觉异常<br>和(或)轻度无力 | 不能耐受的感觉异常<br>和(或)显著运动障碍 | 瘫痪 |
| 便秘 | 无 | 轻度 | 中度 | 重度,腹胀 | 腹胀,呕吐 |
| 疼痛 | 无 | 轻度 | 中度 | 重度 | 难治的 |

注:N——指正常值上限;PVC——房性期前收缩;便秘——不包括麻醉药物引起的;疼痛——指药物所致疼痛,不包括疾病引起的疼痛。

## 二、不良药物反应的处理

化疗药物绝大多数在杀伤肿瘤细胞的同时,对正常组织器官也会造成不同程度的损害。认识化疗不良反应并正确予以处理,是保证肿瘤化疗达到预期效果的重要环节。

### (一)骨髓抑制

骨髓是储存造血干细胞的器官。骨髓抑制是肿瘤化疗十分常见的毒性反应,90%以上的化疗药物可出现此反应,表现为白细胞计数下降、血小板计数减少、贫血等。紫杉醇、CBP、米托蒽醌、IFO、长春地辛、替尼泊苷、氮芥类对骨髓的抑制作用较明显,而VCR、博来霉素、DDP对骨髓抑制较轻。人类红细胞的半衰期为120天,血小板的半衰期为5~7天,粒细胞的半衰期为6~8小时,故化疗后通常白细胞计数下降最常见,一般多在用药后第2天开始,7~10天降至最低。其次为血小板,对红细胞的影响较少。有些药物抑制时间可达4周左右。粒细胞数的明显减少往往可导致各种继发感染,严重感染和出血通常是这些患者的直接死因。处理要点如下。

1.根据血常规进行药物剂量调整

一般化疗前后及过程中需监测血常规变化，除白血病外，当白细胞计数 $<3.5\times10^9/L$，血小板计数 $<80\times10^9/L$ 时不宜应用化疗药物。必要时应调整药物剂量。

2.提升白细胞数

当 $3.5\times10^9/L<$ 白细胞计数 $<4.0\times10^9/L$ 时，可以口服升白药为主，如利血生、鲨肝醇等；若白细胞计数 $<3.0\times10^9/L$ 时，可皮下注射粒细胞、巨噬细胞集落刺激因子；若白细胞计数 $<1.0\times10^9/L$ 时，除了使用升白药，还可给予成分输血，如白细胞等。贫血明显，可用红细胞生成素皮下注射。血小板计数减少可用白细胞介素-Ⅱ或输注血小板。

3.防治感染

当白细胞计数 $<3.0\times10^9/L$ 时，应积极预防感染；若已经出现发热等感染症状时，应使用敏感抗生素。当白细胞计数 $<1.0\times10^9/L$ 时，应让患者进入无菌隔离室。

4.防止出血

有出血倾向者应给予止血药。

**(二)胃肠道反应**

胃肠道反应是化疗药物常见的不良反应之一，发生率在 65%～85%。其反应程度与用药的种类、剂量、次数、单用还是联用，以及患者个体差异、心理状态等因素相关。大多数化疗药物可刺激胃肠道黏膜上皮细胞，抑制其生长。其刺激可经传入神经至自主神经系统与脑干，兴奋第四脑室底部的化学感受区，引起不同程度、不同类型胃肠道反应。较强烈的致吐剂有 DDP、ADM、CTX、IFO、CBP 等。

1.常见症状

(1)恶心、呕吐：最常见的早期毒性反应，严重的呕吐可导致脱水、电解质紊乱和体重减轻，并可增加患者对化疗的恐惧感。化疗药物引起的呕吐可分为急性呕吐、延迟性呕吐与预期性呕吐3 种。急性呕吐是指化疗后 24 小时内发生的呕吐；延迟性呕吐是指化疗 24 小时后至第 7 天发生的呕吐；预期性呕吐是指患者在第一个化疗周期中经历了难受的急性呕吐之后，在下一次化疗即将开始之前发生的恶心或呕吐，是一种条件反射。

(2)黏膜炎：化疗药物可损伤增殖活跃的黏膜上皮组织，易引起消化道黏膜炎，如口腔炎、唇损害、舌炎、食管炎和口腔溃疡，导致疼痛和进食减少，甚至吞咽困难。

(3)腹泻与便秘：5-FU引起的腹泻最常见，大剂量或连续给药，可能会引起血性腹泻。长春新碱类药物尤其是长春新碱可影响肠道运动功能而产生便秘，甚至麻痹性肠梗阻，老年患者及用量较大的患者更易发生。

2.处理要点

(1)心理治疗：解除患者对化疗的恐惧感，减轻心理压力。

(2)饮食调理：化疗期间忌生冷硬及各种刺激性、不易消化的食物，可少食多餐，多饮水及流质饮食。可同时服用具有促进脾胃运动功能的中药。

(3)预防和对症处理：目前临床上用于预防化疗所致恶心、呕吐的药物品种较多，大部分为5-羟色胺受体拮抗剂，如恩丹西酮等。还有镇静剂、普通止吐药，如盐酸甲氧氯普胺、吗丁啉、维生素$B_6$、地塞米松等，但这类药物止吐作用较弱，单用很难预防或控制较明显的呕吐。因此，多采用联合止吐，即用中等剂量作用强的止吐药与中等剂量作用弱的止吐药并用。腹泻较明显者可使用思密达或口服洛哌丁胺，同时应补液及电解质，尤其注意补钾。若出现血性腹泻，则应停用化疗药，同时补液、止血，给予肠道黏膜保护剂，并监测生命体征，及时对症处理。发生口腔炎或溃疡者，首先保持口腔卫生，进行口腔护理。

### (三)肝脏损伤

肝脏是许多抗癌药物代谢的重要器官，许多抗癌药物或其代谢产物，如CTX、多柔比星、阿糖胞苷、MTX等，均可引起肝脏损伤。

1.临床表现

(1)肝细胞功能障碍：通常由药物或其代谢产物直接作用引起，是一个急性过程。表现为一过性的血清氨基转移酶升高，严重者可产生脂肪浸润和胆汁郁积，一般停药后可恢复。

(2)静脉闭塞性肝病：是由于肝小叶下小血管阻塞，静脉回流障碍所引起的。表现为血清肝酶显著增高、腹水、肝大和肝性脑病。

(3)慢性肝纤维化：多次接受化疗或大剂量化疗后的患者可以出现。

2.处理要点

(1)化疗开始前认真了解患者的肝脏功能，正确选择化疗药物；化疗期间及结束后应监测肝功能，随时给予对症处理。

(2)化疗过程中若出现肝功能损害，首先是药物减量或停药(表1-2)，其次给予保肝治疗，如联苯双酯、维生素C等。有严重肝功能损害者以后的治疗应换药或进行剂量调整。

表 1-2 肝功能障碍时化疗药物剂量调整标准

| 磺溴酞钠(BSP)潴留百分率(45 分钟) | 血清胆红素(μmol/L) | 其他肝功能参数 | 药物剂量调整 | |
|---|---|---|---|---|
| | | | 蒽环类 | 其他 |
| <9 | <20.5 | 2 N | 100% | 100% |
| 9～15 | 20.5～51.3 | 2～5 N | 50% | 75% |
| >15 | >51.3 | >5 N | 25% | 50% |

注:N 为正常值上限;其他肝功能参数包括凝血酶原时间、血清蛋白、血清氨基转移酶等,这些指标异常时,也应减少剂量;其他药物包括甲氨蝶呤、亚硝脲类、长春碱类、丝裂霉素等。

### (四)心血管损伤

许多化疗药均可引起心脏损伤,如多柔比星、紫杉醇、CTX 等。其中首推蒽环类抗癌药物对心脏毒性最大。统计表明多柔比星的慢性心肌毒性与总剂量密切相关。化疗药物诱发的心脏毒性包括急性毒性反应与慢性毒性反应。急性毒性反应包括一过性心电图改变如窦性心动过速、ST 段与 T 波的改变,这一反应与剂量关系不大,出现与消失均较快,不必停药。慢性毒性反应为不可逆的"心肌病综合征",呈充血性心力衰竭的征象。既往如有因胸部肿瘤及恶性淋巴瘤等放疗后的患者,照射常可累及心脏,加重化疗药物对心脏的毒性反应。另外,化疗可加重以往存在的心脏病。处理要点如下。

(1)主要以预防为主,化疗前应对患者的心脏功能仔细评价。

(2)目前推荐阿霉素的累积总剂量≤500 $mg/m^2$;老年人、15 岁以下儿童、有心脏病病史及纵隔或左侧乳腺曾接受过放疗的患者,ADM 总剂量不应超过 350 $mg/m^2$;合用氨磷汀可减轻反应;同时应给予一定心肌营养药,如维生素 E、维生素 $B_6$、维生素 $B_{12}$ 等。

(3)同用 CTX、放线菌素 D、MMC、曲妥珠单抗等可能会增加心脏毒性;曲妥珠单抗本身可引起严重的心脏毒性,如联用蒽环类易诱发或加重慢性心功能衰竭。

(4)若出现心律失常,可用维拉帕米、乙胺碘酮。

(5)若出现心力衰竭可给予能量合剂、洋地黄强心剂、利尿剂及低钠饮食。

### (五)泌尿系统毒性

泌尿系统毒性主要指化疗药物对肾及膀胱所产生的毒性。肾脏是体内药物排泄的主要器官,许多抗癌药物及其代谢产物经肾及膀胱排泄的同时给肾及膀胱造成损伤。常见的药物有 DDP、MTX、IFO、CTX、MMC 等。临床症状轻度只表现为血肌酐升高、轻微蛋白尿或镜下血尿，严重可出现少尿、无尿、急性肾衰竭、尿毒症。

1.肾毒性

化疗药物引起的肾脏毒性，可在用药时即刻出现，如 DDP、大剂量 MTX 等；也可在长期应用中或停药后发生，如 MMC、洛莫司汀等。肾脏毒性是 DDP 的剂量限制性毒性。单一剂量＜40 $mg/m^2$ 通常很少引起肾损害，但大剂量化疗而不水化，则可发生不可逆性肾衰竭；CBP 肾毒性较轻，过去接受过肾毒性药物治疗的患者或大剂量应用时，卡铂也可产生肾毒性。MTX 大剂量用药可产生急性肾毒性，导致急性肾功能不全，血清肌酐和血尿素氮迅速增加，出现脱水、少尿甚至无尿。IFO 肾毒性发生率在儿童较高，表现为肾小管功能障碍。

2.化学性膀胱炎

CTX、IFO 代谢产物可损伤泌尿道上皮尤其是膀胱上皮，引起泌尿道毒性。两者诱发的膀胱炎通常在静脉给药后早期发生，而口服给药通常发生较晚。另外膀胱内灌注化疗药物或生物反应调节剂治疗膀胱表浅肿瘤也可引起化学性膀胱炎。处理要点如下。

(1)化疗前应评估患者肾功能状况，老年人、有肾病病史者慎用肾毒性药物，而肾功能不全者禁用；在使用易致肾功能损害的药物时，应严密定期检测肾功能指标。如尿素氮、肌酐等。

(2)DDP 单次剂量＞40 $mg/m^2$ 时，化疗前后均需水化，尿量每天应大于 100 mL/h。一般而言，水化用生理盐水最好，因为高氯化物浓度可抑制 DDP 在肾小管水解，使肾脏得到保护。

(3)大剂量 MTX 静脉滴注，应碱化尿液，防止肾小管损伤；可提前口服别嘌呤醇防止高尿酸血症发生；用 IFO 和大剂量 CTX 时，必须同用美司钠，可大大减少血尿的发生。

(4)肾功能差者需减量或停药，剂量调整见表 1-3。

**(六)肺毒性**

引起肺组织损害的药物首推博来霉素、MTX、白消安、卡莫司汀、MMC、CTX 等。临床表现常呈缓慢发展趋势，早期多为非特异性表现，可有咳嗽、呼吸短促，X 线表现为慢性肺间质性病变，晚期可呈不可逆肺纤维化改变。确诊需结合用药史，以往接受过胸部放疗的人容易发生肺毒性。处理要点如下。

表 1-3 肾功能损害时化疗药物剂量调整标准

| 肌酐清除率 mL/(min×1.73) | 血清肌酐 (μmol/L) | 尿素氮 (mmol/L) | 药物剂量调整 DDP | MTX | 其他药物 |
|---|---|---|---|---|---|
| >70 | <132.6 | <7.14 | 100% | 100% | 100% |
| 70~50 | 132.6~176.8 | 7.14~17.85 | 50% | 50% | 75% |
| <50 | >176.8 | >17.85 | — | 25% | 50% |

注：蛋白尿≥3 g/L 也应调整剂量；其他药物包括博来霉素、依托泊苷、环磷酰胺、丙卡巴肼、丝裂霉素、六甲密胺。

(1)限制药物累积总量，如白消安的总剂量不超过 500 mg，博来霉素不超过 450 mg，MMC 40～60 mg 等。

(2)对于放疗后、联合化疗、70 岁以上半年内用过博来霉素、既往有慢性肺病患者，应慎用博来霉素。

(3)用药期间密切观察肺部症状、体征及 X 线改变，定期行血气分析及肺功能检查。

(4)出现肺毒性症状时则立即停药，并给予对症处理：可试用类固醇皮质激素治疗，有发热时应合并使用抗生素，同时予以支持治疗。

**(七)神经毒性**

化疗引起神经系统损伤并非少见，放疗、化疗或联合治疗都可引起神经毒性。VCR、长春碱等对外周神经有明显毒性，临床表现为肢体感觉异常、肌无力、便秘、尿潴留、肠麻痹等。MTX 鞘内大剂量注射可引起中枢神经系统不良反应，表现为脑膜刺激征。DDP 诱发的神经病变可表现为末梢神经病、听神经损伤等。

处理要点：抗癌药物引起的神经系统损伤应及时减量或停药，给予 B 族维生素、胞磷胆碱，并可配合中药、针灸治疗。一般神经功能可能需要数周至数月恢复。

**(八)生殖功能障碍**

已知在动物实验中丙卡巴肼、白消安、CTX、阿糖胞苷和多柔比星等都明显影响精子的形成或直接损伤精子，但临床上以氮芥类药物和丙卡巴肼最易引起不育，而大多抗代谢药物似不易发生。联合化疗特别是长期应用后，其发生率较高。闭经在化疗患者中虽多见，但化疗对卵巢功能的影响了解尚少。

### (九)皮肤毒性

化疗药物可引起局部和全身性皮肤毒性。局部毒性是指发生于药物注射部位周围组织的反应,包括静脉炎、疼痛、红斑和局部组织坏死。全身毒性包括脱发、皮疹、瘙痒、皮炎及皮肤色素沉着等。处理要点如下。

(1)化疗药物所致的脱发为可逆性的,通常在停药后 1～2 个月内头发开始再生,不需做特殊处理。

(2)药物外渗需预防:给药期间应细心观察注射部位,若疑有外渗,应立即停止药物输注;若发现药物外渗,可立即给予氢化可的松琥珀酸钠局部多点向心性注射,以稀释止痛或普鲁卡因局部封闭,局部冷敷;在顺利的静脉滴注过程中,直接推注或经输液管将这些药物注入静脉然后再予冲洗可避免静脉炎或栓塞。

(3)若合并感染,适当加用抗生素。

(4)若出现溃疡长期不愈,应请外科处理。

## 三、远期反应

由于肿瘤治疗的进展,许多患者能长期生存。随访中发现与治疗相关的远期反应主要有发育不良、不育、第二原发肿瘤等。

### (一)对性腺的影响

CTX、长春碱等常引起闭经,CTX 可致精子缺乏。

### (二)第二原发肿瘤

第二原发肿瘤比正常人的预期发病率高 20～30 倍,发生在治疗后 1～20 年,发病高峰为3～9 年。霍奇金病常发生急性非淋巴细胞性白血病和非霍奇金淋巴瘤。非霍奇金淋巴瘤常发生实体瘤和急性淋巴细胞性白血病。

# 第四节 化疗药物监测的临床应用

肿瘤的化疗药物毒性大,安全系数较小,而且人体代谢和排泄个体差异大,因此可能导致个体间的不同的治疗结果。有的患者可能因达不到治疗浓度导致化疗失败,有的患者可能因药物浓度过高而产生严重的不良反应。临床药代动力学和治疗药物检测(TDM)工作,是通过对用药患者血药浓度的检测,采集相关数据，计算出个体对药物的代谢和排泄能力的参数，根据这些参数就可设计个体化的理想给予方案，这对于提高肿瘤化疗疗效、肿瘤的及时治疗及高效合理应用现有医疗资源有重大意义。

## 一、获取个体药动学参数

药动学模型及参数是反映药物体内过程随时间变化规律的较客观的指标，也是制定用药方案的基础。虽然现在新药上市前均要求进行临床药动学研究，但由于历史原因，目前临床上广泛应用的药物中，不少仍缺乏药动学资料，即便有，也多来自国外其他人种。近年遗传药理学研究表明，不同人种间在生物转化及排泄等体内过程上存在着差异。即便在同一人种间，由于先天因素及后天环境因素和病理情况的影响，也存在巨大的个体差异。因此通过治疗药物监测(TDM)工作，求得具体监测对象的药动学模型及各有关参数，是一重要的基础工作。并且，还可借以积累我国人群的群体药动学资料。只要确定药物在具体监测对象的房室模型、消除动力学方式及有关药动学参数后，即可制订出较合理的个体化用药方案。

## 二、制订用药方案

需进行 TDM 的药物，其药物效应(包括治疗作用及多数毒性作用)与血药浓度间存在着密切的相关性，并且各药的群体治疗浓度范围及中毒水平均已确定，故在制订用药方案时，可参照有关资料，确定欲达到的稳态浓度水平(静脉滴注)或范围(多剂间隔用药)。应用测定计算得到的该个体有关药动学模型及参数，可按公式计算出静脉滴注时的用药速度；对于非线性动力学消除的药物，在确定个体的 Vm 和 Km 值后，可计算出每天用药量。如果不能获得监测患者的具体药动学模型及参数时，可采用有关药物的群体模型及参数均值，作为制订用药方案的依据，但最好能选用同一人种及同一病种的群体资料，以求尽量与接受用药方案的个体接近。此外，对二室及多室模型药物，在制订静脉滴注或多剂用药方案时，一般均按一室模型处理。需强调指出，无论用什么方法制订的用药方案，在实施过程中，仍需通过 TDM 监测效果，并做出必要的调整。

## 三、指导调整剂量

通过上述方法制订的用药方案，仅是理论上的理想方案，实际工作中由于患者具体情况千差万别，在用药过程中任一影响药物体内过程的因素发生改变，均可使血药浓度不是恰在预期水平。即便正好达到预期水平者，也可能在继续用药过程中因上述因素改变，或病情的好转、恶化，使血药浓度改变。因此，通过TDM测定血药浓度，监测用药方案实施效果，指导进行必要的剂量调整，是剂量个体化的必需环节，也是TDM的常规工作。常用的方法有以下两种。

**（一）比例法**

凡属一级消除动力学的药物，假设其剂量调整期间接受治疗的个体体内过程无较大变动，则药动学参数可视做不变，在其达稳态浓度时，血药浓度与剂量间存在正比例关系。因此，根据使用X1剂量或滴注速度达稳态后（5～6个半衰期），某次用药后取样测定的稳态血药浓度Css1及在该时刻所需的Css，可计算出调整剂量X＝Css・X1/Css1。按调整剂量X用药后，经过5～6个半衰期又可达到新的稳态浓度。可如此多次重复定期监测、调整，以达到维持在有效而安全的血药浓度范围水平的目的。

**（二）Bayes法**

该法使用预先按群体药动学资料编制的电脑程序，根据群体药动学参数，结合患者的体质及病理情况，先估算出该个体的药动学参数及用药方案。在按该方案实施过程中，分别在不论是否达稳态的不同时间取血2～4次测定血药浓度，将相应血药浓度和时间输入电脑，用渐近法原理修正出该个体所需的调整方案，经反复几次即可逼近最适方案。该法优点是将前述确定个体药动学参数、制订用药方案及调整剂量多步合在一起完成，并且可同时考虑心、肝、肾功能的影响。但使用本法时，不同药物需不同程序软件，目前仅有地高辛、苯妥英钠、利多卡因等少数药物采用。例如，以亚叶酸钙作为解救剂可使甲氨蝶呤的剂量增加，但以大剂量甲氨蝶呤化疗一定要在合理的血药浓度监测下进行，恶性肿瘤患者给予大剂量甲氨蝶呤为主的化疗，对甲氨蝶呤的血药浓度以荧光偏正免疫测定法进行监测，以甲氨蝶呤血药浓度比值决定亚叶酸钙的剂量，合理应用亚叶酸钙既能充分发挥甲氨蝶呤的抗癌作用，又能保护正常细胞。

## 四、肝、肾功能损伤时剂量的调整

肝脏生物转化和经肾及肝胆系统的排泄，是绝大多数药物消除的主要方式。肝、肾功能的改变将显著影响药物的消除动力学，这是TDM工作中必须考虑的。对于肝、肾功能不良的患者，能测定其个体药动学参数或用Bayes法制定用药方案，最为理想。若仅能借用群体资料时，则应通过TDM进行必要的调整。该类个体药动学参数中，仅有消除速率常数k因肝、肾功能损伤而发生改变，而V、F、ka等参数均不受影响。若在按群体资料制订的用药方案实施中，第一次和第二次给药后相同的时间(选在消除相中)分别取血,测定得血药浓度C1和C2,则此两点间的时间恰好等于给药间隔。根据上面计算所得患者k值及群体资料的其他药动学参数,可按下式计算出按此试验剂量和间隔时间用药所能达的最小稳态浓度。(Css)min=C1·e−kt/e−kt(1−e−kt),式中t为C1的取样时间。若此最小稳态浓度与欲达到的值不相符,则可按本节中介绍的比例法,求出达到期望的最小稳态浓度所需的剂量。

必须强调指出,通过TDM指导临床用药时依据的有效治疗血药浓度范围及中毒水平,仅是根据群体资料获得的,并未考虑靶器官、组织或靶细胞对药物反应性的个体差异,以及同时使用的其他药物在药效学上的相互作用(协同或拮抗)。因此,判断患者药物治疗是否有效或发生毒性反应,绝不能仅拘泥于TDM结果,而应结合患者临床表现及其他有关检查,综合分析才能做出正确结论。

## 第五节 局部化疗

肿瘤局部化疗的目的是将药物直接灌注到肿瘤所在区域,以增加该部位与抗肿瘤药物接触的机会,同时减少全身的毒性反应。临床上应用时,具体选择何种形式的局部化疗,取决于肿瘤所处部位的特殊性和局部肿瘤正常组织血液供应的差异性。

### 一、腔内化疗

腔内化疗是指胸膜腔、腹膜腔及心包腔内化疗。一般选用可重复使用、局部化疗刺激较小、抗瘤活性好、腔内注药后AUC(曲线下面积)明显比其血浆AUC高的药物。

#### (一)胸腔内化疗

治疗恶性胸腔积液可通过闭合胸腔或在腔内直接杀灭肿瘤而达到目的。目前主要选择以下两种药物。

1.非抗肿瘤药物

如四环素、米帕林、滑石粉、细菌制剂,其作用是导致局部纤维化,胸膜腔闭合。

2.抗肿瘤药物

如 BLM 每次 40～60 mg，还可选择 DDP、卡铂、MMC、ADM 和 HN(氮芥)等，这类药物既可引起局部纤维化，又可杀灭肿瘤，但其杀死腔内肿瘤的作用比粘连更重要。目前临床应用最多的药物是 DDP 和 BLM 等。

### (二)腹腔内化疗

腹腔内化疗一般选择 AUC 比值高、刺激性小的药物，以免引起腹痛和肠粘连。为了使药物分布更均匀，需先将药物溶解于较大量的溶液中(如 1 400 $mL/m^2$)，再注入腹腔。卵巢癌可选 DDP、卡铂、VP-16、米托蒽醌和紫杉醇等，并且可以进行腔内联合化疗，如 DDP+VP-16 等。目前尚不能确定联合化疗比单药好。腹腔内化疗最适合卵巢癌术后残留病灶小或全身化疗获完全缓解但有复发危险的患者；恶性间皮瘤疗效次之，消化道肿瘤疗效较差。

近年，也有提出在腹腔内注射抗癌药的同时，通过静脉给予解毒药，中和血中抗癌药，以减少全身毒副作用，即所谓双途径化疗，如腹腔内或胸腔内给 DDP，静脉给硫代硫酸钠。但这些解毒药可能从血液循环中进入腹腔或通过毛细血管进入肿瘤组织而影响局部疗效。

### (三)心包内化疗

恶性心包积液可用心包穿刺、手术心包开窗、心包硬化剂、全身化疗和放射治疗。心包内化疗可选用 DDP、卡铂、5-FU、BLM、噻替哌和 IL-2 等。

## 二、鞘内化疗

鞘内化疗的药物可通过腰椎穿刺或 Ommaya Reservoir(一种埋在皮下的药泵)给药。鞘管与侧脑室相连，经长时间灌注将抗癌药物带到脑脊液中。这种给药方法，药物分布均匀，有效率高，复发率低。另外，常规腰椎穿刺注射药物的患者，如果连续平卧一段时间，可明显改善药物分布。目前鞘内用药仍以 MTX、Ara-C 和皮质激素为主，尚有报告应用噻替哌。

MTX 鞘内注射后，脑脊液浓度达 1～20 $\mu m$，维持 $>0.1$ $\mu m$ 的浓度达 48 小时，并且腰骶部消除比脑室慢，浓度比侧脑室高 4～5 倍。部分患者鞘内注射后可出现急性蛛网膜下腔炎、假性脑膜炎、恶心呕吐、脑脊液淋巴细胞增多，此外还可引起轻瘫、截瘫、脑神经损害、共济失调等。

Ara-C 也是常用药物，鞘内注射剂量在 30～100 $mg/m^2$，每周 1～2 次，侧脑室每次 30 mg Ara-C 注入，脑脊液浓度达 2 mmol，半衰期 3.4 小时，由于脑脊液内胞嘧啶脱氨酶活性低，因此脑脊液Ara-C半衰期明显比血浆中长。鞘内注射脂质体 Ara-C 后 Ara-C 缓慢释放，与普通 Ara-C 比较峰浓度降低，维持时间延长，临床上可每 2 周给药一次。Ara-C 鞘内注射的毒性反应与 MTX 相似，但发生率明显为少。

MTX、Ara-C 和皮质激素多为联合应用治疗中枢神经系统(CNS)白血病或肿瘤侵犯，亦可与局部放疗结合应用。如治疗儿童前 B 细胞性急性白血病伴单独 CNS 复发患者，联合方案几乎可使 100%患者 CNS 转为正常。该组合对预防儿童急淋或高度恶性淋巴瘤的中脑侵犯非常重要。随机对照研究表明，对于标危和中危儿童 ALL 多次应用 MTX+Ara-C+皮质激素做联合鞘内预防，可避免全颅放疗，并可延长生存期。鞘内联合化疗和放疗治疗脑膜白血病，有效率为 40%～60%，但复发常见，中位生存期 1～5 个月。然而，鞘内注射上述药物单独治疗其他肿瘤 CNS 受累则效果欠佳，常与放疗同时应用。

### 三、动脉内化疗

为了提高抗癌药物在肿瘤局部的有效浓度，可用动脉内给药化疗(intra-arterial chemotherapy，IACT)，药代动力学研究表明，动脉内药物的灌注术，药物首先进入靶器官，使靶器官的药物分布量不受血流分布的影响，同时靶器官的首过效应使其成为全身药物分布最多的部位。而且动脉内给药时，减少靶器官的血流量能进一步提高其药物接受量。实验表明，采用球囊导管阻塞和可降解微球阻塞的方法减少靶器官血流量，使靶器官的局部药物浓度在较长时间内保持较身体其他部位高13～15 倍。另外，抗癌药物通过与载体的结合，更有选择性地进入肿瘤组织，是提高疗效的另一个方式。如以脂质体为载体，是目前广泛采用的一种形式；碘化油一抗癌药物混悬液或乳化剂是临床上最常用的给药方法。脂质体在水中形成微球，将药物包埋其中，通过改变脂质体的生物物理性质，使微球易进入肿瘤细胞，并且被细胞内溶酶体释放的酶作用，而使药物释出，从而延长肿瘤药物的作用时间。此外，抗癌药物还可以与单克隆抗体结合，用导管直接注入肿瘤部位，有可能进一步提高抗癌药物的选择性杀伤作用。

动脉内化疗对一些实质性器官的肿瘤确比静脉给药优越，能达到提高疗效和减低不良反应的效果。原发性肝癌由于确诊时大部分已晚期，无法手术切除，而且全身化疗效果欠佳。目前常采用经导管肝动脉栓塞化疗(TAE)和经导管碘油化疗药物栓塞术(transcatheter oily，TOCE)治疗，使晚期复发性肝癌的治疗有了明显的进步。有报告用 TOCE 治疗 125 例晚期肝癌，2 年生存率 32.8%，其中巨块型、结节型和弥漫型分别为 75.0%、39.0%和 0。在头颈癌放疗期间，每周动脉灌注 DDP 150 $mg/m^2$，共4 次，同时静脉用硫代硫酸钠解毒，治疗 60 例不能手术的Ⅲ和Ⅳ期头颈癌，结果 4 年无病生存率为 29%、总生存率 50%，局部复发的比例明显下降。此外，还在肾癌、盆腔肿瘤、肢体骨及软组织肿瘤、头颈癌和脑瘤等方面也取得一定的进展。相信随着介入诊疗技术及器材和相关学科的发展和完善，介入治疗在肿瘤治疗中会起到越来越重要的作用。

## 第六节　靶向药物治疗

选择性导向药物到肿瘤能克服常规治疗的弱点，明显增强抗肿瘤活性，减少正常组织的毒性。靶向治疗已经有很长的历史。1895 年，Hericourt 和 Richet 报道用人类的肿瘤免疫动物并用其血清治疗患者，有一定的效果和不良反应。开始了利用抗体的靶向治疗。另一种是依靠肿瘤组织器官的特异性，如 20 世纪 40 年代用$^{131}$I 治疗甲状腺癌。至 20 世纪 90 年代，随着分子生物学和遗传学技术的发展，人们已经认识到肿瘤基因突变的产物或肿瘤伴随的特异蛋白可以作为肿瘤治疗的特异靶点，并成功开发出肿瘤特异代谢位点的药物，STI571 治疗 CML。这一成功具有里程碑的意义，此后随着肿瘤分子机制研究的深入，很多靶向药物被开发并成功用于多种肿瘤的治疗。目前分子靶向治疗已经取得了很多重要的进展，并成为抗肿瘤药物开发的最重要的研究方向。

### 一、抗体

抗体有复杂的抗原结合区和潜在的巨大的结构多样性。它们对恶性细胞的特异蛋白或碳水化合物有高度的亲和力；IgG 是最普遍用于肿瘤治疗的抗体，通过改造抗体的特异性位点、大小及连接上放射物质或化学物质能提高抗体的治疗效果。尽管早期对抗体的作用机制并不是很了解，但已经将其应用于肿瘤的临床治疗。因其抗肿瘤的效果有限且不良反应较大而不被重视。近来，通过分子免疫学和分子生物学的发展，已经发现抗体的抗肿瘤作用主要是通过直接激活抗体依赖的细胞毒作用，激活补体途径、抗独特型效果或通过与细胞膜受体结合启动膜介导的生长控制作用。目前，已经有多个抗体正式批准进入肿瘤临床应用。初步临床结果表明，无论单独应用或联合治疗，其效果仍有限，仅少数获得 CR，PR 率达20%～40%。治疗失败的原因是多方面的，但最主要的是肿瘤抗原表达的异质性,抗体的异源性及抗体转运生理障碍,后者即“肿瘤内介质高压”,可阻碍大分子的渗入。目前,正在研究之中的基因工程抗体包括嵌合抗体和人源化单克隆抗体、重构型抗体、单链抗体、单区抗体和抗体库等。这些基因工程抗体的应用,将对肿瘤被动免疫治疗和导向治疗的发展产生重大的推动作用。

### (一)抗 c-erbB2 曲妥珠单抗

曲妥珠单抗是一种人源抗体,被发现能直接对抗 c-erbB2 生长因子受体,下调 c-erbB2 引起的细胞内信号从而引起细胞凋亡,属抗体依赖的细胞毒性作用。曲妥珠单抗已经批准用于Her-2过表达的早期乳腺癌的辅助治疗以及晚期乳腺癌癌患者的姑息治疗。对于早期乳腺癌来说曲妥珠单抗治疗后 3 年内无病生存率的绝对获益为 12%,使患者死亡的危险降低 33%。对化疗失败的乳腺癌患者,单用曲妥珠单抗仍有 11%的疗效,合用化疗能提高有效率并延长生存期。2009 年曲妥珠单抗被 FDA 批准与化疗联合用于晚期胃癌的姑息治疗。其在其他肿瘤治疗中的应用价值也正在进一步研究中。

### (二)西妥昔单抗

西妥昔单抗是第一个针对 EGFR 的人鼠嵌合单克隆抗体,其通过与 EGFR 的细胞外结构域高度结合,从而竞争性抑制 EGFR 配体的功能。临床前研究表明,西妥昔单抗可与化疗和放疗联合应用,产生协同作用,且有助于逆转肿瘤细胞对顺铂的耐药。其抗肿瘤疗效已在包括非小细胞肺癌、肠癌、头颈部鳞癌等肿瘤中获数项Ⅲ期临床试验结果的证实,且患者的耐受性良好。美国 FDA 于 2004 年批准其用于转移性结直肠癌,2006 年 2 月被批准与放疗联合治疗局部晚期不可切除的头颈部鳞癌,也可单药治疗化疗耐药的转移性疾病。Ⅲ期临床试验显示在化疗的基础上联合西妥昔单抗可以进一步提高晚期非小细胞肺癌生存期。

### (三)帕尼单抗

帕尼单抗是一种用 XenoMouse 技术生产的完全人源 $IgG_2$ 抗 EGFR 的单抗,无鼠源蛋白,于 2006 年被 FDA 批准上市,与氟尿嘧啶、奥沙利铂和伊立替康合用或在化疗后用于治疗 EGFR 阳性的转移性结直肠癌。帕尼单抗的作用机制是通过阻断 EGF 和 TGF-α,与肿瘤细胞上的 EGFR 结合,诱导 EGFR 的内化,进而消除 EGFR 介导的细胞效应。它对 EGFR 有着很高的亲和力和特异性,呈剂量依赖的药代动力学过程,其 IC-50 显著低于西妥珠单抗。本药无须负荷剂量或预防用药。即使是高剂量完全人源化的帕尼单抗也没有出现变态反应性不良反应和人抗人抗体。帕尼单抗单药治疗既往治疗失败的转移性结直肠癌，可以降低46%的肿瘤进展风险，部分有效（PR）率达到8%。皮疹是最常见的不良反应，但是皮疹的发生率与帕尼单抗的剂量有关。

**（四）抗CD20抗体利妥昔单抗**

利妥昔单抗是一种针对CD20抗原的人鼠嵌合型单克隆抗体，是第一个被FDA批准用于临床治疗的单抗。CD20存在于95%以上的B细胞非霍奇金淋巴瘤（NHL）中。利妥昔单抗进入人体后可与CD20特异性结合导致B细胞溶解，从而抑制B细胞增殖，诱导成熟B细胞凋亡，但不影响原始B细胞。它能通过介导抗体依赖的细胞毒性（ADCC）、补体依赖的细胞毒性（CDC）作用，以及与CD20分子结合引起的直接效应，抑制细胞生长、改变细胞周期及以凋亡等方式杀死淋巴瘤细胞。1997年，FDA批准利妥昔单抗用于治疗CD20阳性的惰性及侵袭性B细胞非霍奇金淋巴瘤。单药治疗初治滤泡型非霍奇金淋巴瘤（follicular lymphoma，FL）有效率达73%，治疗复发的FL患者总有效率为48%，其中完全有效（CR）率6%。疾病复发时间为13个月，平均有效时间为11.8个月。在欧洲的一项针对399例60～80岁侵袭性B细胞淋巴瘤患者的Ⅲ期随机治疗试验中，与单用CHOP（环磷酰胺＋阿霉素＋长春新碱＋泼尼松）化疗相比，利妥昔单抗与CHOP联用的有效率、完全缓解率、无事件生存、总生存均显著增加，且能克服bcl-2导致的耐药。

将CD20抗体连接上同位素（如$^{131}$I-抗-CD20抗体西莫单抗，$^{90}$Y标记的CD20单抗替伊莫单抗）可以明显增加CD20单克隆抗体的疗效，目前西莫单抗和替伊莫单抗已经上市。替伊莫单抗于2002年被FDA批准用于治疗难治和复发NHL的治疗。与其他放射性同位素相比，$^{90}$Y释放的是纯β射线，具有更强的射线能量；临床试验结果显示对侵袭性NHL的有效率为67%，对低度恶性NHL的有效率为82%。对利妥昔单抗耐药的NHL，使用替伊莫单抗治疗仍然有效。对滤泡性NHL经利妥昔单抗治疗失败后给予替伊莫单抗，有效率达70%左右。西莫单抗于2003年被FDA批准用于治疗复发性和难治性滤泡型和低分化、变异性NHL。复发性低度恶性或转化性低度恶性的NHL患者，总有效率为65%，30%的患者获得CR。对利妥昔单抗无效或在利妥昔单抗治疗后复发的患者，再用西莫单抗治疗也有68%的有效率，平均疾病缓解时间是14.7个月。

### (五)抗 CD52 单克隆抗体阿仑单抗

阿仑单抗是重组的人源化抗 CD52 单抗，其作用靶点是细胞表面的糖蛋白 CD52。该抗原 CD52 表达于正常及恶性的 B 淋巴细胞与 T 淋巴细胞、NK 细胞、单核细胞及巨噬细胞；但在造血干细胞及成熟的浆细胞均无表达。大部分淋巴细胞白血病幼稚细胞表达 CD52，Campath 的抗肿瘤活性有赖于多种免疫机制包括依赖抗体的细胞介导细胞毒性和补体介导的细胞溶解。2001 年 5 月 7 日被美国 FDA 批准用于复发的或顽固性慢性 B 淋巴细胞白血病。FDA 于2007 年9 月 20 日批准其用于 B 细胞慢性淋巴细胞性白血病(B-CLL)的一线治疗。

单独使用阿仑单抗治疗进展期 CLL 且对化疗耐药或复发的患者的有效率为 33%～53%，中位有效持续时间为 8.7～15.4 个月。阿仑单抗对预后差的 CLL，如有染色体 11q 缺失、17p 缺失及*P53* 基因突变有较好的疗效，如果这些结果为进一步的前瞻性试验结果所证实，可以考虑作为预后不良的 CLL 患者的一线治疗药物。另外，阿仑单抗作为福达拉滨治疗后的巩固治疗可以明显改善疗效，部分患者可以达到分子缓解，无疾病进展生存时间明显延长。阿仑单抗单药对于部分难治 ALL 也有一定疗效，一些研究试验的结果推荐在 $CD52^+$ ALL 的巩固化疗时如怀疑仍有微小残留病变，可以应用阿仑单抗每次 30 mg，每周3 次，共 4 周，皮下注射。阿仑单抗与化疗联合也被用于复发耐药的外周 T 细胞淋巴瘤。但是由于该药免疫抑制作用严重、毒性较大，其临床应用受到限制。

此外一些针对其他细胞表面的分化抗原如 CD33 的单抗隆抗体也已经上市，还有其他一些对乳腺癌、大肠癌、头颈癌、白血病、卵巢癌、黑色素瘤和其他恶性肿瘤较有前途的抗体也正在进行临床试验。

## 二、酪氨酸激酶的抑制剂

酪氨酸激酶催化酪氨酸的磷酸化过程，从而激活特殊蛋白底物而起作用，这些蛋白的磷酸化导致激活信号传导途径，控制细胞的生长、分化和死亡。人类恶性肿瘤已经发现有几种酪氨酸激酶的表达，包括慢性髓性白血病(CML)中的 Bcr-Abl 酪氨酸激酶，恶性胶质瘤中的 PDGF-R 酪氨酸激酶和胃肠道间质瘤(gastrointestinal stromal tumor，GIST)中 c-kit(CD117)酪氨酸激酶等。Ciba-Gergy 公司(现为 Novartis 公司)的科学家通过化学物筛选发现 2-phenylaminopyrimidine 化合物能抑制多种酪氨酸激酶的活性，但特异性差且强度有限，然后通过反复试验终于合成了类似物伊马替尼(imatinib mesylate，STI571)。格列卫能明显抑制以上几种酪氨酸激酶的磷酸化过程。

90%以上 CML 患者可检出费城(Philadelphia)染色体(9;22 染色体易位),易位的结果 9 号染色体上的原癌基因 *ABL* (Abelson)与 *BCR* 基因共同位于 22 号染色体上并表达 Bcr-Abl 蛋白,为酪氨酸激酶。CML 的慢性阶段主要依靠 Bcr-Abl 蛋白的酪氨酸激酶作用。格列卫能明显抑制其活性而减少白血病细胞,同时恢复正常骨髓的造血作用。Ⅱ期临床试验的结果,每天口服 400 mg,95%的患者达到临床完全缓解,其中 41%为细胞遗传学缓解。该药主要毒性为恶心、呕吐、皮疹、水肿和轻度的骨髓抑制,多能很快恢复。FDA 于 2001 年 12 月 20 日宣布将格列卫作为治疗慢性髓样白血病(CML)患者的一线用药。

格列卫也能抑制 c-kit 和 PDGF-R 的活性。几乎所有的胃肠道基质瘤均表达 c-kit。50%以上的胃肠道基质瘤口服格列卫治疗有效,2002 年 2 月 1 日,FDA 批准了格列卫的第二适应证,用于治疗不能进行手术切除的胃肠道间质瘤。c-kit 除在胃肠道基质瘤表达外,也表达于其他的恶性肿瘤如神经母细胞瘤、小细胞肺癌、黑色素瘤、乳腺癌、卵巢癌和急性髓细胞白血病,PDGF-R 也表达于胶质瘤、类癌、黑色素瘤和肉瘤,格列卫在这些肿瘤中的疗效正在研究中。

吉非替尼是第一个用于治疗非小细胞肺癌的分子靶向治疗药物,通过选择性地抑制表皮生长因子受体酪氨酸激酶的信号传导通路而发挥作用。吉非替尼可抑制肿瘤的生长、转移和血管生成、诱导肿瘤细胞的凋亡。吉非替尼在晚期 NSCLC 二线治疗的临床试验 ISEL 中,欧美人种的患者未能显示出明显的生存获益,但在亚裔、女性、不吸烟、腺癌的优势人群中可以有明显的获益,因此被推荐用于亚裔人群的晚期非小细胞肺癌的标准二线治疗。在中国吉非替尼的适应证包括一线、二线化疗失败的晚期非小细胞肺癌,*EGFR* 基因突变的患者往往可以从治疗中获益,而其皮肤毒性反应的发生,例如,痤疮样皮疹及其程度也是预测疗效的重要临床指标。

在亚裔患者中,吉非替尼也可以用于 NSCLC 的一线治疗。IPASS 的Ⅲ期临床研究结果证实,在有 *EGFR* 基因突变的患者中,吉非替尼治疗的 PFS 优于常规化疗,在无突变人群中则相反。而在晚期 NSCLC 维持治疗方面,WJ-TOG0203 研究亦取得了突破:初治采用含铂方案化疗后序贯吉非替尼治疗能显著改善 PFS,并能改善腺癌患者的 OS。

厄洛替尼作用机制与吉非替尼相似,为特异性抑制 EGFR 胞内段酪氨酸激酶的小分子化合物,可抑制该受体传导的生长刺激信号,其作为二线或三线治疗药物对晚期非小细胞肺癌的疗效已获Ⅱ期及Ⅲ期临床试验结果的证实。2005 年被美国 FDA 批准用于晚期非小细胞肺癌的二线治疗,且是目前唯一被美国 FDA 批准的三线治疗药物。而在中国厄罗替尼的适应证与易瑞沙相似。与吉非替尼相似，它也可以用于 NSCLC 一线治疗，但是需要对患者进行选择，如细支气管肺泡癌、不吸烟的患者。其与化疗联合在一线治疗中未能显示出协同作用。在维持治疗方面，2009 年美国临床肿瘤学会（ASCO）年会和世界肺癌大会（WCLC）公布的 SATURN 研究证实，一线化疗结束后未发生疾病进展的患者接受厄洛替尼维持治疗可显著延长无进展生存 PFS 和 OS。

### 三、血管生成抑制剂

肿瘤的生长、浸润和转移与血管生成有密切的关系，人们一直对以血管为靶治疗肿瘤寄予极大关注。近年来这方面的研究有了较大的进展，给肿瘤的治疗提供了新希望。

研究显示，在正常人的组织中，血管内皮细胞的倍增时间约 1 年；而实体瘤组织中的血管内皮细胞的倍增时间仅 4 天。近年来的研究也发现，当转移灶的癌细胞处于无血管生成的血管前期时，其增殖速度较慢，当肿瘤血管系统在转移灶里形成并使癌灶进入血管期后，转移灶快速生长。因此，利用血管生成抑制剂特异性地抑制血管内皮细胞的增殖和活性，理论上有可能抑制肿瘤的生长和转移而不影响其他的宿主细胞。

在肿瘤生长时期，血管的生长速度是正常血管生长的 50～200 倍。血管的新生受多种细胞释放的正、负因子调节。目前，已知正调节因子十多种，主要有血管内皮生长因子（VEGF）、血小板衍生生长因子（PDGF）、碱性成纤维细胞生长因子（FGF）和转化生长因子（TGF）等，这些因子促进血管的新生和生长。而负调节因子是抑制血管生长，包括天然和合成两大类，宿主产生的天然因子有血管抑制素、内皮抑制素、凝血栓蛋白（TSP）和生长激素抑素等；化学合成的有激素类、金属蛋白酶抑制剂、黏附分子的拮抗剂、烟曲霉素及其衍生物 TNP-470 和紫杉醇等。目前已经有多种抗血管生成的药物上市。

#### （一）抗血管内皮生长因子（VEGF）药物

贝伐珠单抗是第一个重组人源化抗血管内皮生长因子的单克隆抗体，作用于血管内皮生长因子，阻止人体血管内皮生长因子与受体结合。贝伐珠单抗不仅可以抑制肿瘤的血管生成，还可以使残存的肿瘤血管正常化，同时抑制新生的或复发的血管生成。与化疗联合可以显著地提高有效率并延长无进展生存。美国 FDA 已经批准贝伐珠单抗联合 PC 作为晚期非鳞癌非小细胞肺癌的一线治疗；联合 5-FU/LV 治疗转移性结直肠癌的一线治疗方案。此外它还被批准用于转移性乳腺癌和胶质母细胞瘤、转移性肾细胞癌的治疗。

### (二)多靶点 Raf 激酶抑制剂

许多资料证明,Raf 激酶及其介导的 Raf/MEK/ERK 通路的过度激活将导致细胞增殖的加速,在肿瘤进展及转移过程中具有显著作用,且与诸多生长因子包括表皮生长因子、血管内皮生长因子及血小板衍生生长因子等密切相关。大部分肿瘤并非单一信号传导通路所支配,针对多靶点进行治疗可能取得更大的疗效。

1.索拉非尼

索拉非尼是首个主要针对 Raf 激酶的多靶点治疗药物,具有较广谱的抗肿瘤作用。其不但可阻断 Raf /MEK/ERK 通路所介导的信号传导,还能够抑制多种酪氨酸激酶,其中包括与促进新生血管有关的 VEGF-2、VEGF-3 与 PDGFR-β 及肿瘤生长相关的 c-kit 及 flt-3 等蛋白。

Escudier 等将多吉美治疗晚期肾透明细胞癌的Ⅲ期临床试验(TARGET)显示,索拉非尼组和安慰剂组患者中分别有 76%和 25%的患者肿瘤缩小,中位 PFS 分别为 24 周和 12 周,中位生存时间延长 3.4 个月(19.3 个月与 15.9 个月),基于这项研究的结果,美国 FDA 于 2005 年 12 月 20 日快速批准索拉非尼为晚期肾细胞癌的治疗药物。之后又有两项大规模、Ⅲ期随机对照研究——SHARP 和 Oriental 奠定了索拉非尼在 HCC 治疗中的地位,特别是 Oriental 的研究结果,使索拉非尼在中国晚期 HCC 患者治疗中的应用获得了循证医学依据。索拉非尼组中位 OS 长于安慰剂治疗组(8.9 个月与 5.6 个月,6.1 个月与 3.9 个月),并且在不同地区人群(北美和欧洲、亚洲-太平洋地区)和不同基线水平预后因素的患者中均有明显疗效。因此 2007 年 10 月29 日欧洲委员会批准多吉美用于治疗肝细胞癌,美国 FDA 也批准其用于治疗原发性肝癌。目前多吉美已经被批准的适应证有治疗不能手术的晚期肾细胞癌、肝细胞癌、转移性黑色素瘤、非小细胞肺癌。

2.舒尼替尼

舒尼替尼靶向 VEGFR-2、c-kit、PDGFR-β 及 FLT3。C-kit 受体的活性结构常在胃肠间质瘤中表达,胃肠间质瘤常因为 c-kit、PDGFR-A 激酶区的特异性突变而产生对伊马替尼的耐药。舒尼替尼可以抑制 c-kit 的酪氨酸激酶。Ⅲ期临床试验证实,舒尼替尼能够大大延长已对伊马替尼治疗耐药或不能耐受的胃肠间质瘤患者的肿瘤进展时间(6.3 个月与安慰剂组的 1.5 个月),并降低 50%的死亡风险。舒尼替尼与 α-干扰素随机对照治疗一线晚期肾细胞癌的Ⅲ期临床试验显示，客观缓解率舒尼替尼组46%，而对照组仅12%；生存期延长1倍(28.1个月与14.1个月)。因此2006年FDA批准舒尼替尼作为肾细胞癌及伊马替尼耐药的进展期胃肠间质瘤的治疗药物。舒尼替尼在多种肿瘤如黑色素瘤、NSCLC、乳腺癌、白血病、淋巴瘤等的临床试验也正在进行中。

3.范得他尼

范得他尼是一种合成的苯胺喹唑啉化合物，为口服的小分子TKI、EGFR、VEGFR和RET酪氨酸激酶，还可选择性抑制其他的酪氨酸激酶及丝氨酸/苏氨酸激酶。RET可促进肿瘤细胞生长和存活，40%的散发性和100%的遗传性甲状腺髓样癌有RET的过表达。2006年2月，FDA快速通道审批了阿斯利康公司开发的髓质型甲状腺癌治疗药物范得他尼，适应证为滤泡型、髓质型、未分化型，以及局部复发或转移的乳突型甲状腺癌。前期临床试验显示其对胃癌、肝细胞性肝癌、非小细胞肺癌等的增殖、转移有抑制作用。范得他尼联合紫杉醇或健择能更为显著地抑制肿瘤生长，以及对放疗增敏的作用。范得他尼治疗NSCLC的临床研究显示，在二线或三线治疗时，其疗效似乎优于吉非替尼，与化疗联合的抗肿瘤作用更强，毒副作用轻微。其在乳腺癌、多发性骨髓瘤等多种肿瘤的临床试验也正在进行中。

4.拉帕替尼

拉帕替尼是葛兰素史克公司研发的一种新型的小分子靶向双重酪氨酸激酶抑制剂，于2007年被FDA批准上市。拉帕替尼是可逆的酪氨酸激酶抑制剂，其作用的机制为抑制细胞内的EGFR和Her-2的ATP位点，阻止两者的磷酸化和激活以及同源和异源二聚体形成而抑制其活性。与曲妥珠单抗相比，它是小分子化合物，更容易通过血-脑屏障，其同时阻断ErbB1和ErbB2的机制可能进一步增加疗效和抗瘤谱。目前批准的适应证是与卡培他滨联合用于治疗晚期Her-2阳性乳癌患者以及对曲妥珠单抗耐药的Her-2阳性乳癌患者。拉帕替尼用于乳腺癌辅助治疗的国际多中心Ⅲ期临床试验正在进行中。

5.达沙替尼

第二代TKI药物达沙替尼是一个噻唑咪唑羧酰胺类药物，可抑制BCR-ABL、SRC家族(SRC、LCK、YES、FYN)、c-kit、EPHA2和PDGFRS等激酶。在体外，本品对多种不同的伊马替尼敏感或耐药的白血病细胞株有活性，可抑制BCRABL来表达的CML和ALL细胞株的生长。ZvD胸部肿瘤防治工作组体外研究显示其抑制BDR-ABL的强度为伊马替尼的325倍，尼洛替尼的16倍，对几乎所有伊马替尼耐药性突变的细胞均具有抑制作用。达沙替尼较短的半衰期(<4 小时)及更强的活性使其对于 BCRABL 产生间歇抑制,从而引起细胞凋亡。

2006 年达沙替尼被美国 FDA 批准用于治疗伊马替尼耐药或不耐受的 CML 及 Ph 染色体阳性的 CML,以及费城染色体阳性急性淋巴细胞性白血病($Ph^+$ ALL)成年患者。ZvD 胸部肿瘤防治工作组其剂量为 70 mg,口服,2 次/天。慢性期 CML 患者的显著细胞遗传学缓解率(McyR)为 45%。完全缓解率为 33%;急变期 CML 患者的显著血液学缓解率(MaHR)为 59%;髓细胞急变期、淋巴细胞急变期及 $Ph^+$ ALL 患者的 MaHR 率分别为 32%、31%和 42%。

之后的随机对照研究显示,与 70 mg 口服,每天两次的剂量相比,每天 100 mg、每天一次的剂量疗效相似,但是胸腔积液、血小板下降等毒性作用明显降低。DASISION Ⅲ期对照临床试验显示,在初诊的费城染色体阳性的 CML 患者中,每天 100 mg 的达沙替尼与伊马替尼相比疗效更佳。最少随访12 个月后,用达沙替尼较高于用伊马替尼证实的完全细胞遗传学反应率为(77%与 66%,$P=0.007$),完全细胞遗传学反应率一样(83%与 72%,$P=0.001$)。重要分子学反应率是用达沙替尼较高于用伊马替尼(46%与 28%,$P<0.000\ 1$),与用达沙替尼在较短时间达到反应($P<0.000\ 1$)。5 例正在接受达沙替尼患者(1.9%)和9 例正在接受伊马替尼患者(3.5%)发生进展至 CML 的加速或母细胞期,两种治疗的安全性谱形相似。因此 2010 年 10 月 FDA 批准其用于初治费城染色体阳性慢性期 CML 的一线治疗。

Src 激酶家族(Src family kinases,SFKs)具有促进肿瘤增殖的作用并且在非小细胞肺癌中表达比较普遍。M.D Anderson 癌症中心的 Faye 等开展了一项Ⅱ期临床研究以了解 SFK 抑制剂达沙替尼对晚期非小细胞肺癌患者的作用。该研究总共入组 34 例患者,中位治疗时间是1.36 个月(0.16~17.2 个月),ZvD 胸部肿瘤防治工作组结果显示,疾病控制率为 43%,其中 1 例患者达到部分缓解,11 例在 PET 代谢水平上显示有效。中位 PFS 1.36 个月,中位 OS 11.4 个月。最主要的并发症包括疲劳和呼吸困难。治疗前存在胸腔积液者也会出现积液增多。今后临床研究重点将放在寻找适合达沙替尼的亚组人群并进一步了解达沙替尼作用的靶基因的拷贝数及突变状况与疗效的相关性。

## 四、细胞分化诱导剂

恶性肿瘤细胞由于基因调控异常,导致成熟分化阻碍,因此,除采用常规手术、放射和抗癌药物等治疗外,分化诱导治疗作为肿瘤新的治疗方法,也日益引起人们的兴趣并成为目前肿瘤学研究的热点之一。现阶段分化诱导剂主要有维A酸类、细胞因子、抗肿瘤化疗药物以及其他一些分化诱导剂。其中研究最深入、临床疗效最确定的分化诱导剂为维A酸类。

维A酸类药物主要包括全反式视黄酸(all-trans retinoic acid,ATRA)、13-顺式维A酸(13-cis retinoic acid,13-CRA)和9-顺式维A酸(9-CRA)。从1986年至今全世界已应用ATRA治疗了近万名APL患者,CR率已达到了80%~97%,ATRA的问世使得APL的预后得到了非常显著的改善。该类化合物能够激活相应的维A酸核受体(RAR)蛋白,核受体蛋白被激活后构象发生改变,具有与基因调控区域上的特定DNA序列——维A酸应答元件(retinoic acid response elements,RARE)特异性结合的能力,从而调控特定基因的转录活性,产生调节细胞增殖、分化和细胞凋亡的生物学效应。研究表明,维A酸类化合物作用极其广泛,可调控一系列癌基因、转录调控因子、细胞增殖因子及其受体的基因、酶及细胞结构蛋白的基因表达。

此外肿瘤还常常存在表观遗传学异常,包括DNA异常甲基化、组蛋白去乙酰化异常及其所致染色质结构重塑异常,异常的表观遗传学可影响许多基因转录,包括与细胞生长、分化、凋亡、转化和肿瘤进程有关的基因。

### (一)组蛋白去乙酰化酶抑制剂

组蛋白乙酰基转移酶(HAT)或组蛋白去乙酰基转移酶(HDAC)均能与对某些造血细胞分化、发育十分关键的信号传导途径(RAS/MAPK、JAK-STAT等)和一系列影响造血细胞发育分化的转录因子相互作用。许多类型的白血病均涉及染色体易位、倒位和基因重排,其中某些染色体易位的共同特点之一就是能够招募HDAC/转录共抑制因子(CoR)复合体的转录因子与造血发育分化相关的转录因子融合,抑制后者所调控的靶基因表达,引起造血分化受阻和白血病发生。因此可以HDAC为作用靶点,设计HDAC抑制剂(HDACI),通过抑制HDAC活性使组蛋白乙酰化,重新激活白血病细胞中由于不适当的组蛋白去乙酰化而表达受阻的基因,并诱导其分化。第二代HDACI,SAHA(suberoylanilide hydroxamic acid),可显著下调BCR-ABL蛋白的表达,诱导BCR-ABL阳性细胞株的凋亡。

### (二)DNA甲基化

DNA甲基化在DNA修复、基因稳定、分化及基因抑制方面起重要作用。在正常DNA链上,肿瘤刺激基因甲基化,肿瘤抑制基因不甲基化。在*ras*致癌途径调节下,引起甲基转移酶过度表达、肿瘤抑制基因超甲基化、肿瘤刺激基因脱甲基化,导致肿瘤产生。用甲基转移酶抑制剂或反义核苷酸探针抑制转移酶活性,使肿瘤抑制基因恢复,即去甲基化,达到治疗肿瘤的目的。如5 杂氮-2'-脱氧胞嘧啶(又名5-aza-CdR)是去甲基化治疗白血病的代表性药物,5-aza-CdR 治疗 MDS 已经显示出较好的疗效。

1979 年,有学者发现人尿提取物可诱导 HL-60 细胞向成熟分化,并与其抑制异常的甲基转移酶活性有关,他们将这种纯化的人尿制剂命名为 CDA-2(cell differentiation agent,细胞分化剂)。CDA-2 的主要成分为甲基转移酶抑制剂,在体内通过抑制甲基转移酶的活性,使 DNA 去甲基化,解除癌细胞对分化基因的抑制,使分化基因能够正常表达,诱导癌细胞向成熟分化。2004 年7 月 CDA-2 获得中国国家市场监督管理总局的审核通过,于 2004 年 12 月正式上市。CDA-2 治疗 MDS 的总反应率为 69.22%,2 个疗程时骨髓象 CR 率为 4.27%;PR 率为 18.80%,血液学改善达 53.84%。

## 五、其他的靶治疗药物

小分子肽没有抗体复杂的结构,属小分子,能有效与细胞表面的受体结合,发挥靶点治疗作用。如钇-90标记的多肽与能与生长激素抑制素受体结合,治疗类癌。

大分子靶点药物的机制是大分子可通过肿瘤血管的缺口进入血液循环,但在血管少或坏死的区域,非肿瘤特异性的大分子蛋白往往被稽留在癌瘤中。这可能是脂质体蛋白质能稽留在此区域的缘故。临床试验已经证实脂质体包裹的多柔比星比常规使用的多柔比星效果好,原因可能是脂质体包裹的多柔比星延长了在病灶的停留时间,血浆的半衰期延长。

$^{131}I$治疗甲状腺癌是一个很好的利用肿瘤代谢底物靶点的例子,进一步用 $^{131}I$苯甲基胍($^{131}I$ meta-iodobenzylguanidine,MIBG)治疗嗜铬细胞瘤、神经母细胞瘤和其他肿瘤也是相同的机制。

肿瘤基础研究的发展将有助于发现新的作用靶点。癌基因和抑癌基因及其产物、各种生长因子及受体、信号传导通路,法尼基蛋白转移酶、端粒及端粒酶、DNA 拓扑异构酶等都是可利用的抗癌药物作用靶点。针对新靶点和新作用机制,将有助于发现一些选择性高而不良反应低的新型抗癌药物。

# 第七节 基因治疗

基因治疗是指将一段基因序列转移进入靶细胞，通过转基因高水平的表达并最终获得治疗效应。换言之，这是一种通过基因转移技术改变人的遗传信息，达到预防或治疗疾病的生物医学治疗手段。随着众多疾病的病因在基因水平上的认识和阐明，以及基因分子克隆和转移技术的提高与成熟，基因治疗作为一种治疗手段日益被临床接受并进行了大量的临床新药研究。

恶性肿瘤本质上是一种基因病，是由于基因突变导致正常细胞恶性转化为具有表达恶性表型细胞的发生、发展的疾病过程。理论上通过转基因技术纠正缺陷基因或靶基因可以达到临床治疗目的。但肿瘤的演进过程中涉及多基因突变或多阶段基因突变，这对基因治疗策略的实施和疗效带来了巨大的挑战。尽管如此，面对肿瘤的高发病率和高死亡率的现实，研发新型、低毒和有效的基因治疗方法或基因制剂，是肿瘤基因治疗研究的未来目标。

## 一、肿瘤基因治疗基础

### (一)基本概念

基因治疗包括两个基本要素，一是载体系统，二是通过转基因技术导入载体中的治疗性基因(目的基因)或转基因。基因治疗的靶细胞包括生殖细胞和体细胞两类，由于生物安全性和转移技术的问题，目前仅限于体细胞。肿瘤基因治疗是在两个基本要素的基础上作用于肿瘤细胞。

1.载体系统

依据载体的生物学特性，分为病毒性载体和非病毒性载体两类。常用重组病毒载体系统包括腺病毒、反转录病毒、单纯疱疹病毒、腺相关病毒、慢病毒等。非病毒性载体主要包括质粒 DNA(裸 DNA)、DNA/蛋白脂质体复合物、RNA 转导系统，以及寡核苷酸，后者包括小干扰 RNA(siRNA)、反义技术，核酸酶等。

2.目的基因

肿瘤基因治疗的外源目的基因主要是抑癌基因、自杀基因、肿瘤抗原编码基因、细胞因子编码基因、细胞黏附分子编码基因，癌基因调节因子基因等。其中，功能基因通过表达蛋白质或多肽发挥治疗作用；寡核苷酸片段通过反义技术，特异性封闭靶基因的表达或选择性降解基因的 mRNA，或是产生 RNA 核酶，降解靶基因的转录产物。目的基因分为4类。

(1)靶向肿瘤细胞的基因包括具有杀伤细胞或促进凋亡的基因,以及改变其恶性生物学特征的基因。如抑癌基因*P53*、*P16*、*RB*、*BRCA1* 等,细胞杀伤基因胸苷酶基因(*TK*),以及 *Fas* 或 *Fas* 配体基因。

(2)靶向免疫系统的基因主要是细胞因子如*IL-15* 基因、*IL-24* 基因,共刺激分子如*B7* 基因,以及激发对外源性抗原免疫应答的 MHC-I 编码基因。

(3)靶向肿瘤血管的基因血管内皮抑素基因、*IL-12* 基因。

(4)靶向正常细胞的基因如保护正常细胞免受化疗毒性作用的耐药基因 *MDR1*。

3.基因转移技术

将目的基因导入载体并转移进入肿瘤患者体内涉及基因转移技术。常用的基因转移技术分为体外转移和自体转移两种。体外转移指在体外培养条件下,应用载体将外源基因或目的基因转移进入受体细胞如淋巴细胞,再将重组的受体细胞回输患者体内,通过表达某种基因表型的受体细胞介导激活肿瘤免疫反应或直接攻击肿瘤细胞。自体转移是指将已重组入载体的外源基因直接注射至患者肿瘤体内,使目的基因在肿瘤细胞内转录、表达而发挥治疗效应。两种转移技术各有利弊,体外转移通常应用病毒性载体,效果容易控制且安全性较高,缺点是回输的受体细胞不能长期存活,技术步骤多,操作难度较大,临床不易推广;自体转移载体可以是病毒,也可以是非病毒载体如质粒 DNA 或 DNA/蛋白脂质体复合物,其操作简单、经济、容易推广,缺点是疗效短,存在免疫排斥和安全性等问题。

4.受体细胞

肿瘤基因治疗的受体细胞主要是免疫细胞、肿瘤细胞和干细胞。

(1)淋巴细胞:主要是自体外周血 T 淋巴细胞、肿瘤浸润性淋巴细胞(TIL)和巨噬细胞。外周血 T 淋巴细胞在临床试验中应用较为广泛。

(2)肿瘤细胞:通过基因工程技术改造后的原代肿瘤细胞,经辐射后失去致癌性而制备成疫苗,临床应用不多。

(3)干细胞:主要是造血干细胞,通过基因修饰的干细胞可在体内持久表达外源基因。但因获取困难,以及在基因修饰实施过程中的技术障碍,临床应用有限。

**(二)治疗策略**

肿瘤基因治疗策略的选择与插入载体中的目的基因有关。常用策略大致分为5类：免疫基因治疗、恢复抑癌基因功能、抑制癌基因的异常活化、杀伤肿瘤细胞和抑制肿瘤血管生成。

1.免疫基因治疗

肿瘤细胞通过各种方式隐藏肿瘤抗原或降低肿瘤抗原的表达，从而逃逸机体的免疫监视和攻击，称为肿瘤免疫逃逸。肿瘤的发生、进展与肿瘤免疫逃逸机制有关。免疫基因治疗是通过基因重组技术，将免疫调节基因或者抗原基因导入到免疫效应细胞或者肿瘤细胞，之后将其输入患者体内，增强机体对肿瘤细胞的识别及杀伤能力，达到治疗肿瘤的目的。主要包括以下几个方面。

(1)增强肿瘤抗原的暴露：肿瘤细胞本身的免疫原性不强（如MHC-I表达不足），抗原递呈细胞不能提供足够的共刺激信号（如B7分子缺乏），以及机体免疫因子分泌不足等原因，致使肿瘤细胞可以逃避免疫系统的监控和攻击。目前，针对上述基因的多项治疗方案已进入临床试验阶段，但由于肿瘤细胞和机体的异质性，其临床效应不尽如人意。

(2)提高抗原呈递细胞（APC）的抗原呈递作用：树突状细胞（DC）将肿瘤特异性抗原呈递给免疫效应细胞，再通过B淋巴细胞分泌抗体发挥抗肿瘤效应，或激活T淋巴细胞直接杀伤癌细胞。研究发现体外扩增DC细胞或将细胞因子或者肿瘤抗原基因导入DC细胞，制成疫苗，回输入患者体内可以增强机体的CTL免疫应答。目前，该研究领域研究活跃。

(3)提高淋巴细胞的免疫杀伤能力：经过免疫的特定淋巴细胞能够直接而特异性杀伤肿瘤细胞。该研究领域可以分为三大类：非特异性免疫调节治疗、主动免疫治疗（即肿瘤疫苗）、过继细胞治疗（Adoptive cell therapy，ACT）。其中，ACT研究最为活跃，临床应用也较为广泛。

2.恢复抑癌基因的功能

抑癌基因是指正常细胞内存在的能抑制细胞转化和肿瘤发生的一类基因群。约半数的人类肿瘤存在抑癌基因的缺失或失活。将正常的抑癌基因导入肿瘤细胞中，以补偿和代替突变或缺失的抑癌基因，可达到抑制肿瘤细胞生长、诱导细胞凋亡的目的。这些基因包括*P53*、*P16*、*RB*、*BRCA1*、*E1A*、*PTEN*等，目前研究最多的是*P53*基因。超过50%的肿瘤中存在*P53*的失活突变。研究报道用携带*P53*基因的腺病毒（SCH58500）治疗复发的卵巢癌患者，并在之后给予铂类为主的化疗，随访显示给予多次病毒治疗组患者中位生存12～13个月，而给予单次病毒治疗组中位生存仅有5个月。SCH58500联合化疗治疗Ⅲ期卵巢癌及腹膜转移癌的Ⅱ/Ⅲ期临床试验已经完成。用携带*P53*基因的腺病毒

(Advexin)治疗化放疗抵抗的食管癌患者,局部肿瘤有9例达到SD,综合全身评价6例SD。我国学者报道联合今又生与放疗治疗鼻咽癌患者,CR到达66.7%,而单独放疗组只有24.4%,并且联合治疗组明显延长了5年的OS及DFS。目前应用*P53*进行肿瘤基因治疗的临床试验多达55个。

3.抑制原癌基因的异常活化

正常细胞中,原癌基因的蛋白质产物参与正常细胞的生长、分化和增殖。肿瘤的发生与原癌基因的异常活化表达有密切的关系。因此可以通过反义核酸、核酶、siRNA等技术来沉默目的原癌基因表达或者通过单克隆抗体抑制其信号传递。目前研究比较多的基因有*c-fos*、*c-myc*、*K-ras*、*Bcl-2*、*IGF-*Ⅰ受体、*IGF-*Ⅱ受体等。

4.杀伤肿瘤细胞

这种治疗策略最常用的是利用自杀基因。自杀基因是指将某些病毒或细菌的基因转导入肿瘤细胞,此基因编码的特异性酶能将对细胞无毒或毒性极低的药物前体在肿瘤细胞内代谢成细胞的毒性产物,以达到杀死肿瘤细胞的目的。此外,自杀基因还可以通过旁观者效应杀伤邻近未导入基因的肿瘤细胞,扩大杀伤效应。其机制可能与有毒代谢物通过缝隙连接或凋亡小体从转导细胞移动到邻近细胞有关。

5.抑制肿瘤血管生成

肿瘤细胞往往通过分泌各种生长因子促使新的血管生成,以获取足够的血供。抗血管生成的目的在于干扰肿瘤的血供进而干扰肿瘤获得更多的营养物质及氧气。目前的主要的策略有下列几种。

(1)抑制血管生长因子,如通过反义核酸、核酶、siRNA下调*VEGF*、*HIF-1α*、*bFGF*、*PDGF*等基因的表达或者通过中和性抗体、受体酪氨酸激酶抑制剂阻断其信号传递。

(2)上调血管生长抑制因子,如导入血管抑素或内皮抑素基因。

(3)抑制细胞外基质的降解进而起到抑制内皮细胞迁移的作用,或者通过抑制内皮祖细胞的动员从而减少肿瘤血管生成。

## 二、肿瘤基因治疗现状和存在的问题

肿瘤基因治疗目前仍处于临床探索性阶段,适应对象常常属于常规治疗失败后的晚期肿瘤患者。截至2014年8月,全球共有2 076项基因治疗的临床试验获得批准,其中恶性肿瘤占了基因治疗疾病总数的近2/3(1 331项,64.1%),

其中处在Ⅰ、Ⅰ/Ⅱ、Ⅱ、Ⅱ/Ⅲ、Ⅲ、Ⅳ期临床研究分别为803项、234项、227项、12项、51项、2项。绝大多数试验(95.9%)还在早中期阶段,评价其生物安全性或有效性、真正进入Ⅲ期临床试验的仅占3.8%。欧洲药品管理局于2012年首次批准Glybera药物用于治疗脂蛋白脂酶缺乏。在恶性肿瘤方面,仅有*Ad-P53*基因制剂(Gendicine,今又生)于2004年在我国批准上市。

尽管基因治疗的研究较过去的十年更加理性和严谨,并取得了较大的进展,但是,阻碍肿瘤基因治疗快速发展并实现临床有效治疗的几个瓶颈因素依然存在。

(1)载体系统未能实现有效和充分的体内基因传递与表达,这在非病毒载体中表现突出。给予全身用药,其游离载体系统的不稳定性和低复制能力常常导致目的基因表达持久性的下降。

(2)载体系统缺乏基因传递的靶向性与病毒载体的免疫原性问题。这是病毒性载体主要缺点,为此,常常采用基因制剂直接注射的方式,但恶性肿瘤是一种全身性疾病,即使局部的高效控制并不意味着肿瘤患者的生存获益。

(3)单一目的基因的表达和预期效应能否为多基因突变或多阶段基因突变的肿瘤带来实质性临床疗效的问题。这是以纠正或改变突变基因为治疗目标的基因治疗主要障碍。

(4)生物安全性问题:这是肿瘤基因治疗毒理学研究的重要内容。①病毒性载体潜在的致瘤性;②生殖系统转导的可能性与风险;③目的基因在体内表达的毒性,以及在非靶组织中的异位表达的潜在后果;④机体免疫系统对载体和目的基因蛋白的免疫反应及其造成的结果。

# 第二章 神经系统肿瘤

## 第一节 三叉神经鞘瘤

三叉神经鞘瘤是发病率仅次于前庭神经的颅底神经鞘瘤，在所有的颅内肿瘤中占0.07%～0.36%，而在颅内神经鞘瘤中占0.8%～8.0%。患者一般在中年发病，发病高峰在40～50岁，最高发病率在38～40岁，女性比男性略多。

### 一、临床表现

三叉神经鞘瘤可以沿着三叉神经的行程发展，包括神经根、神经节及其周围支。大多数三叉神经鞘瘤起源于三叉神经节，它们由Meckel腔逐渐增大，最初只累及中颅窝。随着进一步增大，它们可以延伸到后颅窝，因肿瘤在中、后颅窝的部分大小不同而呈现为哑铃形。这种肿瘤常伴有岩尖侵蚀，而内耳道常保持完整，这有助于区分三叉神经鞘瘤和前庭神经鞘瘤。三叉神经鞘瘤也可以直接从邻近脑干的三叉神经根发生。当肿瘤仅位于后颅窝时，症状可能类似桥小脑角肿瘤，如听力损失、眩晕、耳鸣和面部无力，以及三叉神经功能障碍，但在这种情况下，三叉神经功能障碍通常较其他症状明显。

三叉神经鞘瘤的症状因肿瘤起源部位不同而表现多样，反映出三叉神经行程长、分布广的特点。三叉神经鞘瘤患者常伴有三叉神经相关功能障碍，包括面部疼痛、头痛和受累神经分布区的麻木等，症状差别很大。在一些患者中，疼痛是主要症状，并且可以是锐痛或钝痛，间歇性或持续性。有些患者，感觉障碍则是其主要症状，患者经常描述为一种麻木、烧灼、蚁行、针刺或其他模糊的感觉迟钝。最初症状可能是局限于某个分支，但是随着肿瘤生长，可能出现全部三个分支的症状。

三叉神经鞘瘤可以发生于三叉神经远端，甚至可能完全位于颅外。在这种情况下，症状呈现出部位特异性。例如，眼支肿瘤可能在海绵窦或在眶内，引起复视、突眼和角膜反射消失等症状；上颌支肿瘤会引起面中部或上腭部麻木、疼痛和感觉迟钝，少数人可能因流泪减少而出现干眼症；下颌支肿瘤可造成面部下份及下颌麻木、疼痛和感觉迟钝以及咀嚼问题、咬合不良和咬肌萎缩。在出现症状时，下颌支肿瘤可能相当大，因为颞下窝有充足的空间让其缓慢生长。远端三叉神经鞘瘤也可位于额窦、筛窦、蝶窦或上颌窦中、翼腭窝，甚至皮下或黏膜下组织中，常常缓慢生长，一些患者出现症状时体积已经非常巨大。三叉神经鞘瘤累及范围很少超过两个腔隙，通常是同时累及中颅窝、后颅窝和颞下窝。

## 二、辅助检查

### (一)MRI 检查

MRI 是本病主要检查方法。肿瘤呈边界清楚的类圆形占位病灶，位于中颅窝底和/或后颅窝，常常出现囊变。$T_1$加权图像为等信号或略低信号，$T_2$加权图像为高信号，注射造影剂后肿瘤呈均匀或不均匀强化，也可见肿瘤呈哑铃状骑跨于中、后颅窝。囊变的肿瘤不少见，其在 $T_1$加权图像为低信号，$T_2$加权图像为高信号，造影后呈环状增强。MRI 检查还可显示肿瘤生长方向、与周围神经和血管的关系，利于手术入路的选择。

### (二)CT 扫描

CT 平扫肿瘤呈均匀的等密度或略低密度，少数为低密度或略高密度，也可为混合密度，增强后大多数肿瘤表现为均匀或不均匀强化，肿瘤完全囊变时可见肿瘤周边环状强化。较大的肿瘤可见中线结构的移位和梗阻性脑积水。骨窗位可见中颅窝或岩骨骨质的破坏吸收，圆孔、卵圆孔扩大或破坏(图 2-1)。

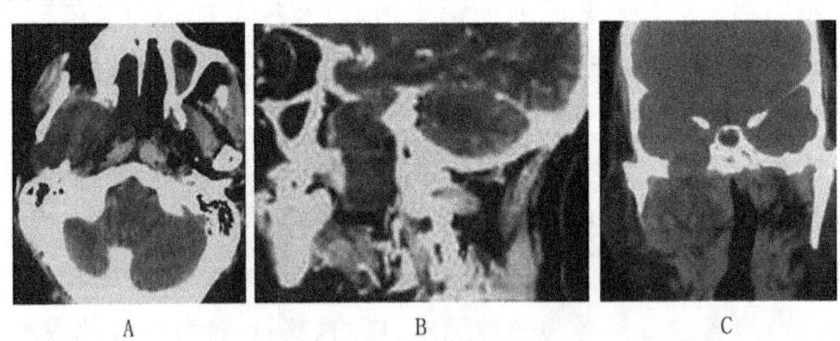

A　　B　　C

**图 2-1　ME 型三叉神经鞘瘤 CT 改变**

A.CT 平扫示右侧颞下窝稍低密度占位病变，周围骨质呈推挤改变；B.CT 增强扫描时肿瘤轻度强化；C.冠状位 CT 示颅底骨质推挤改变

## 三、分型

Jeong 等根据三叉神经鞘瘤的起源及其扩展方式进行分类：M 型位于中颅窝，起源于海绵窦侧壁的三叉神经节或外周分支；P 型位于后颅窝，起源于三叉神经根；MP 型同时累及中后窝；E 型位于颅外。E1、E2 和 E3 分别表示三叉神经的 V1、V2 和 V3 分支；ME 型是哑铃型的，同时累及中颅窝和颞下窝。小字母代表与肿瘤扩展所累及的部位；Mp 型为肿瘤主要位于中颅窝，累及后颅窝；Pm 型为肿瘤主要位于后颅窝，累及中颅窝；Me1、Me2 和 Me3 分别为中颅窝肿瘤累及颅外 V1、V2 和 V3 分支(图 2-2，图 2-3)。

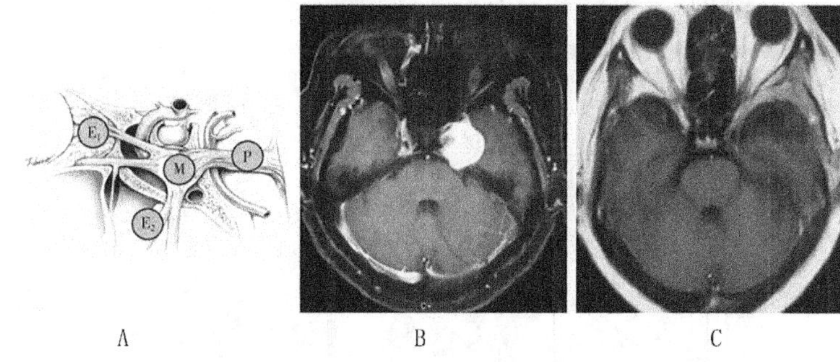


**图 2-2 三叉神经鞘瘤分型**

A.三叉神经分型示意图；B.M 型三叉神经鞘瘤术前增强 MRI 示左侧海绵窦内均匀强化；C.经中颅底硬膜外入路术后 MRI 示肿瘤已切除

## 四、诊断与鉴别诊断

### (一)诊断

主要依据三叉神经损害的症状和影像学的改变。典型病例首发症状多为三叉神经痛，以及三叉神经分布区内的感觉和运动障碍。由于肿瘤起源的部位、发展方向和大小的不同，临床表现可有较大的差异，诊断时应注意首发症状。根据临床症状及影像学表现，尤其是 MRI 的应用，三叉神经鞘瘤的诊断应不困难。

### (二)鉴别诊断

三叉神经鞘瘤主要应与中颅窝和桥小脑角的其他肿瘤鉴别。在中颅窝应与中颅窝底的脑膜瘤、海绵状血管瘤、胆脂瘤等鉴别，根据临床表现和 CT 及 MRI 等影像学特点较易区别；在后颅窝与伴有三叉神经功能障碍的听神经瘤鉴别有一定困难，因后颅窝的三叉神经瘤早期可伴有听力减退(28%)，常有后颅窝型三叉神经瘤术前误诊为前庭神经瘤。应根据典型的三叉神经感觉和运动障碍、

X线片和CT扫描岩尖骨质的破坏吸收而内听道正常，以及MRI表现加以鉴别。与桥小脑角的其他肿瘤较易区别。

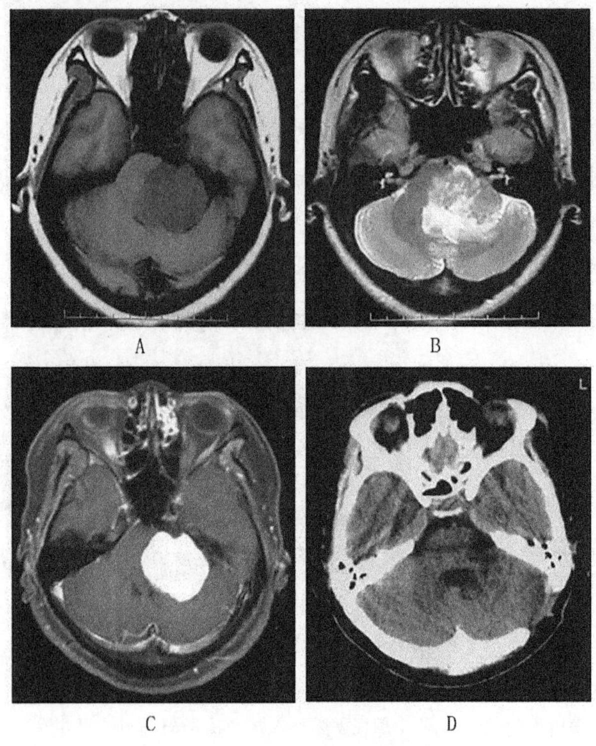

**图 2-3　P型三叉神经鞘瘤**

A.磁共振 $T_1$ 像示左侧脑桥小脑角低信号肿瘤，边界尚清楚；B.磁共振 $T_2$ 显示肿瘤为混杂高信号，同侧内听道无扩大，双侧面听神经对称；C.增强磁共振显示肿瘤均匀明显强化，无脑膜尾征；D.术后CT示肿瘤已切除

## 五、治疗原则

三叉神经鞘瘤的主要治疗手段是手术切除，因为许多患者最初的症状由肿瘤压迫重要结构引起。对于某些巨大的肿瘤最好用分期手术，而且治疗必须个性化。

手术入路应根据肿瘤的部位和范围而定。对于M型及MP型，主要选择中颅底硬膜外入路切除，对颞叶损伤小、能保留回流静脉、减轻颞叶水肿；对于肿瘤主要位于后颅窝者，选择枕下乙状窦后入路切除；对于ME型，采用神经内镜下经上颌窦入路或上颌骨翻转入路切除。并可针对其主体所在部位的E型肿瘤，如翼腭窝、眶或鼻旁窦，采用经面部入路、经鼻内镜、经眶或联合入路切除。扩大经鼻内镜手术适用于肿瘤主要位于中颅窝伴或不伴有颅外扩展，同时后颅窝累及较少者。

## 第二节 听神经瘤

听神经瘤是主要起源于内听道前庭神经鞘膜施万细胞的良性肿瘤，又称前庭神经鞘瘤，占颅内肿瘤的6%～9%，占桥小脑角肿瘤的80%～90%。因其位于内听道及桥小脑角区域，随着肿瘤生长逐渐压迫周围重要组织，可出现严重症状，甚至威胁患者生命，需要采取合理的处理策略。

### 一、临床表现

听神经瘤在瘤体增大过程中逐渐压迫周围重要结构，包括听神经、面神经、三叉神经、展神经、后组脑神经、小脑、脑干等，从而产生相应症状。

#### (一)脑神经症状

1.听力下降

听力下降是听神经瘤最常见的临床表现，约占95%，为蜗神经受压损伤或耳蜗供血受累所致，主要表现为单侧或非对称性渐进性听力下降，多先累及高频，但也可表现为突发性听力下降，其原因可能为肿瘤累及内耳滋养血管。

2.耳鸣

耳鸣约占70%，以高频音为主，顽固性耳鸣在听力完全丧失后仍可存在。

3.眩晕

眩晕可反复发作，大多为非真性旋转性眩晕，而以步态不稳和平衡失调为主。其多出现在听神经瘤生长的早期，为前庭神经或迷路血供受累所致，症状可随前庭功能代偿而逐渐减轻或消失。

4.面部疼痛或感觉减退

面部疼痛或感觉减退为肿瘤生长压迫三叉神经所致，体检时可发现角膜反射减弱或消失，面部痛触觉减退。

5.面神经麻痹

听神经瘤患者较少出现面神经麻痹，特殊情况下因肿瘤推移、压迫面神经而出现不同程度的周围性面神经麻痹及同侧舌前2/3味觉减退或消失。少数听神经瘤,由于内听道口相对狭窄,可在早期出现面神经麻痹,偶伴面肌痉挛。

6.声音嘶哑、吞咽困难、饮水呛咳

声音嘶哑、吞咽困难、饮水呛咳为后组脑神经受累所致,可出现在肿瘤生长晚期,体检可发现同侧舌后 1/3 味觉减退或消失、软腭麻痹、同侧咽反射消失及声带麻痹。

### (二)小脑脑干症状

1.步态不稳、共济失调、辨距不良

步态不稳、共济失调、辨距不良为小脑脚及小脑半球受压所致,通常出现在较大听神经瘤患者中。

2.偏瘫、躯体感觉减退

偏瘫、躯体感觉减退不常见。若肿瘤增大向内侧直接挤压脑干,可起脑干内传导束功能障碍,出现对侧肢体不同程度的偏瘫、浅感觉减退;若肿瘤推挤脑干使之受压于对侧天幕裂孔边缘,则可出现患侧或双侧偏瘫、感觉减退。

3.颅高压表现

肿瘤生长可导致脑脊液循环通路闭塞,引起脑室系统扩张,出现头痛、恶心呕吐、视盘水肿等颅内压增高表现。

## 二、辅助检查与分级

### (一)听力学检查

听力学检查包括纯音测听(PTA)、听性脑干反应(ABR)、言语识别率(SRS)、畸变产物耳声发射(DPOAE)等。

### (二)面神经功能检查

面神经功能检查有两大类:肌电学检查和非肌电学检查。目前常用的面神经功能试验主要是其肌电学检查部分。在肿瘤源性面瘫,可见肌电图有纤颤电位和多相电位,表示有变性和再生同时发生。当肿瘤生长相当缓慢时,肌纤维有足够时间被神经再生新芽重新支配,其速度与失神经支配的速度差不多一样快,所以可不出现纤颤电位,而且运动单元会很大,随意运动受干扰不明显。患侧肌电图试验应与健侧对比,以发现患侧的微小差异。

### (三)前庭功能检查

眼震电图常见向健侧的自发性眼震,冷热试验及前庭诱发肌源性电位(vestibular evoked myogenic potential,VEMP)有助于判断听神经瘤的起源神经。

### (四)影像学检查

由于后颅窝 CT 检查有较明显的伪影，有时会影响到桥小脑角区的观察，故推荐 MRI 为首选的方法，包括平扫和增强检查。

1.MR 检查

MR 平扫检查包括 $T_1$WI、$T_2$WI 及 Flair 序列，通常包括矢状面、横断面检查；增强检查应包括矢状面、横断面和冠状面检查，其中建议横断面增强检查为脂肪抑制序列。MRI 可显示内听道内的微小听神经瘤，肿瘤位于内听道及桥小脑角，在 $T_1$加权像呈低信号或等信号，在 $T_2$加权像呈不均匀高信号，增强后呈不均匀的明显强化。听神经瘤出现囊变及坏死区较常见。若有占位效应，可见脑干和小脑受压、具有和肿瘤大小不成比例的少量水肿以及脑积水等表现(图 2-4)。

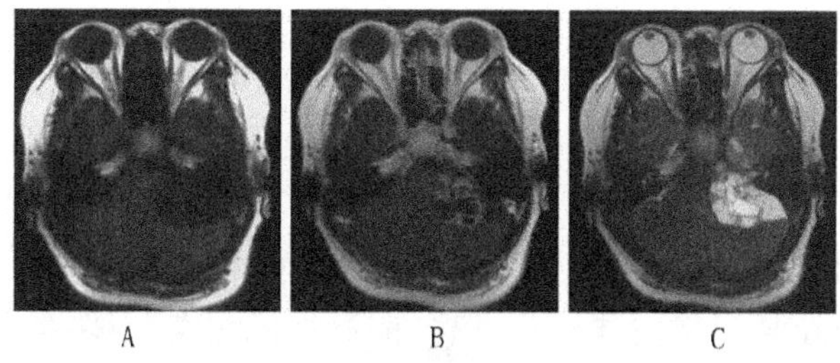


**图 2-4 听神经瘤 MR 表现**

A.磁共振 $T_1$WI 轴位平扫示左侧桥小脑角区低信号占位性病变；B.磁共振 $T_1$WI 轴位增强扫描示肿瘤不均匀明显强化；C.磁共振 $T_2$WI 轴位扫描示肿瘤呈不均匀高信号，同侧内听道扩大

2.CT 检查

听神经瘤的 CT 表现为桥小脑角区域等密度或低密度团块影。瘤体内一般无钙化，形态大多为圆形、椭圆形，少数形态不规则。骨窗可显示内听道正常或不对称性扩大，双侧内听道宽度相差超过 2 mm 以上时具有诊断价值。增强后肿瘤实体部分明显强化，而囊性部分无明显强化(图 2-5)。

## 三、诊断和鉴别诊断

### (一)诊断

按照上述典型的临床表现及病程发展，结合各种听力测试、前庭和面神经功能试验及影像学检查，听神经瘤的诊断并不困难。但此时肿瘤多已偏大，神经功能的保留较困难，手术危险性也较大。故应致力于前庭神经瘤的早期诊断，只要临床医师有高度的警惕性，及时对成年人不明原因的耳鸣、进行性的听力下降进行各种检查，尤其是CT和MRI等检查，详细的听力检查证明为神经性耳聋且无复聪现象，伴前庭功能减退或消失，则BAEP、ABR、CT内听道摄片及MRI检查均具有早期诊断价值，且MRI检查可明确病灶大小、部位以及与邻近结构的关系，有利于治疗方法的选择。

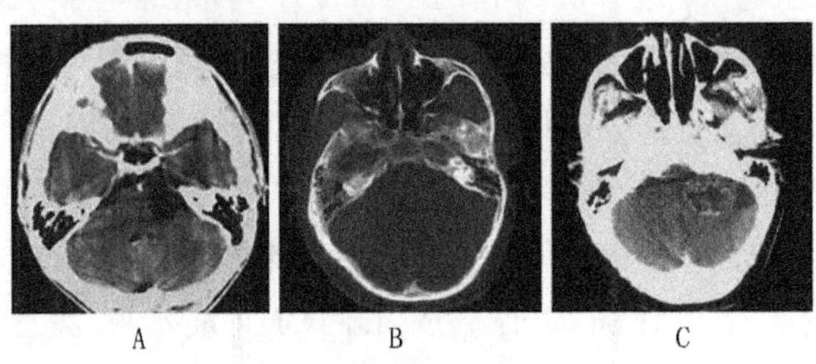

A　　B　　C

**图 2-5　听神经瘤CT表现**

A.CT轴位平扫示左侧桥小脑角区低密度占位性病变；B.CT轴位骨窗示左侧内听道扩大；C.CT轴位增强扫描示肿瘤不均匀明显强化

**(二)鉴别诊断**

1.与其他原因所致的前庭神经和耳蜗神经损害的鉴别

早期前庭神经瘤应与内耳性眩晕病、前庭神经元炎、迷路炎及各种药物性前庭神经损害鉴别，并与耳硬化症、药物性耳聋鉴别。要点为前庭神经瘤有进行性耳聋、无复聪现象，都同时有邻近的脑神经如三叉神经、面神经的症状和体征，伴内听道扩大、脑脊液蛋白质增高，CT及MRI检查均有相应表现。

2.与桥小脑角其他肿瘤鉴别

(1)脑膜瘤：多以颅内压增高为主要表现，可伴有患侧面部感觉减退和听力下降，常不以前庭神经损害为首发症状，CT和MRI检查可见肿瘤边界清，肿瘤多呈均匀强化，沿岩骨嵴的肿瘤基底较宽，可有邻近硬膜强化的“尾征”，可见岩骨嵴及岩尖骨质吸收。

(2)上皮样囊肿：病程较长，多以三叉神经刺激症状为首发症状，且多累及第三支，面神经和听神经的损害多不明显，无骨质变化，CT扫描呈无明显强化的低密度影，MRI检查可见$T_1$为低或高信号，$T_2$为高信号，DWI(弥散加权)为高信号，与听神经瘤有显著不同。

(3)胶质瘤：与前庭神经瘤不易鉴别的胶质瘤多来源于脑干或小脑，长向桥小脑角，一般以颅内压增高及脑干和小脑症状为首发。病变发展快，骨质无变化，内听道不扩大，CT扫描和MRI检查可见肿瘤内侧面与脑干和小脑多无明显边界。

3.与桥小脑角内的其他病变鉴别

桥小脑角内的血管畸形、动脉瘤、蛛网膜囊肿、粘连性蛛网膜炎、脑脓肿等均较罕见,其病史、临床表现各有其特殊性,且与听神经瘤有明显不同,CT、MRI 及 DSA 均有其特征性的影像学表现应能鉴别。

## 四、治疗原则

随着诊断技术的不断发展,听神经瘤早期检出率大幅提高。听神经瘤治疗目标已从单纯切除肿瘤、降低病死率和致残率逐渐向保留神经功能、提高生活质量等方向发展。治疗方法综合了显微外科手术、立体定向放射外科、随访观察等多种手段,处理策略也倾向于个体化和多学科协作。同时,还应充分利用各种基于电生理和影像的检测技术,提高听神经瘤的诊断准确性、重要解剖结构的可辨识性、神经功能的准确评估,从而实现个体化手术方式的制定。

### (一)参照 Koos 分级的治疗

Ⅰ级:以随访为主,每 6 个月行 MRI 增强扫描,如随访过程中出现肿瘤生长,且患者存在有效听力,可考虑采取保留听力的手术治疗,如患者已无有效听力,首选手术治疗,但对于 70 岁以上、全身条件差无法耐受手术的患者,首选立体定向放射外科治疗。

Ⅱ~Ⅲ级:如患者存在有效听力,可以考虑采取保留听力的手术入路或立体定向放射外科治疗;若患者已无有效听力,首选手术治疗,立体定向放射外科治疗可以作为备选。对于体积不大又无生长的Ⅱ~Ⅲ级听神经瘤,可先行保守观察,如肿瘤增大,可以考虑采取保留听力的手术入路或立体定向放射外科治疗。

Ⅳ级:首选手术治疗,如患者不能耐受手术或拒绝手术时,可以尝试立体定向放射外科治疗。听神经瘤的立体定向放射外科治疗(SRS)可通过伽马刀、射波刀、改良的直线加速器(LINACs)和质子束实现。SRS 治疗后的患者均需做神经影像(MRI 或 CT)的连续定期随访,建议治疗后 6 个月、1 年、2 年及逐年或隔年随诊。保留有用听力的患者在复查影像的同时,应做测听试验。听神经瘤的残留和复发病例处理原则同原发性肿瘤。立体定向放射外科治疗后肿瘤再生长病例,手术风险大,再手术的面听神经保存率低。

### (二)常用手术入路

常用手术入路包括乙状窦后入路、迷路入路、耳囊入路、颅中窝入路等。

1.乙状窦后入路

经乙状窦后缘、横窦下缘进入桥小脑角。

(1)适应证:适用于任意大小肿瘤。

(2)优势:能够保留听力,可以处理肿瘤与脑干的粘连。暴露肿瘤所需时间较短。

(3)不足:术后颅内血肿和梗死发生率高于经迷路入路。

2.迷路入路

迷路入路以骨性外耳道后壁和面神经垂直段为前界、颅中窝底硬脑膜为上界、乙状窦为后界、颈静脉球为下界、切除乳突及部分迷路,进入内听道和桥小脑角。

(1)适应证:适用于任意大小、不考虑保存听力的听神经瘤。

(2)优势:手术入路较为直接,脑组织牵拉小。术后面瘫发生率低于乙状窦后入路。

(3)不足:术后手术侧听力丧失,手术操作时间相对较长。

3.耳囊入路

切除范围除迷路的范围外,还包括外耳道,鼓室内容物及耳蜗,面神经以骨桥形式保留在原位,能充分暴露岩尖及桥小脑角前部,适用于大听神经瘤,尤其是侵犯耳蜗、岩尖及桥小脑角前方扩展较多的肿瘤。

4.颅中窝入路

颅中窝入于颞骨鳞部开骨窗,经颅中窝底、内听道顶壁进入内听道,可暴露内听道所有内容及部分桥小脑角。

(1)适应证:适合切除内听道或桥小脑角部分直径不超过 10 mm 的肿瘤,是可能保留听力的入路。

(2)优势:无须牺牲听力就能充分暴露内听道的 3 个侧壁的方法。

(3)不足:面神经损伤风险相对较大,暴露空间及角度有限,颞叶损伤等。

### (三)手术主要并发症

1.颅内出血

颅内出血为术后严重并发症,以意识、瞳孔、生命体征改变为特征。术后必须密切观察患者的生命体征,若出现意识障碍,如淡漠、嗜睡甚至昏迷,应尽快行急诊 CT 检查,明确是否为桥小脑角出血。若出血量少、脑干压迫移位不明显、患者生命体征稳定,可保守观察,否则应尽快清除血肿并止血。若患者生命体征变化比较快,出现呼吸功能障碍,应在床边迅速拆开伤口减压,立即送手术室。

2.脑脊液漏

听神经瘤术后常见并发症为脑脊液漏,术后脑脊液漏分切口漏、鼻漏和耳漏，以鼻漏最为多见，易导致颅内感染。脑脊液漏可以是缝合的硬膜未愈合，脑脊液经开颅时没有封闭好的乳突气房和咽鼓管流出所致；也可以是经磨除内听道后唇开放的气房流出所致。前者引起的脑脊液漏常常发生在术后早期拔除硬膜外引流后，经保守治疗，如脱水、腰大池引流后慢慢愈合；后者引起的脑脊液漏发生较晚，一旦出现保守治疗效果较差，常常需要手术探查修补。预防和治疗磨除内听道后唇引起的脑脊液漏措施：①术前查薄层 CT 了解岩骨气房情况；②用骨蜡封闭磨开的骨面；③用开颅时预留的小肌肉片覆盖骨面加生物蛋白胶固定。

3.面神经麻痹

术中发现面神经离断，可行面神经重建。术后面神经麻痹的非手术治疗措施包括注意眼部护理，预防角膜炎；对于泪液分泌减少的患者可给予人工泪液、湿房眼镜、睡眠时眼膏保护；采用胶布缩短睑裂、保护性的角膜接触镜片等。建议术后 2 周开始进行面肌功能训练，延缓表情萎缩、促进神经功能恢复。如面神经功能Ⅳ级并在术后 1 年内无明显恢复，可考虑行面-舌下神经吻合、舌下神经转位术、咬肌神经-面神经吻合等技术。对于眼睑闭合不全的患者，可以采用局部神经转位手术、跨面神经移植手术、下睑退缩或外翻治疗，以及上睑 Muller 肌切除手术、金片植入手术等方式。对于超过 2 年的晚期面瘫患者，还可考虑行颞肌筋膜瓣修复术或行血管神经化的游离肌肉移植。术后面神经麻痹的处理较为复杂，不同医疗机构需结合实际情况选择治疗方式，必要时可由整形科医师参与面神经的修复。

4.听力丧失

听力能否保留主要与肿瘤大小、位置、生长方式和术前的听力状况等有关。保存耳蜗结构、保留耳蜗神经、避免刺激内听动脉等才可能保留听力。对于肿瘤＜3 cm、耳蜗神经结构正常、听力丧失的患者，可采用人工耳蜗植入重建听力；未能保留耳蜗神经者可考虑植入骨锚式助听器。

## 五、治疗结果和预后

由于手术入路的不断改进和显微外科技术的普遍应用，听神经瘤的手术效果显著提高，手术全切除率可达 99.4％，病死率已降至 0.3％，面神经解剖保留率可达 97.7％，功能保留率在85.1％。听力保留率 61.6％。

# 第三节 嗅神经母细胞瘤

嗅神经母细胞瘤(esthesioneuroblastoma,ENB)起源于鼻腔顶部的嗅神经上皮,属于神经外胚层恶性肿瘤。1924 年 Berger 等首次以嗅感觉性神经上皮瘤报告此病,由于发病率低,病例数量少,在相当长的时期中,出现了各种描述该疾病的术语,如成嗅神经母细胞瘤、嗅神经上皮瘤、鼻内神经母细胞瘤等。一般认为嗅神经母细胞瘤占所有鼻腔恶性肿瘤的 1%~5%,可发生于任何年龄,其中有两个发病高峰:10~30 岁和 50~70 岁,男性的发病率略高于女性,无遗传及种族之间的差异。尽管有文献发现,无论肠道内、外给予亚硝基化合物均可导致啮齿类动物出现嗅神经母细胞瘤,但目前并无详细的病因学报道。

## 一、组织病理学

嗅神经母细胞瘤作为一种恶性神经外胚叶组织肿瘤,可能起源于嗅膜的神经上皮成分或嗅基板的神经外胚叶成分,但由于其多向分化的特性,确切细胞起源一直有争议。目前大多数观点支持嗅神经母细胞瘤起源于嗅神经上皮的基底细胞。

### (一)病理形态特征

1.大体特征

肿瘤组织呈灰红色,富含血管,呈息肉状,质地较软、脆,触之易出血。

2.镜下特征

细胞形态学上兼具神经上皮瘤和神经母细胞瘤的特征,且彼此之间可移行分布。多数肿瘤细胞大小形态一致,呈小圆形或小梭形,胞质稀少,核膜不清,具有显著的纤维状和网状背景,与其他神经源性肿瘤相似,可见 Homer-Wright 假菊形团或 Flexner-Wintersteiner 真菊形团(图 2-6)。

3.免疫组化

神经元特异性烯醇化酶(NSE)阳性是本瘤的主要特征,阳性率可达 100%,但其特异性不强;S-100 蛋白通常在癌巢周边阳性,嗜铬素 A(CgA)、突触素(Syn)和神经丝蛋白(NF)等具有支持诊断的价值,但阳性表达率普遍较低。因此,有人认为解剖学定位和形态学特征仍然是嗅神经母细胞瘤诊断的基础,当组织学上可疑而免疫组化高度提示神经母细胞分化时,则可确立病理诊断。

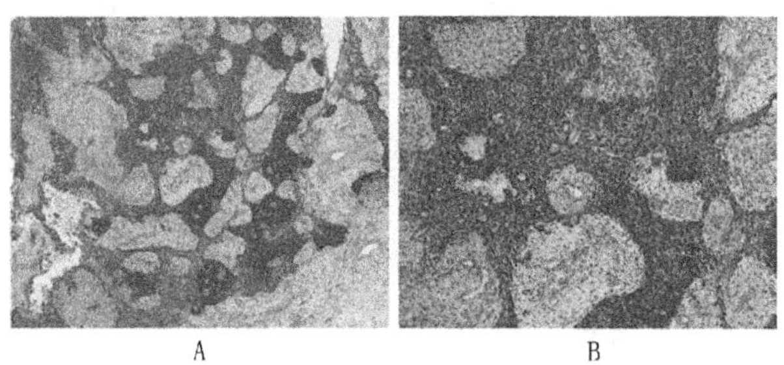


图 2-6 前颅底嗅神经母细胞瘤

A.肿瘤细胞大小、形态一致，被纤维血管性间质分隔(HE，40×)；B.肿瘤细胞呈小圆形或短梭形，胞质稀少，核膜不清，可见菊形团结构。间质血管增生明显(HE，100×)

### (二)病理分型与分级

1.病理分型

Berger 将嗅神经母细胞瘤分为嗅感觉神经上皮瘤型(由真正的玫瑰花状结构和神经元细胞、神经元纤维组成)、嗅感觉细胞瘤型(无真正的玫瑰花状结构)、嗅神经母细胞瘤型(有假玫瑰花状结构及神经母细胞)；Mendeloff 将嗅神经母细胞瘤分为嗅感觉神经细胞瘤(结缔组织及未分化细胞排列呈片状或条索状，偶见假玫瑰花状，相当于 Berger 2、Berger 3 型，此型有远处转移)、嗅感觉神经上皮瘤型(相当于 Berger 1 型，较少见，虽有复发，但无转移，属于相对良性的肿瘤)。

2.病理分级

Hyams 分级系统，将嗅神经母细胞瘤分为 4 级：Ⅰ级，小叶细胞结构、分裂指数为零、无核多形性、纤维基质明显、有 Homer-Right 菊形团，没有坏死；Ⅱ级，小叶细胞结构、分裂指数低、核多形性少见、纤维基质明显、有 Ho 嘴r-Right菊形团、没有坏死；Ⅲ级，部分小叶细胞结构、分裂指数中等、核多形性中等、纤维基质稀少、有 Flexner 菊形团、有坏死；Ⅳ级，部分小叶细胞结构、分裂指数高、核多形性明显、无纤维基质、无菊形团、坏死区大。Ⅰ级分化最好，Ⅳ级分化最差，该分级更符合临床，对治疗和预后也具有更好的指导意义。

## 二、临床解剖与分期

嗅神经由上鼻甲上部和鼻中隔上部黏膜内的嗅细胞中枢突聚集成 20 多条嗅丝(即嗅神经)，穿筛孔入颅，进入嗅球传导嗅觉。嗅球是端脑的一部分。与嗅神经相关的解剖结构包括上鼻甲和对应的鼻中隔部分、筛窦、筛板和前颅窝。筛窦的外侧壁即为眶内侧壁，仅为一很薄的骨板，又称纸样板。筛窦的顶壁为筛板，与前颅窝相隔，嗅丝由筛板上的筛孔进入颅内。上鼻甲和鼻中隔上部向后与鼻咽顶相连。

1976 年 Kadish 首次对该病分期，后来有些学者将该分期进行了改进，将有颈部淋巴结转移或远处转移的患者定为 D 期，即改良 Kadish 分期，但尽管如此，这两种分期仍不能很好地与预后相结合。Dulguerov 分期可能更为详细，但目前应用较多的仍为 Kadish 分期。

**(一)Kadish 分期**

A 期：肿瘤局限于鼻腔。

B 期：肿瘤局限于鼻腔和鼻旁窦。

C 期：肿瘤超出鼻腔和鼻旁窦范围，包括筛板、颅底、眼眶、颅内受侵，以及颈部淋巴结转移和远处转移。

**(二)改良 Kadish 分期**

A 期：肿瘤局限于鼻腔。

B 期：肿瘤局限于鼻腔和鼻旁窦。

C 期：肿瘤超出鼻腔和鼻旁窦范围，包括筛板、颅底、眼眶、颅内受侵。

D 期：肿瘤发生颈部淋巴结转移或远处转移。

**(三)Dulguerov 分期**

$T_1$：肿瘤侵及鼻腔和/或鼻旁窦，但未受侵筛窦上方和蝶窦。

$T_2$：肿瘤侵及蝶窦和/或筛板。

$T_3$：肿瘤侵及眼眶或前颅窝，但未侵犯硬脑膜。

$T_4$：肿瘤累及颅内。

$N_0$：无区域淋巴结转移。

$N_1$：有淋巴结转移。

$M_0$：无远处转移。

$M_1$：有远处转移。

## 三、临床表现

嗅神经母细胞瘤起始于鼻腔顶部的嗅神经上皮细胞，发病隐匿，无特异性症状和体征，不易早期发现。因此，该病在诊断时，大多数已属晚期，而且常常已经侵犯邻近器官如鼻腔鼻窦、眼眶、颅底等，引起相关症状。肿瘤侵犯鼻腔可引起鼻腔症状，最为常见的为鼻塞、鼻衄；侵犯眼眶及眶内，可出现眼部症状，如眼痛、溢泪、眼球移位、复视等；侵犯前颅底和颅内，可发生颅内肿瘤相关症状，如头痛、头昏、恶心、呕吐等；部分患者可直接出现眼部和颅内病变症状而无鼻腔症状。尽管该肿瘤发生于嗅神经，但嗅觉减退的症状并不是早期和最常见的症状，仅约20％伴嗅觉减退。极少数病例出现内分泌异常，主要为抗利尿激素分泌增加和库欣综合征。

嗅神经母细胞瘤的生物学行为可表现为惰性生长，也有高侵袭性生长。因此其病程发展也有较大不同，有些患者肿瘤生长慢，可长时间处于稳定状态；有些则生长迅速，症状发展快。

鼻内镜检查可见位于鼻顶、上鼻甲或鼻中隔后上方息肉样肿物，部分肿物呈结节状，质地偏脆，触之易出血。病变部位为筛窦，并可侵犯上颌窦、眼眶、视神经、颅底及颅内脑组织。

颈部淋巴结转移较多见，就诊时10％～15％的患者伴有颈部淋巴结转移，累积颈淋巴结转移率20％～33％。早期病例一般不超过10％，但病变至晚期如Kadish C期颈部淋巴结转移可高达30％以上。累积远地转移率可高达30％～40％，最常见部位为骨、腹腔内脏器、肺等，少数患者可出现脑、腮腺、前列腺等部位的转移。

## 四、诊断

### (一)影像学检查

所有患者术前均需要影像学检查，MRI和CT可确定肿瘤的大小、侵犯范围以及与周围血管或神经的关系。对于早期前颅底骨质侵犯的诊断，CT冠状位是目前最准确的方法，而增强扫描及MRI检查可显示颅内及眼眶的侵犯范围。由于该病的淋巴结转移和远处转移率高，颈部B超或CT、腹部B超、胸部正侧位X线片、骨扫描等应作为常规检查。PET-CT可作为晚期患者的检查手段。

1.CT特征

早期表现为鼻腔上部的软组织块影。肿瘤增大可侵犯筛窦、中鼻甲产生骨质破坏，增强扫描后肿瘤强化明显；晚期肿瘤可侵犯蝶窦、上颌窦或对侧鼻腔和筛窦以及颅底和颅内。少数肿瘤所致骨质改变可以不是破坏，而是轻度骨质增生，可能与肿瘤生长缓慢有关。大多数颅外肿瘤密度均匀，有明显均匀强化，少见有坏死、液化、出血、钙化等表现；颅内部分肿块密度欠均匀，增强扫描多有明显不规则的强化(图2-7)。

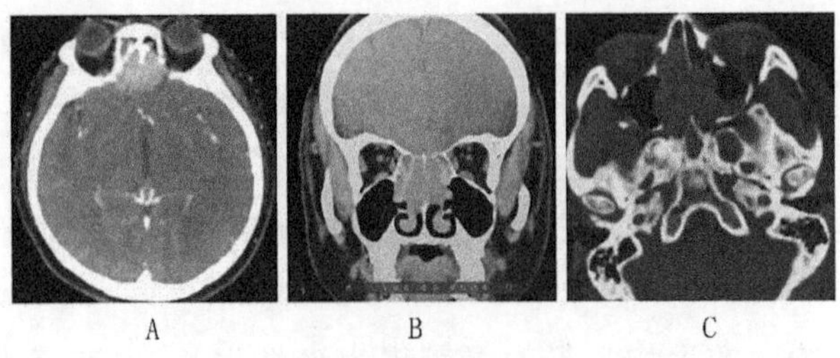


**图 2-7 鼻腔前颅底嗅神经母细胞瘤**

A.轴位增强 CT 示肿瘤均匀强化；B.冠状位平扫 CT 示肿瘤从鼻腔侵犯前颅底；C.轴位 CT 骨窗位示鼻腔骨质改变

2.MRI 表现

嗅神经母细胞瘤的信号强度无特异性，$T_1$加权像信号均匀或不均匀，稍低信号或等信号，与肌肉信号相近，但其信号强度不如肌肉和感染性黏膜病变那样均匀一致，其内部可见囊变、钙化及血管流空信号；$T_2$或 $T_2$加脂肪抑制序列肿瘤表现为稍高信号或等信号，其信号强度高于肌肉而低于炎性病变，其内囊变呈更高信号，钙化呈无信号。注射 Gd-DTPA 造影剂后，肿瘤表现为中等或明显均匀或不均匀强化，囊变及钙化区不强化(图 2-8)。

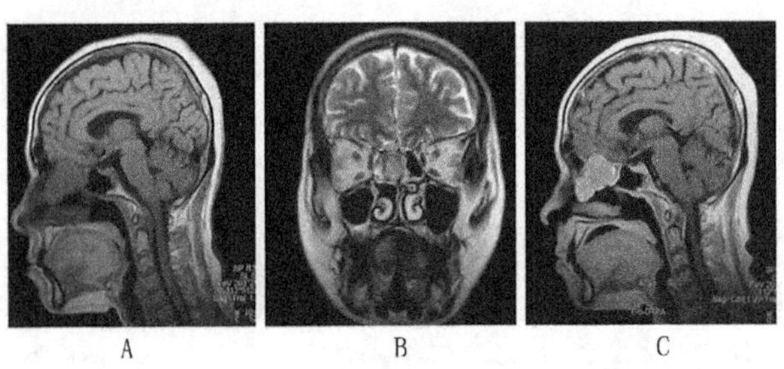


**图 2-8 鼻腔前颅底嗅神经母细胞瘤**

A.矢状位 MRI 平扫 $T_1$像示肿瘤为等信号，从鼻腔突破前颅底向颅内生长；B.冠状位 MRI 示肿瘤稍长信号；C.矢状位 MRI 增强示肿瘤均匀强化鼻腔骨质改变

### (二)诊断与鉴别诊断

患者有鼻塞、鼻出血病史，影像学检查见以鼻腔筛窦为中心的位于前颅底的颅内外沟通的肿瘤，应考虑该病的存在。同时需要与鼻腔息肉、内翻乳头状瘤、鼻腔纤维血管瘤、嗅沟脑膜瘤、软骨肉瘤及鼻腔鼻窦癌相鉴别。其中，鼻息肉病灶小且呈膨胀性生长；鼻咽纤维血管瘤多发生于后鼻孔区、翼腭窝、颞下窝，边界清楚；嗅沟脑膜瘤肿瘤圆形或椭圆形，以广基与颅底相连，边界清晰，注射造影剂后均匀明显强化，少有骨质破坏；软骨肉瘤常有钙化或肿瘤骨形成；鼻腔鼻窦癌

为侵犯前颅底的最常见的恶性肿瘤，其中腺样囊性癌沿神经血管束扩散，酷似嗅神经母细胞瘤，但大多数肿瘤中心位于上颌窦，不规则强化伴中央坏死，肿瘤钙化罕见。当然，最终明确诊断需依靠组织学检查。

### （三）组织活检

随着肿瘤综合治疗的发展，治疗前的确诊是必要的。对于该肿瘤的确诊，需要活体组织检查。鼻内镜下活检是简便有效的确诊方式。活检时应注意以下几点。

1.取材深度

肿瘤位于上鼻腔和筛窦，取材时应注意上鼻甲的干扰，咬取有效的肿瘤组织。

2.组织量

该肿瘤血供较丰富，所取组织量以可供诊断即可，不宜过多切除，否则既达不到根治目的，又增加不必要的创伤和出血，甚至增加扩散的风险。

## 五、治疗

嗅神经母细胞瘤是一种少见的肿瘤，对该肿瘤的理想治疗方式仍处于探索阶段。大多数学者主张手术及手术后放疗；Skolnik 认为手术后复发及不能手术者可以放疗；Elkon 及 Milion 认为 A/B 期，手术或放疗均可，C 期应手术结合放疗；Urdaneta 及 Wade 认为手术及术后放疗为最好的治疗选择。中国医学科学院肿瘤医院主张，肿瘤较小、手术可以安全切除者可以先手术，术后放疗；肿瘤较大、累及颅内者可以先放疗，肿瘤显著缩小后再行手术。

### （一）外科手术

外科手术包括经鼻腔内镜下手术、鼻侧壁切口、经额开颅手术和颅面联合手术。

1.经鼻腔内镜下手术

经鼻腔内镜下手术适用于局限于鼻腔和鼻旁窦的病变。创伤小，术后恢复快。如肿瘤侵及或已接近筛板，应切除筛板。

2.鼻侧壁切口肿瘤切除术

鼻侧壁切口肿瘤切除术适用于 A 期、B 期和颅内少许侵犯的 C 期患者。优点是在直视下手术，手术安全界较明确，对于少许颅内侵犯的肿瘤，颅内切除的效果与颅面联合手术相当，但创伤较小。

3.颅面联合手术

颅面联合手术适用于有颅内侵犯的C期患者。术野显露好，做到整块切除肿瘤并能获得足够的切缘，手术的根治性好。

4.经额开颅手术

经额开颅手术适用于肿瘤主体位于颅内的肿瘤。

对于伴有颈部淋巴结转移的患者，应同期行颈淋巴结清扫术，但不主张做预防性的颈部淋巴结治疗。

单纯应用外科手术有较高的复发率，但在嗅神经母细胞瘤的综合治疗中，含手术治疗的方案明显优于不含手术的方案，说明手术治疗在ENB的治疗中占有重要的地位。

### (二)放射治疗

嗅神经母细胞瘤对放疗有较好的敏感性，但考虑该肿瘤的解剖位置，周围邻近脑组织、视交叉、眼球等重要组织器官，应严格控制放疗范围和剂量。适形调强放疗对保护周围正常组织有优势。单纯高剂量根治性放疗(DT60-70 Gy)可获得达到66.7%的较好局部控制率，但高剂量放疗导致的远期不良反应严重降低了患者的生活质量，如失明、脑软化、鼻旁窦炎等。挽救手术的并发症也会严重影响患者的生活质量，如面部伤口不愈合等。因该病在20岁左右是一个高发期，年轻患者的高剂量放疗对患者的远期影响更大，应在该病的治疗中予以重视。

### (三)化学治疗

嗅神经母细胞瘤对化疗也有较好的敏感性，主要用于姑息性治疗，也有尝试新辅助化疗和同步放化疗等。主要药物包括铂类、环磷酰胺、依托泊苷等，疗效可达到PR，少数CR，但缓解期短，能否提高患者的生存率和生存期还有待探讨。

### (四)综合治疗

单纯手术有较高的复发率，需要结合放疗。对于早期病变，外科手术在不造成较大创伤可完全切除肿瘤的，可以先手术治疗，术后放疗，放疗剂量为60 Gy，对患者生活质量影响相对小。对于肿瘤较大的患者，因放疗可使肿瘤显著缩小，建议采用术前放疗，剂量50～60 Gy，再行手术。术前放疗可以减小手术创伤，提高患者生活质量。如果术前放疗后肿瘤缩小至仅局限于鼻腔或已无明显肿瘤，仍建议结合手术，如鼻侧切开鼻侧壁及筛窦切除或内镜下手术，疗效优于高剂量根治性放疗，且对患者造成的远期损伤小。

高黎、罗京伟等报道中国医学科学院肿瘤医院1979－2014年的112例嗅神经母细胞瘤综合治疗结果，5年总生存率及无进展生存率略优于国外早年较大样本回顾分析；不同治疗方式中，单纯化疗效果最差，综合治疗疗效最好，在综合治疗中术前放疗＋手术的5年总生存率、无进展生存率（91％，82％）比手术＋术后放疗（80％，66％）高。所以推荐嗅神经母细胞瘤治疗模式为放疗＋手术方案。

### 六、预后

嗅神经母细胞瘤的发病率低，文献报道的病例数量均不多，且治疗方法不统一，因此预后分析仍需讨论。早期患者（A＋B）的预后好，5年生存率可达90％，但晚期（C）预后差，5年生存率为30％～40％；年龄为影响预后的因素，年轻患者易发生转移，预后较差，考虑存在肿瘤分化的问题。局部复发和远处转移是该病的主要死亡原因，尽管淋巴结转移被认为是影响预后的因素，但很少成为直接致死原因。

治疗方式直接影响预后。颅面联合入路改善了手术切除的彻底性，提高了生存率。单一方法治疗的复发率高，综合治疗被越来越重视。手术加术后放疗获得了很好的疗效，但术前放疗在提高局部控制率的同时，还减小了手术创伤。

## 第四节　颅底黑色素瘤

黑色素瘤是来源于外胚层黑色素细胞的恶性肿瘤，可发生于皮肤、眼、口腔、中枢神经系统等各个部位，其中以皮肤病变最为常见。2007年WHO分类将原发性黑色素细胞病变分为弥漫性黑色素细胞增生症、黑色素细胞瘤、恶性黑色素瘤和脑膜黑色素瘤病，其中弥漫性黑色素细胞增生症属0级病变，黑色素细胞瘤属Ⅰ级病变，恶性黑色素瘤和脑膜黑色素瘤病同属Ⅲ级病变。在命名方面，通常意义上，黑色素瘤与恶性黑色素瘤意义相同，同属高分级的恶性黑色素细胞病变。

黑色素瘤按发生部位不同可分为皮肤黑色素瘤和非皮肤黑色素瘤，皮肤黑色素瘤约占90％，而非皮肤来源的黑色素瘤仅占十分之一，在非皮肤来源的黑色素瘤中，约有一半来源于眼的脉络膜，而与颅底相关的黑色素瘤多为非皮肤黑色素瘤，最常见的发生部位是鼻腔和鼻旁窦，少数原发于脑膜、蛛网膜的黑色素细胞。

## 一、发病率和流行病学

皮肤黑色素瘤的发病率近年来呈快速上升的趋势，以西方国家更为显著，在美国其发病率每年以4%～6%的速度增长，目前已成为皮肤癌中的主要致死疾病。当前普遍的观点认为，皮肤黑色素瘤发病率快速增长的主要原因与紫外线的暴露有关，其他危险因素包括遗传史、不典型增生及变化的黑痣等。与皮肤病变不同，非皮肤黑色素瘤的发病率并无明显变化，这可能与其特殊的致病机制有关。

## 二、病理学

黑色素瘤来源于黑色素细胞，而黑色素细胞广泛存在于皮肤、黏膜等组织中。皮肤黑色素瘤大体生长特点包括浅表扩散型、结节型、雀斑恶性黑色素瘤和促纤维增生性恶性黑色素瘤四种。浅表扩散性黑色素瘤最为常见，约占全部皮肤黑色素瘤的 70%，通常肿瘤与周围正常皮肤平齐或略凹陷，边界不清；结节性黑色素瘤占 15%～30%，病变呈结节状改变，其侵袭性更高，早期出现深面浸润，预后较浅表型差；雀斑恶性黑色素瘤通常病史较长，病变面积大但极少发生转移；促纤维增生性恶性黑色素瘤较少见，仅占 1%左右，有侵袭神经的倾向，局部复发率高但区域淋巴结转移率低。

上呼吸道黏膜来源的黑色素瘤通常瘤体较大，多带蒂，组织学上，肿瘤细胞具有各种各样的特点，如小细胞、皮质层细胞、上皮细胞等，但最具诊断价值的特点是细胞产生黑色素及交界活动现象的确认。

对于低分化、无色素性和小细胞性难以诊断的黑色素瘤可应用免疫组化方法辅助诊断，较常用的指标包括 S100、HMB-45、MEL-5、Melan-A 等，其中几乎所有黑色素瘤均有 S100 的表达，但肉瘤、神经鞘瘤以及部分癌也可表达 S-100，而 HMB-45 则特异性地表达于黑色素瘤，其中促纤维增生性及梭形细胞黑色素瘤可能不表达，因此免疫组化结果需结合组织学检查综合考虑(图 2-9)。

对于黑色素瘤的活检往往有更为严格的要求，尽量采用全层活检，避免刮除，小面积且边缘较窄的病变行切除活检，留出充分的安全切缘，大面积的病变在病变最厚的部位进行咬除或切除活检，并尽量缩短活检和治疗的时间。

## 三、临床表现和检查手段

颅底或鼻腔鼻旁窦黑色素瘤的临床表现通常不具有特异性，与其他类型的恶性肿瘤类似，早期可出现鼻塞、头痛、神经麻痹、鼻腔出血等症状，而其他临床表现可能与肿瘤的部位有关。可疑该疾病的患者需完整地采集病史和详细地进行体格检查，包括鼻腔、眼部、脑神经功能和颈部淋巴结的触诊及影像学检查。

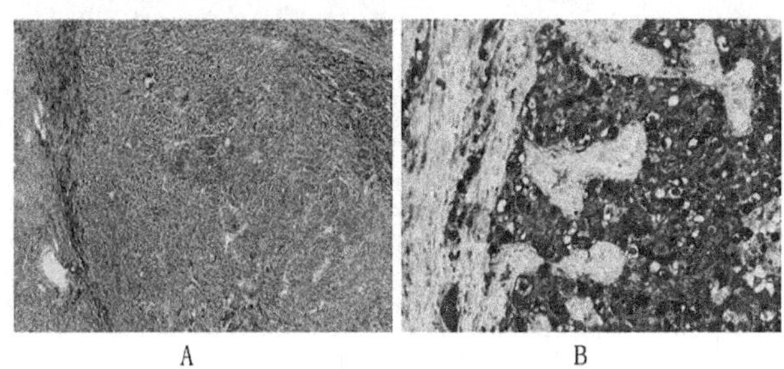

A B

**图 2-9 前颅底恶性黑色素瘤**

A.肿瘤在纤维组织中呈巢片状生长，瘤细胞上皮样形态，散在黑色素沉着（HE，40×）；B.S100 呈细胞核/质强阳性表达（Ventana 一步法，200×）

## 四、影像学检查与分期

### （一）影像学检查

鼻腔纤维镜及鼻窦 CT 或 MRI 是必须的辅助检查项目。通过鼻腔镜可进行活检从而明确病理诊断，而鼻窦 CT 或 MRI 可评估病变范围，判断脑神经、颅底骨质及脑组织受侵与否，从而为制定治疗方案提供依据。

颈部淋巴结的判断可依靠超声、CT 或 MRI（图 2-10），可疑淋巴结也可进行超声引导下穿刺明确诊断，虽然前哨淋巴结活检在皮肤黑色素瘤的诊治中已广泛应用，但在鼻腔鼻窦黑色素瘤中极少使用。胸部X线需作为常规检查以排除肺转移，如可疑肺部转移，可应用胸部 CT 进一步确定，腹部超声、全身骨扫描及 PET-CT 可在需要时应用。

### （二）分期

黑色素瘤的分期系统较为复杂，且无针对黏膜黑色素瘤的分期。2010 年 AJCC 对黑色素瘤的分期进行完善，将其分为局部病变（Ⅰ、Ⅱ级），区域性病变（Ⅲ级）以及转移性病变（Ⅳ级）。

最初针对头颈部黏膜黑色素瘤的分期由 Ballantyne 制定，Ⅰ期表示肿瘤局限于原发部位，Ⅱ期指有淋巴结转移的病例，Ⅲ期指存在远处转移。这一分期系统较为简单，未考虑肿瘤大小和浸润范围等因素，2003 年 Thompson 等改进了上述分期系统，将Ⅰ期局限病变分为累及 1 个解剖区域的 $T_1$ 病变和累及 2 个及以上解剖区域的 $T_2$ 病变，但仍无法细致准确地反映局限期黏膜黑色素瘤的预后，因此，对鼻腔鼻窦黑色素瘤预后的判断可参考鳞癌的 T 分期系统，累及颅底的病变需按局部晚期对待。

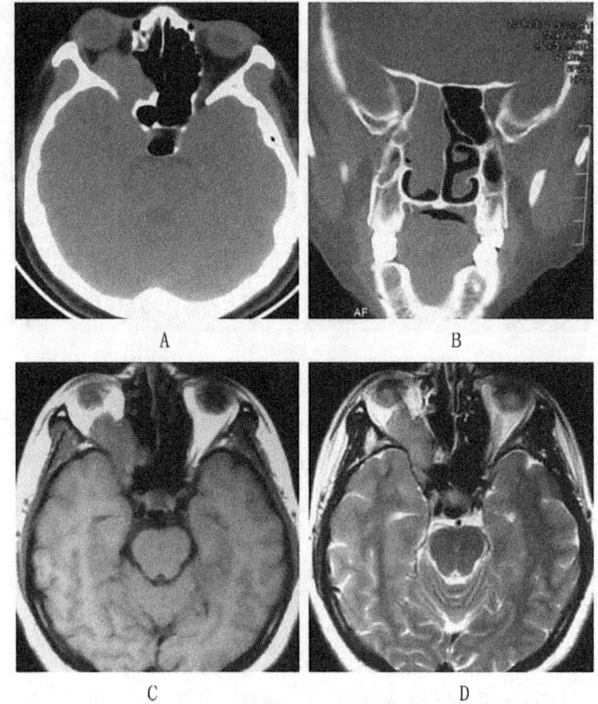


图 2-10 鼻腔右侧球后恶性黑色素瘤

A、B.轴位和冠状位平扫 CT 示右侧鼻腔等密度软组织肿块，骨质无明显破坏；C、D.分别示轴位等 $T_1$ 和等 $T_2$ 信号右侧鼻腔肿物累及右侧眼眶

## 五、治疗

目前对于来源于鼻腔鼻窦的黑色素瘤，手术仍然为首选方法，术后辅助治疗的选择仍存在争议。

### (一)手术治疗

手术治疗是无远处转移的黑色素瘤患者的首选方法，颅底黑色素瘤手术切除范围与相应解剖部位的其他类型的恶性肿瘤相似。由于黑色素瘤有较高的局部复发率，且鼻腔鼻窦黏膜来源黑色素瘤常见多发病灶，需尽可能获得足够的切缘，但这一点在鼻腔颅底肿瘤的切除中往往难以做到，因此我院在此类病例治疗中，常规应用术后放疗以增加病变的局部控制率。

手术方式取决于肿瘤的侵犯范围，在鼻腔鼻窦黑色素瘤中，与来源于鼻腔侧壁或鼻窦的鳞癌不同，来源于鼻中隔的黑色素瘤占较高比例，应引起注意。因为在肿瘤充满鼻腔时往往难以判断肿瘤初始的发生部位，从而忽略鼻中隔的切除导致肿瘤残存。某院收治的 68 例鼻腔鼻窦黑色素瘤中，32 例原发于鼻中隔，而有的病例术前拟行鼻腔侧壁切除，术中发现肿瘤的蒂部位于鼻中隔黏膜，从而增加鼻中隔切除。对于鼻中隔较小的病变，采用鼻侧切开入路，扩大切除病变及邻近的鼻中隔软骨即可达到理想切除，但多数病变需要行鼻侧壁切除以获得充分的暴露，筛窦及颅底受侵的病例可以此术腔进一步开放筛窦和暴露颅底的解剖结构。

### （二）前哨淋巴结活检

前哨淋巴结活检最早应用于黑色素瘤的治疗中，原理是前哨淋巴结是原发肿瘤引流淋巴区域最早累及的淋巴结，通过对前哨淋巴结活检可以反映引流区域其他淋巴结的受累情况，从而对临床淋巴结阴性的患者是否行区域淋巴结清扫进行准确的判断。目前在皮肤黑色素瘤及乳腺癌的治疗中，前哨淋巴结检测已经成为常规。在黑色素瘤中的应用中发现，应用前哨淋巴结检测可早期发现淋巴结转移而及时行淋巴结清扫有利于患者生存时间的延长。除黑色素瘤及乳腺癌外，前哨淋巴结检测技术已在头颈部多个肿瘤中已有探索性的应用。但由于淋巴结引流的特殊性，前哨淋巴结检测较少在鼻腔鼻窦黑色素瘤中应用。鼻腔鼻窦黑色素瘤极少发生颈部淋巴结转移，颈清扫仅在临床考虑有颈部淋巴结转移时进行，前哨淋巴结活检在此部位的黑色素瘤中并不常规应用，对于临床阴性的颈部不需进行手术处理，但术后放疗靶区常规包括上颈。

### （三）术后辅助治疗

局部区域病变的辅助治疗以放射治疗为主，对于因其他系统疾病不适宜手术或病变广泛无法手术切除的病例可首选放疗。但由于黑色素瘤对放射治疗并不敏感，单纯放疗局部控制的效果往往不佳。基础研究发现黑色素瘤细胞具有修复细胞损伤的能力，因此导致放疗抗拒。目前对于术后辅助放疗的作用仍存在争议，多数回顾性研究表明，与单纯手术相比，术后辅助放疗可增加高危黑色素瘤患者的区域局部控制率，但对总体生存率的影响目前尚不明确。Raben 等对 10 例黑色素瘤患者应用术后大剂量分割放疗，报告了高达 70％的局部控制率，但总体生存率并未提高。同样的，对于黏膜黑色素瘤，Patel 等的研究表明，术后放疗较单纯手术并未体现在治疗效果方面的优势，但 Ganly 对于颅底黑色素瘤的多因素分析表明，术后放疗是改善总体生存率及无瘤生存率的独立愈合因素，表明对于颅底等结构复杂、切缘难以保证的区域，术后放疗的局部控制作用更加显著。术后辅助放疗的选择上，也较多考虑手术切除的充分性，对于切缘不充分或有区域淋巴结转移的皮肤黑色素瘤考虑行术后放疗，口腔黏膜的黑色素瘤与皮肤黑色素瘤的原则类似，但对于鼻腔颅底病变，因其往往难以达到大范围切成，故常规行术后放疗。

### (四)化疗和生物治疗

化疗在黑色素瘤的治疗中存在争议，达卡巴嗪烷化剂有效率在10%～20%，卡莫司汀、顺铂、紫杉醇等常用药物疗效欠佳，联合化疗同样未有满意疗效，化疗对总体生存率未见明显提高。LAK细胞治疗是于20世纪80年代兴起的肿瘤免疫治疗手段，主要应用于黑色素瘤、淋巴瘤和肾细胞癌中，但目前仍然有效，且由于LAK细胞必须于白介素-2存在下才有作用，因此存在治疗花费高、周期长、不良反应较大等缺点，其在黑色素瘤治疗中的作用还需进一步确认。

干扰素对黑色素瘤的治疗作用早已得到确认，但一般认为需高剂量才可产生作用，低剂量的干扰素对黑色素瘤无明细的治疗作用。1996年ECOG1684临床试验对厚度>4 mm或$N_1$的280例患者进行研究，应用干扰素与对照组相比，中期生存率从2.8年提高到3.8年，5年无瘤生存率提高(36% *vs*. 27%)。2000年ECOG1690将病例数扩充到642例，结果较前相似，但高剂量组无瘤生存率有所提高，总体生存率并无明显改善。总体上应用高剂量干扰素对高危黑色素瘤患者有益，但同时其也具有明显的毒性反应，如高热、寒战、流感样症状、疲劳感、骨髓抑制、肝毒性及神经毒性等，78%的患者具有3级或更高的毒性反应，50%需要推迟治疗或下调剂量，23%患者需中断治疗，因此时至今日，干扰素治疗是否作为黑色素瘤的常规术后辅助治疗仍存在争议。

## 六、预后

在全部黑色素瘤中，黏膜黑色素瘤预后明显较皮肤病变差(32% *vs*. 80%)，且在黏膜黑色素瘤中，鼻旁窦黑色素瘤预后最差，尽管治疗理念不断更新，总体生存率并无明显改善，仍停留在50%以下。尽量做到充分切除和综合治疗是改善鼻腔鼻窦黑色素瘤生存率的有效手段，一项多中心的病例分析表明，对于侵犯颅底的黑色素瘤，采用颅面联合切除后3年的无病生存率达28%。局部复发是鼻腔鼻窦黑色素瘤患者死亡的主要原因，同时有相当比例的局部复发的病例会发生远处转移，Stern等报告89%的局部复发病例会发生远处转移。远处转移最常见的部位是肺和脑，发现远处病灶到死亡的中位时间是7.1个月。

# 第三章 消化系统肿瘤

## 第一节 食 管 癌

我国是食管癌高发国家，又是食管癌死亡率最高的国家。中华人民共和国成立后进行了肿瘤流行病学调查，基本查清了全国食管癌的发病、死亡情况及地区分布，并对食管癌高发区进行了多学科的综合考察和研究。1970 年以后已建立了 6 个现场防治点，开展了食管癌的病因流行病学研究和防治工作，尤其对食管癌的癌前期疾病进行中西医结合治疗，对降低发病率起了有益的作用。

我国食管外科自吴英恺于 1940 年首例采用胸内食管胃吻合术切除食管癌成功以来已有80 多年历史，至今我国食管癌手术切除率已达 80%～95%，手术死亡率仅为 2%～3%，术后5 年生存率为25%～30%。在食管癌的高发区，由于早期病例增加，术后 5 年生存率已达 44%，Ⅰ期食管癌的生存率高达 90%以上。

近年来对食管癌的分段有了新的认识，多数胸外科医师对气管分叉丛下食管癌采用左侧开胸进行肿瘤切除，气管分叉以上以右侧开胸切除率较高，食管胃吻合口应在颈部进行。吻合技术的提高、吻合器的应用已使吻合口瘘的发生率明显降低。

高能射线的应用、食管癌定位技术和照射技术的改进，以及放射敏化剂的研究和应用，使食管癌的放疗效果有所提高。术前放射治疗的随机分组前瞻性研究肯定了术前放疗的意义，并在许多医院推广。

但食管癌的疗效仍不够理想，提高疗效的关键在于早期发现、早期诊断和早期治疗。相信食管癌的流行病学、病因学研究将为食管癌的防治带来进展，对食管癌的综合治疗将进一步提高其远期疗效。

## 一、病因学

### (一)烟和酒

长期吸烟和饮酒与食管癌的发病有关。有人研究,大量饮酒者比基本不饮酒者发病率要高50余倍,吸烟量多者比基本不吸烟者高7倍;酗酒嗜烟者的发病率是既不饮酒又不吸烟者的156倍。一般认为饮烈性酒者患食管癌的危险性更大,根据日本一项研究,饮用威士忌和当地的Shochu土酒危险性最大,而啤酒最小。非洲特兰斯开地区,用烟斗吸自己种的烟叶的人食管癌发病率比吸纸烟者高。

### (二)食管的局部损伤

长期喜进烫的饮食也可能是致癌的因素之一。如新加坡华裔居民讲福建方言的人群有喝烫饮料的习惯,其食管癌发病率比无此习惯讲福建方言人群高得多。哈萨克族人爱嚼刺激性很强的含有烟叶的"那司",可能和食管癌高发有一定关系。在日本,喜吃烫粥烫茶的人群发病率亦较高。

各种原因引起的经久不愈的食管炎,可能是食管癌的前期病变,尤其伴有间变细胞形成者癌变危险性更大。有学者报道,食管炎和食管癌关系十分密切,食管炎往往比食管癌早发10年左右。食管炎也好发于中胸段食管,在尸检中食管炎往往和癌同时存在。

### (三)亚硝胺

亚硝胺类化合物是一种很强的致癌物,中国医学科学院肿瘤医院肿瘤研究所在人体内、外环境的亚硝胺致癌作用研究中发现,食管癌高发区林县居民食用的酸菜中和居民的胃液、尿液中,除有二甲基亚硝胺(NDMA)、二乙基亚硝胺(NDEA)外,还存在能诱发动物食管上皮癌的甲基苄基亚硝胺(NMBzA)、亚硝基吡咯烷(NPYR)、亚硝基哌啶(NPIP)等,并证明食用的酸菜量与食管癌发病率成正比。最近报道用NMBzA诱发胎儿食管上皮癌获得成功,为亚硝胺病因提供了证据。汕头大学医学院报道,广东南澳县的生活用水、鱼露、虾酱、咸菜、萝卜干中,亚硝酸盐、硝酸盐、二级胺含量明显升高,这些居民常食用的副食品在腌制过程中常有真菌污染,真菌能促使亚硝酸盐和食物中二级胺含量增加。

### (四)霉菌作用

河南医科大学(现已并入郑州大学)从林县的粮食和食品中分离出互隔交链孢霉261株,它能使大肠埃希菌产生多种致突变性代谢产物,其产生的毒素能致染色体畸变，主要作用于细胞的 S 和 $G_2$ 期。湖北钟祥市的河南移民中食管癌死亡率为本地居民的 5 倍，移民主食中霉菌污染的检出率明显高于本地居民，移民食用的酸菜中以黄曲霉毒素检出率最高。用黄曲霉毒素、交链孢属和镰刀菌等喂养 Wistar 大鼠，能使大鼠食管乳头状瘤变和癌变且已得到实验证实。

### （五）营养和微量元素缺乏

综观世界食管癌高发区，一般都在土地贫瘠、营养较差的贫困地区，膳食中缺乏维生素、蛋白质及必需脂肪酸。这些成分的缺乏，可以使食管黏膜增生、间变，进一步可引起癌变。有些地区如新疆哈萨克族以肉食为主，很少吃新鲜蔬菜，米面粮食吃得很少，营养供给极不平衡，维生素明显缺乏，尤其是维生素 C 及维生素 $B_2$ 缺乏。瑞典在食管癌高发区粮食中补充了维生素 $B_2$ 后，明显降低了发病率。微量元素铁、钼、锌等的缺少也和食管癌发生有关。钼的缺少可使土壤中硝酸盐增多。调查发现河南林县水土中缺少钼，可能和食管癌的高发有关。文献报道，高发区人群中血清钼、发钼、尿钼及食管癌组织中的钼都低于正常水平。钼的抑癌作用已被美国等地学者们所证实。

### （六）遗传因素

人群的易感性与遗传和环境条件有关。食管癌具有比较显著的家族聚集现象，高发地区连续 3 代或 3 代以上出现食管癌患者的家族屡见不鲜。如伊朗北部高发区某一村庄中有 12 个家庭共 63 人，其中患食管癌者 14 人，而 13 人是一对夫妻的后裔。由高发区移居低发区的移民，即使长达百余年，也仍保持相对高发。

### （七）其他因素

进食过快、进食粗硬食物可能引起食管黏膜损伤，反复损伤可以造成黏膜增生间变，最后导致癌变。某些食管先天性疾病，如食管憩室、裂孔疝或经常接触石棉、铅、矽等可能和食管癌的发病有一定联系。癌症经放射治疗数年后，在放射范围内又可诱发另一癌症的报道也不罕见。

## 二、诊断

### （一）临床表现

#### 1.早期症状

在食管癌的始发期和发展早期，局部病灶处于相对早期阶段，出现症状可能是由于局部病灶刺激食管引起食管蠕动异常或痉挛，或由局部炎症、肿瘤浸润、食管黏膜糜烂、表浅溃疡所致。发生的症状一般比较轻微而且时间较为短暂，其间歇时间长短不一，常反复出现，时轻时重，间歇期间可无症状，可持续1～2年甚至更长时间。主要症状为胸骨后不适、烧灼感或疼痛，食物通过时局部有异物感或摩擦感，有时吞咽食物在某一部位有停滞或轻度梗阻感。下段食管癌还可引起剑突下或上腹不适、呃逆、嗳气。上述症状均非特异性，也可发生在食管炎症和其他食管疾病时，唯食管癌的症状常与吞咽食物有关，进食时症状加重，而食管炎患者在吞咽食物时这些症状反而减轻或消失。

2.中晚期症状

(1)吞咽困难：食管癌的典型症状。由于食管壁具有良好的弹性及扩张能力，因此一般出现明显吞咽困难时，说明肿瘤已侵犯食管周径2/3以上，此时常伴有食管周围组织的浸润和淋巴结转移。吞咽困难在开始时常是间歇性的，可以由于食物堵塞或局部炎症水肿而加重，也可以因肿瘤坏死脱落或炎症的水肿消退而减轻。但随着病情的发展，总的趋向是进行性加重且呈持续性，其发展一般比较迅速，多数患者若不治疗则在梗阻症状出现后1年内死亡。吞咽困难的程度与病理类型有关，缩窄型和髓质型病例较为严重，其他类型较轻。也有约10%的患者就诊时并无明显吞咽困难。吞咽困难的严重程度与肿瘤大小、手术切除率和生存率等并无一定的关系。

(2)梗阻：严重者常伴有反流，持续吐黏液，这是由于食管癌的浸润和炎症反射性地引起食管腺和唾液腺分泌增加。黏液积存于食管内可导致反流，引发呛咳甚至吸入性肺炎。

(3)疼痛：胸骨后或背部肩胛间区持续性钝痛常提示食管癌已有外浸，引起食管周围炎、纵隔炎，但也可以是肿瘤引起食管深层溃疡所致。下胸段或贲门部肿瘤引起的疼痛可以发生在上腹部。疼痛严重不能入睡或伴有发热者，不但手术切除的可能性较小，而且应注意肿瘤穿孔的可能。

(4)出血：食管癌患者有时也会因呕血或黑便而来院诊治。肿瘤可浸润大血管特别是胸主动胁而造成致死性出血。对于有穿透性溃疡的病例特别是CT检查显示肿瘤侵犯胸主动脉者，应注意出血的可能。

(5)声音嘶哑：常是肿瘤直接侵犯或转移淋巴结压迫喉返神经所引起，但有时也可以是吸入性炎症引起的喉炎所致，间接喉镜有助于鉴别。

(6)体重减轻和厌食：因梗阻进食减少，营养情况日趋低下，消瘦、脱水常相继出现，但患者一般仍有食欲。患者在短期内体重明显减轻或出现厌食症状常提示肿瘤有广泛转移。

3.终末期症状和并发症

(1)恶病质、脱水、衰竭:食管梗阻致滴水难入和全身消耗所致,常伴有水、电解质紊乱。

(2)肿瘤浸润:穿透食管侵犯纵隔、气管、支气管、肺门、心包、大血管等,引起纵隔炎、肺炎、肺脓肿、气管食管瘘、致死性大出血等。

(3)全身广泛转移引起的相应症状,如黄疸、腹水、气管压迫致呼吸困难、声带麻痹、昏迷等。

**(二)病理**

1.早期食管癌的大体病理分型

近20多年来对早期食管癌的研究,尤其是对早期食管癌切除标本的形态学研究,可将早期食管癌分成4个类型。

(1)隐伏型:在新鲜标本上,病变略显粗糙,色泽变深,无隆起和凹陷。标本固定后,病灶变得不明显,镜下为原位癌,是食管癌最早期阶段。

(2)糜烂型:病变黏膜轻度糜烂或略凹陷,边缘不规则呈地图样,与正常组织分界清楚,糜烂区内呈颗粒状,偶见残余正常黏膜小区。在外科切除的早期食管癌中较为常见。

(3)斑块型:病变黏膜局限性隆起呈灰白色斑块状,边界清楚,斑块最大直径<2 cm。切面质地致密,厚度在3 mm以上,少数斑块表面可见有轻度糜烂,食管黏膜纵行皱襞中断。病理为早期浸润癌,肿瘤侵及黏膜肌层或黏膜下层。

(4)乳头型或隆起型:肿瘤呈外生结节状隆起,乳头状或息肉状突入管腔,基底有一窄蒂或宽蒂,肿瘤直径1~3 cm,与周围正常黏膜分界清楚,表面有糜烂并有炎性渗出,切面灰白色均质状。这一类型在早期食管癌中较少见。

有学者等对林县人民医院手术切除的100例早期食管癌标本作大体病理分型研究,早期食管癌除上述4个类型外,可增加两个亚型:①表浅糜烂型为糜烂型的一个亚型,特点是糜烂面积小而表浅,一般不超过2.5 cm。病变边缘无下陷,周围正常黏膜无隆起,表浅糜烂常多点出现,一个病灶内可见几个小片状糜烂近于融合。病理为原位癌或原位癌伴浸润或黏膜内癌。②表浅隆起型是从斑块型中分出的一个亚型,特点是病变黏膜轻微增厚或表浅隆起,病变范围较大,周界模糊,隆起的黏膜粗糙,皱襞紊乱、增粗,表面似卵石样或伴小片浅表糜烂。病理为原位癌,少数为微小浸润癌。

2.中晚期食管癌的大体病理分型

(1)髓质型:肿瘤多累及食管周径的大部或全部,大约有一半病例超过5 cm。

肿瘤累及的食管段明显增厚,向管腔及肌层深部浸润。肿瘤表面常有深浅不一的溃疡,瘤体切面灰白色,均匀致密。

(2)蕈伞型:肿瘤呈蘑菇状或卵圆形突入食管腔内,隆起或外翻,表面有浅溃疡。切面可见肿瘤已浸润食管壁深层。

(3)溃疡型:癌组织已浸润食管深肌层,有深溃疡形成。溃疡边缘稍有隆起,溃疡基部甚至穿透食管壁引起芽孔,溃疡表面有炎性渗出。

(4)缩窄型:病变浸润食管全周,呈环形狭窄或梗阻,肿瘤大小一般不超过5 cm。缩窄上段食管明显扩张。肿瘤切面结构致密,富于增生结缔组织。癌组织多浸润食管肌层,有时穿透食管全层。

(5)腔内型:肿瘤呈圆形或卵圆形向腔内突出,常有较宽的基底与食管壁相连,肿瘤表面有糜烂或不规则小溃疡。腔内型食管癌的切除率较高,但远期疗效并不佳。

3.TNM 分期

1987 年国际抗癌联盟(UICC)对食管癌的 TNM 分期进行了修订。首先对食管的分段进行了修改。以往食管的分段为颈段食管从食管入口(下咽部)到胸骨切迹,上胸段从胸骨切迹到主动脉弓上缘($T_6$ 下缘),中胸段从主动脉弓上缘到肺下静脉下缘($T_8$ 下缘),下胸段从肺下静脉下缘到贲门入口(包括膈下、腹段食管)。这一分段方法的缺点是 X 线片上不能辨认肺下静脉,主动脉弓随年龄增长屈曲延长而上移,使胸段食管分割不均等。新的分段方法是颈段食管分段如旧,上胸段食管以气管分叉为下缘标志,即从胸骨切迹至气管分叉为上胸段,气管分叉以下至贲门入口再一分为二,分成中胸段和下胸段。如此分段分割均等,易于在 X 线片上确定标志点。临床上,上胸段食管手术以经右胸为好,而中、下段食管癌大多可经左胸手术,因此更有实际意义。

UICC 制定的 TNM 国际食管癌分期如下。

(1)原发肿瘤(T)分期。

$T_X$:原发肿瘤不能评估。

$T_0$:原发肿瘤大小、部位不详。

$T_{is}$:原位癌。

$T_1$:肿瘤浸润食管黏膜层或黏膜下层。

$T_2$:肿瘤浸润食管肌层。

$T_3$:肿瘤浸润食管纤维膜。

$T_4$:肿瘤侵犯食管邻近结构(器官)。

(2)区域淋巴结(N)分期。

$N_X$:区域淋巴结不能评估。

$N_1$:1～2 枚区域淋巴结转移。

$N_2$:3～6 枚区域淋巴结转移。

$N_3$:≥7 枚区域淋巴结转移。

区域淋巴结的分布因肿瘤位于不同食管分段而异,对颈段食管癌,锁骨上淋巴结为区域淋巴结;对中、下胸段食管癌,锁骨上淋巴结为远隔淋巴结,如有肿瘤转移为远处淋巴结转移。同样对下胸段食管癌,贲门旁、胃左动脉旁淋巴结转移为区域淋巴结转移;对颈段食管癌,腹腔淋巴结均为远处转移。

(3)远处转移(M)分期。

$M_X$:远处转移情况不详。

$M_0$:无远处转移。

$M_1$:有远处转移。

(4)TNM 分期。

0 期:$T_{is}N_0M_0$。

Ⅰ期:$T_1N_0M_0$。

Ⅱa 期:$T_2N_0M_0$;$T_3N_0M_0$。

Ⅱb 期:$T_1N_1M_0$;$T_2N_1M_0$。

Ⅲ期:$T_3N_1M_0$;$T_4$,任何 N,$M_0$。

Ⅳ期:任何 T,任何 N,$M_1$。

**(三)实验室及其他检查**

1.食管功能的检查

食管功能检查分为食管运动功能检查和胃食管反流情况的测定两大类。此类检查在国外已开展30 多年,近年来国内也相继开展,简单介绍如下。

(1)食管运动功能试验。①食管压力测定:本法适用于疑有食管运动失常的患者,即患者有吞咽困难或疼痛症状而 X 线钡餐检查未见器质性病变者,如贲门失弛症、食管痉挛和硬皮病等,还可对抗反流手术的效果做出评价或作为食管裂孔疝的辅助诊断。食管测压器可用腔内微型压力传感器或用连于体外传感器的腔内灌注导管系统。测定时像放置鼻胃管那样将测压器先置于胃内,确定胃的压力曲线后,将导管往回撤,分别测定贲门部(高压带)、食管体部、食管上括约肌和咽部等处的压力曲线,分析这些压力曲线的改变即可了解食管压力的变化,对食管运动功能异常做出诊断。②酸清除试验:用于测定食管体部排除酸的蠕动效率。方法是测试者吞服一定浓度酸 15 mL 后,正常情况下经 10～12 次吞咽动作后即能将酸全部排入胃内,需要更多的吞咽动作才能排除或根本没有将酸排除,则视为食管的蠕动无效,也就是说食管运动存在障碍。

(2)胃食管反流测定:胃食管反流的原因很多,如贲门的机械性缺陷、食管体部的推进动作不良、胃无张力、幽门功能失常、胃排空延滞等,以及食管癌手术后。胃内容物(特别是胃酸)反流食管使食管黏膜长期与胃内容物接触,引起食管黏膜损伤,患者常有胃灼热、反呕、胸骨后疼痛等症状。下列试验有助于胃食管反流的测定。①食管的酸灌注试验:测试者取坐位,以每分钟 6 mL 的速度交替将生理盐水和 0.1 mol/L 盐酸灌入食管中段,以测定食管对酸的敏感性。灌酸时患者出现胃灼热、胸痛、咳嗽、反呕等症状,而灌生理盐水后症状消失为试验阳性;灌酸 30 mL 不发生症状为试验阴性。②24 小时食管 pH 监测:将 pH 电极留置于下段食管高压带上方,连续监测 pH 24 小时,以观察受试者日常情况下的反流情况。当 pH 降至 4 以下算是一次反流,pH 升至 7 以上为碱性反流。记录患者在各种不同体位、进食时的情况,就能对患者有无反流、反流的频度和食管清除反流物的时间做出诊断。③食管下括约肌测压试验食管下括约肌在消化道生理活动中起着保证食物单方向输送的作用,即抗胃食管反流作用。食管下括约肌的功能如何,不仅取决于它在静止时的基础压力,也取决于胸、腹压力的影响,以及它对诸如胃扩张、吞咽、体位改变等不同生理因素的反应。另一决定食管下括约肌功能的因素是它在腹内的长度。长度可由鼻孔插入有换能器的导管至该部位进行测定。

2.影像学诊断

(1)X 线钡餐检查:该法是诊断食管及贲门部肿瘤的重要手段之一,由于其检查方法简便,患者痛苦小,不但可用于大规模普查和食管癌的临床诊断,而且可追踪观察早期食管癌的发展演变过程,为研究早期食管癌提供可靠资料。食管钡餐检查时应注意观察食管的蠕动状况、管壁的舒张度、食管黏膜改变、食管充盈缺损及梗阻程度。食管蠕动停顿或逆蠕动,食管壁局部僵硬不能充分扩张,食管黏膜紊乱、中断和破坏,食管管腔狭窄、不规则充盈缺损、溃疡或瘘管形成,以及食管轴向异常均为食管癌重要的 X 线征象。早期食管癌和食管管腔明显梗阻狭窄者,低张双重造影检查优于常规钡餐造影。X 线检查结合细胞学和食管内镜检查,可以提高食管癌诊断的准确性。

早期食管癌 X 线表现:可分为扁平型、隆起型和凹陷型。①扁平型:肿瘤扁平无蒂,沿食管壁浸润,食管壁局限性僵硬,食管黏膜呈小颗粒状改变或紊乱的网状结构。②隆起型:肿瘤向食管腔内生长隆起,表现为斑块状或乳头状隆起,中央可有溃疡形成。③凹陷型:凹陷型肿瘤区有糜烂、溃疡发生,呈现凹陷改变。侧位为锯齿状不规则状,正位为不规则的钡池,内有颗粒状结节,呈地图样改变,边缘清楚。

中晚期食管癌的X线表现:①髓质型。在食管片上显示为不规则的充盈缺损,上下缘与食管正常边界呈斜坡状,管腔狭窄。病变部位黏膜破坏,常见大小不等龛影。②蕈伞型:在食管片上显示明显充盈缺损,其上下缘呈弧形,边缘锐利,与正常食管分界清楚。病变部位黏膜纹中断,钡剂通过有部分梗阻现象。③溃疡型:在食管片上显示较大龛影,在切线位上见龛影深入食管壁内甚至突出于管腔轮廓之外。如溃疡边缘隆起,可见"半月征"。钡剂通过时梗阻不明显。④缩窄型:食管病变较短,常在3 cm以下,边缘较光滑,局部黏膜纹消失。钡剂通过时梗阻较严重,病变上端食管明显扩张,呈现环型或漏斗状狭窄。⑤腔内型:病变部位食管管腔增宽,常呈梭形扩张,内有不规则或息肉样充盈缺损,病变上下界边缘较清楚锐利,有时可见清晰的弧形边缘,钡剂通过尚可。中晚期食管癌分型以髓质型最为常见,蕈伞型次之,其余各型较少见。

(2)食管癌CT表现:CT扫描可以清晰显示食管与邻近纵隔器官的关系。正常食管与邻近器官分界清楚,食管壁厚度不超过5 mm,如食管壁厚度增加,与周围器官分界模糊,则表示有食管病变存在。CT扫描可以充分显示食管癌病灶大小、肿瘤外侵范围及程度,明显优于其他诊断方法。CT扫描还可帮助外科医师决定手术方式,指导放疗医师确定放射治疗靶区,设计满意的放射治疗计划。1981年,Moss提出食管癌的CT分期:Ⅰ期肿瘤局限于食管腔内,食管壁厚度≤5 mm;Ⅱ期肿瘤伴食管壁厚度>5 mm;Ⅲ期食管壁增厚同时肿瘤向邻近器官扩展,如气管、支气管、主动脉或心房;Ⅳ期为任何一期伴有远处转移者。CT扫描时,重点应观察食管壁厚度、肿瘤外侵的程度、范围及淋巴结有无转移。外侵在CT扫描上表现为食管与邻近器官间的脂肪层消失,器官间分界不清。颈胸段食管癌CT扫描显示肿块向前挤压气管,形成气管压迹。轻者可见气管后壁隆起,突向气管腔内;重者肿瘤可将气管推向一侧,气管受压变形,血管移位。中胸段食管癌CT扫描显示食管壁增厚,软组织向前侵犯,使食管与主动脉弓下、气管隆嵴下的脂肪间隙变窄甚至消失,其分界不清。尤其在气管分叉水平,由于肿瘤组织的外侵挤压,造成气管成角改变,有时可见气管向前移位,重者可见气管壁受压而变弯形。肿瘤向右侵犯,CT扫描显示食管壁增厚,奇静脉窝变浅甚至消失。向左后侵犯,CT扫描显示食管与降主动脉间的界线模糊不清。下胸段食管癌由于肿瘤的外侵扩展,CT扫描显示左心房后壁出现明显压迹。CT不能诊断正常大小转移淋巴结,难以诊断食管周围转移淋巴结,一方面是CT难以区别原发灶浸润和淋巴结转移,另一方面是良性的炎症改变也可引起淋巴结肿大,特别是当肿瘤坏死时,易引起淋巴结炎症反应,因此CT对食管癌淋巴结转移的诊断价值很有限。一般认为淋巴结直径<1.0 cm为正常大小,1.0~1.5 cm为可疑淋巴结,淋巴结直径>1.5 cm即为不正常。

CT扫描诊断食管癌的依据是食管壁的厚度、肿瘤外侵的范围及程度,但食管黏膜不能在CT扫描中显示,因此CT扫描难以发现早期食管癌。将CT与X线检查相结合,有助于食管癌的诊断和分期水平的提高。

3.食管脱落细胞学检查

食管脱落细胞学检查方法简便,操作安全,患者痛苦小,其准确率在90%以上,为食管癌大规模普查的重要方法。食管脱落细胞学检查结合X线钡餐检查可作为食管癌的诊断依据,使大多数患者免受食管镜检查痛苦。但食管狭窄有梗阻时,脱落细胞采集器不能通过,应行食管镜检查。

对于食管脱落细胞学检查,大多数患者均能耐受,但对食管癌有出血及出血倾向者,或伴有食管静脉曲张者应禁忌做食管脱落细胞学检查;对食管癌X片上见食管有深溃疡或合并高血压、心脏病及晚期妊娠者,应慎行食管脱落细胞学检查;对全身状况差,过于虚弱的患者应先改善患者一般状况后再做细胞学检查;合并上呼吸道及上消化道急性炎症者,应先控制感染再行细胞学检查。

4.食管镜检查

近年来,纤维食管镜被广泛应用于食管癌的诊断。纤维食管镜镜身柔软,可随意弯曲,光源在体外,插入比较容易,患者痛苦少。食管镜检查时可以在直视下观察肿瘤患者大小、形态和部位,为临床医师提供治疗的依据,同时也可在病变部位做活检或镜刷检查。食管镜检查与食管脱落细胞学检查相结合,是食管癌理想诊断方法。

(1)适应证:①患者有症状,X线钡餐检查阳性,而细胞学诊断阴性时,应先重复做细胞学检查,如仍为阴性者应该做食管镜检查及活检以明确诊断。如X线钡餐检查见食管明显狭窄病例,预计脱落细胞学检查有困难者,应首先考虑食管镜检查。②患者有症状,细胞学诊断阳性,而X线钡餐检查阴性或X片上仅见食管有可疑病变者,需做食管镜检查明确食管病变部位及范围。③患者有症状,细胞学诊断阳性,X线钡餐检查怀疑食管有双段病变时,为了帮助临床医师决定治疗方案的选择,需通过食管镜检查明确食管病变部位及范围。④食管癌普查中，细胞学检查阳性，而患者没有自觉症状，X线钡餐检查阴性，慎重起见，必须做食管镜检查，以便最后确诊。

(2)禁忌证：①严重心肺疾病、明显胸主动脉瘤、高血压未恢复正常、脑出血及无法耐受食管镜检查者。②巨大食管憩室，明显食管静脉曲张或高位食管病变伴高度脊柱弯曲畸形者。③口腔、咽喉、食管及呼吸道急性炎症者。④有严重出血倾向或严重贫血者。

(3)食管镜下表现：①病变处黏膜充血肿胀，微隆起，略高于正常黏膜，颜色较正常黏膜为深，与正常黏膜界线不清楚，镜管触及易出血，管壁舒张度良好。②病变处黏膜糜烂，颜色较正常黏膜为深，失去正常黏膜光泽，有散在小溃疡，表面附有黄白色或灰白色坏死组织，镜管触及易出血，管壁舒张度良好。③病变处黏膜有类似白斑样改变，微隆起，白斑周围黏膜颜色较深，黏膜中断，食管壁较硬，触及不易出血。进展期食管癌病灶直径一般在3 cm以上，在食管镜下可分为肿块型、溃疡型、肿块浸润型、溃疡浸润型及四周狭窄型等5种类型。

## 三、治疗

### (一)放疗

1.适应证

局部区域性食管癌，一般情况较好，无出血和穿孔倾向。

2.禁忌证

恶病质、食管穿孔、食管活动性出血或短期内曾有食管大出血者，同时合并有无法控制的严重内科疾病。

3.放疗前的注意事项

放疗前应注意控制局部炎症，纠正患者营养状况，治疗重要内科夹杂症。放疗中应保持患者的营养供给，防止食物梗阻，进食后应多喝水，防止食物在病灶处潴留，导致或加重局部炎症，影响放疗的敏感性。

4.照射范围和靶区的确定

(1)常规模拟定位：有条件者应在定位前用治疗计划系统(TPS)优化，根据肿瘤实际侵犯范围设定照射野的角度和大小。胸段食管癌一般情况下多采用一前二后野的三野照射技术。根据CT和食管X线片所见肿瘤的具体情况，前野宽7～8 cm，二后斜野宽6～7 cm，病灶上下端各放3～4 cm。缩野时野的宽度不变，上下界缩短到病灶上下各放2 cm。如果肿瘤较大，也可以考虑先前后对穿照射，缩野时改为右前左后照射。颈段食管癌一般仅仅设二个±60°的前野，每个野需采用30°的楔形滤片。

(2)三维适形放疗(3DCRT):参照诊断CT和食管X线片,在定位CT上勾画肿瘤靶区(GTV)及危及器官(OAR),包括脊髓、两侧肺和心脏。GTV勾画的标准为食管壁厚度>0.5 cm,临床靶区(CTV)为GTV前后左右均匀外扩0.5 cm,上下外端外扩2.0 cm。PTV为CTV前后左右均匀外扩0.5 cm,上下外扩1.0 cm,纵隔转移淋巴结的CTV为其GTV均匀外扩0.5 cm,PTV为其CTV均匀外扩0.5 cm。正常组织的限制剂量:①肺(两肺为一个器官),$V_{20}$<25%。Dmean<20 Gy。②脊髓,最大剂量<45 Gy。③心脏平均剂量,1/3<65 Gy,2/3<45 Gy,3/3<30 Gy。(注:$V_{20}$为受到20 Gy或20 Gy以上剂量照射的肺体积占双肺总体积的百分比。Dmean为双肺的平均照射剂量)。

5.剂量和剂量分割

(1)单纯常规分割放疗:为每天照射1次,每次1.8~2.0 Gy,每周照射5~6次,总剂量(60~70 Gy)/(6~8 w)。

(2)后程加速超分割放疗:先大野常规分割放疗,每次1.8 Gy,1次/天,总剂量每23次41.4 Gy;随后缩野照射,每次1.5 Gy,2次/天,间隔时间6小时或6小时以上,总剂量每18次27 Gy。肿瘤的总剂量为每44天41次共68.4 Gy。

(3)同期放疗及化疗时的放疗:放疗为每次1.8 Gy,1次/天,总剂量每38天28次共50.4 Gy(在放疗的第1天开始进行同期化疗),此剂量在欧美和西方国家多用。

6.非手术治疗的疗效

局部区域性食管癌行单纯的常规分割放疗的5年总生存率为10%左右,5年局控率为20%左右。后程加速超分割放疗的总生存率为24%~34%,局控率为55%左右。同期放疗及化疗的生存率为25%~27%,局控率为55%左右。当然,放疗或以放疗为主的综合治疗的生存率高低也与患者的早晚期有密切关系。早期患者的5年生存率可达到80%以上。

### (二)化疗

化疗主要用于姑息治疗,或作为以手术和/或放疗为主的综合治疗的一种辅助方法。近来的研究表明,放疗同期联合化疗能显著提高放疗的疗效,而且随着新的药物(或新的联合方案)的发现,化疗在食管癌治疗中的地位越来越重要。

1.适应证及禁忌证

(1)适应证:对于早期患者,同手术或放疗联合应用;对于晚期患者,用于姑息治疗(最好同其他方法联合应用);对小细胞癌,应同手术或放疗联合应用。

(2)禁忌证:骨髓再生障碍、恶病质,以及脑、心、肝、肾有严重病变且没有控制者。

2.常规用药

(1)紫杉醇+DDP:紫杉醇 175 mg/m$^2$,静脉注射,第 1 天;DDP 40 mg/m$^2$,静脉注射,第2 天、第 3 天。3 周重复。

中国医学科学院肿瘤医院用该方案治疗了 30 例晚期食管癌患者,有效率为 57%。Gaast 等治疗了 31 例晚期食管癌患者,有效率 55%,耐受性好。

(2)TPE:紫杉醇 75 mg/m$^2$,静脉注射,第 1 天;DDP 20 mg/m$^2$,静脉注射,第 1~5 天;5-FU 1 000 mg/m$^2$,静脉注射,第 1~5 天。3 周重复。

Son 等治疗 61 例食管癌,有效率 48%,中位缓解期 5.7 个月,中位生存期 10.8 个月,但毒副作用重,46%患者需减量化疗。

(3) L-OHP + LV + 5-FU: L-OHP 85 mg/m$^2$,静脉注射,第 1 天;LV 500 mg/m$^2$或400 mg/m$^2$,静脉注射,第 1~2 天;5-FU 600 mg/m$^2$,静脉滴注(22 小时持续),第 1~2 天。

Mauer 等报道,34 例食管癌的有效率为 40%,中位有效时间为 4.6 个月。中位生存时间为 7.1 个月,1 年生存率为 31%。主要毒性为白细胞计数下降,4 级 29%。1 例死于白细胞数下降的脓毒血症。2~3 级周围神经损伤为 26%。

(4) CPT-11 + 5-FU + FA: CPT-11 180 mg/m$^2$,静脉注射,第 1 天;FA 500 mg/m$^2$,静脉注射,第1 天;5-FU 2 000 mg/m$^2$,静脉滴注(22 小时持续),第 1 天。每周重复,共 6 周后休息 1 周。

Pozzo 等报道,该方案治疗了 59 例食管癌,有效率 42.4%,中位生存时间为 10.7 个月。3/4 级中性粒细胞下降为 27%,3/4 级腹泻 27%。

(5)多西紫杉醇+CPT-11:CPT-11 160 mg/m$^2$,静脉注射,第 1 天;多西紫杉醇 60 mg/m$^2$,静脉注射,第 1 天。3 周重复。

Govindan 等报道,该方案治疗初治晚期或复发的食管癌,有效率 30%。毒副作用包括 71%患者出现 4 度骨髓抑制,43%患者出现中性粒细胞减少性发热。

(6)吉西他滨(GEM)+LV+5-FU:GEM 1 000 mg/m$^2$,静脉注射,第 1、第 8、第 15 天;LV 25 mg/m$^2$,静脉注射,第 1、第 8、第 15 天;5-FU 600 mg/m$^2$,静脉注射,第 1、第 8、第 15 天。4 周重复。

该方案治疗了 35 例转移性或局部晚期食管癌,有效率 31.4%。中位生存时间 9.8 个月。1 年生存率 37.1%。3~4 级的白细胞下降 58%。

3.单一药物治疗

单一药物治疗食管癌，有效率不高，一般在20%以内。较早的药物包括氟尿嘧啶(5-FU)、丝裂霉素(MMC)、顺铂(DDP)、博来霉素(BLM)、甲氨蝶呤(MTX)、米多恩醌、依利替康(CPT-11)、多柔比星(ADM)和长春地辛(VDS)。新的药物包括紫杉醇、多西他赛、长春瑞滨、吉西他滨、奥沙利铂和卡铂。5-FU和DDP的联合方案被广泛认可，有效率在20%～50%，是食管癌化疗的标准方案。紫杉醇联合5-FU和/或DDP被认为是一个对鳞癌和腺癌都有效的方案。另外，CPT-11和DDP的联合方案也对部分食管鳞癌有效。

4.食管癌联合化疗方案

(1)DDP+5-FU：DDP 100 mg/m$^2$，静脉注射，第1天；5-FU 1 000 mg/m$^2$，静脉滴注(持续)，第1～5天。3～4周重复。

(2)ECF：表柔比星 50 mg/m$^2$，静脉注射，第1天；DDP 60 mg/m$^2$，静脉注射，第1天；5-FU 200 mg/m$^2$，静脉滴注(持续)，第1～21天。3周重复。

(3)吉西他滨+5-FU：吉西他滨 1 000 mg/m$^2$，静脉注射，第1、第8、第15天；5-FU 500 mg/m$^2$，静脉注射，第1、第8、第15天。3周重复。

(4)DDP+VDS+CTX：CTX 200 mg/m$^2$，静脉注射，第2～4天；VDS 1.4 mg/m$^2$，静脉注射，第1、第2天；DDP 90 mg/m$^2$，静脉注射，第3天。3周重复。

(5)DDP+BLM+VDS：DDP 120 mg/m$^2$，静脉注射，第1天；BLM 10 mg/m$^2$，静脉注射，第3～6天；VDS 3 mg/m$^2$，静脉注射，第1天、第8天、第15天。每4周重复。

(6)DDP+ADM+5-FU：DDP 75 mg/m$^2$，静脉注射，第1天；ADM 30 mg/m$^2$，静脉注射，第1天；5-FU 600 mg/m$^2$，静脉注射，第1、第8天。3～4周重复。

(7)BLM+VP-16+DDP：VP-16 100 mg/m$^2$，静脉注射，第1、第3、第5天；DDP 80 mg/m$^2$，静脉注射，第1天；BLM 10 mg/m$^2$，静脉注射，第3～5天。4周重复。

(8)DDP+BLM：DDP 35 mg/m$^2$，静脉注射，第1～3天；BLM 15 mg/m$^2$，静脉滴注(18小时持续)，第1～3天。3～4周重复。

# 第二节 胆 管 癌

胆管分为肝内胆管和肝外胆管，通常所谓的胆管癌是指肝外胆管的恶性肿瘤，本节主要讨论肝外胆管癌的有关内容。

1889 年 Musser 首先报道了 18 例原发性肝外胆管癌，之后不少学者对此病的临床和病理特点进行了详细的描述。

## 一、流行病学

### (一)发病率

曾认为胆管癌是一种少见的恶性肿瘤，但从近年来各国胆管癌的病例报道看，尽管缺乏具体的数字，其发病率仍显示有增高的趋势，这种情况也可能与对此病的认识提高，以及影像学诊断技术的进步有关。早在 20 世纪 50 年代国外收集的尸检资料 129 571 例中显示，胆管癌的发现率为 0.012%～0.458%，平均为 0.12%。胆管癌在全部恶性肿瘤死亡者中占 2.88%～4.65%。我国的尸检资料表明肝外胆管癌占 0.07%～0.30%。目前西欧国家胆管癌的发病率约为2/10 万。

### (二)发病年龄和性别

我国胆管癌的发病年龄分布在 20～89 岁，平均 59 岁，发病的高峰年龄为 50～60 岁。

胆管癌男性多于女性，男性与女性发病率之比为(1.5～3.0)∶1。

### (三)种族和地理位置分布

胆管癌具有一定的种族及地理分布差异，如美国发病率为 1.0/10 万，西欧为 2/10 万，以色列为7.3/10 万，日本为 5.5/10 万，而同在美国，印第安人为 6.5/10 万。在泰国，肝吸虫病高发区的胆管癌发病率高达 54/10 万。

在我国以华南和东南沿海地区发病率为高。

## 二、病因

胆管癌的发病原因尚未明了，据研究可能与下列因素有关。

### (一)胆管结石

1.流行病学研究

约1/3的胆管癌患者合并胆管结石,而5%~10%的胆管结石患者将会发生胆管癌。流行病学研究提示了胆管结石是胆管癌的高危因素,肝胆管结石合并胆管癌的发病率为0.36%~10.00%。

2.病理学研究

病理形态学、组织化学和免疫组织化学等研究已发现,结石处的胆管壁有间变的存在和异型增生等恶变的趋势,胆管壁上皮细胞DNA含量增加,增生细胞核抗原表达增高。胆管在结石和长期慢性炎症刺激的基础上可以发生胆管上皮增生、化生,进一步发展成为癌。

肝内胆管结石基础上发生胆管癌是尤其应该引起注意,因为肝内胆管结石起病隐匿,临床表现不明显,诊断明确后医师和患者大多首选非手术治疗,致使结石长期刺激胆管壁,引起胆管反复感染、胆管狭窄和胆汁淤积,从而诱发胆管黏膜上皮的不典型增生,最终导致癌变。

### (二)胆总管囊状扩张

先天性胆管囊肿具有癌变倾向。由于本病大多合并有胰胆管汇合异常,胰液反流入胆管,胆汁内磷脂酰胆碱被磷脂酶氧化为脱脂酸磷脂酰胆碱,后者被吸收造成胆管上皮损害。在胰液的作用下,胆管出现慢性炎症、增生及肠上皮化生,导致癌变。囊肿内结石形成、细菌感染也是导致癌变发生的主要原因。

有报道2.8%~28.0%的患者可发生癌变,成年患者的癌变率远远高于婴幼儿。

过去认为行胆肠内引流术除了反流性胆管炎外无严重并发症,但近年来报道接受胆肠内引流手术的患者发生胆管癌者逐渐增多。行囊肿小肠内引流术后,含有肠激肽的小肠液进入胆管内,使胰液中的蛋白水解酶激活,加速胆管壁的恶变过程。有调查表明接受胆肠内引流术后发生的胆管癌与胆管炎关系密切,因此,对接受胆肠内引流手术并有反复胆管炎发作的患者,要严密观察以发现术后远期出现的胆管癌。

### (三)原发性硬化性胆管炎

原发性硬化性胆管炎组织学特点是胆管壁的大量纤维组织增生,与硬化型的胆管癌常难区别。一般认为原发性硬化性胆管炎是胆管癌的癌前病变。在因原发性硬化性胆管炎而死亡的患者尸解和行肝移植手术的病例中,分别有40%

和9%～36%被证明为胆管癌。1991年，Rosen对Mayo医院70例诊断为原发性硬化性胆管炎的患者追踪随访30个月，其中15例死亡，12例尸检发现5例合并有胆管癌，发生率占尸检者的42%。

### (四)慢性溃疡性结肠炎

有8%的胆管癌患者有慢性溃疡性结肠炎。慢性溃疡性结肠炎患者胆管癌的发生率为0.4%～1.4%，其危险性远远高于一般人群。慢性溃疡性结肠炎患者发生胆管癌的平均年龄为40～50岁，比一般的胆管癌患者发病时间提早10～20年。

### (五)胆管寄生虫病

华支睾吸虫病是日本、朝鲜、韩国和中国等远东地区常见的胆管寄生虫病，泰国东北地区多见由麝猫后睾吸虫所引起的胆管寄生虫病。吸虫可长期寄生在肝内外胆管，临床病理学上可见因虫体梗阻胆管导致的胆汁淤积和胆管及其周围组织的慢性炎症。有报道此种病变持续日久可并发胆汁性肝硬化或肝内外胆管癌，因而认为华支睾吸虫具有作为胆管细胞癌启动因子作用的可能性。研究发现胆管细胞癌发生率与肝吸虫抗体效价、粪便中虫卵数量之间呈显著的相关性。本虫致癌的机制可能如下：①虫体长期寄生在胆管内，其吸盘致胆管上皮反复溃疡和脱落，继发细菌感染，胆管长期受到机械刺激。②本虫代谢产物及成虫死亡降解产物所致的化学刺激。③与其他因素协同作用。如致癌物(亚硝基化合物等)，以及本身免疫、遗传等因素导致胆管上皮细胞发育不良及基因改变。

### (六)其他

过去认为，丙型肝炎病毒(HCV)是肝细胞病毒，病毒复制及其引起的细胞损伤局限于肝脏，但近来研究发现，HCV可以在肝外组织如肾、胰腺、心肌、胆管上皮细胞等存在或复制，并可能通过免疫反应引起肝外组织损伤。HCV感染可致胆管损伤，胆管上皮细胞肿胀，空泡形成，假复层化，基膜断裂伴淋巴细胞、浆细胞和中性粒细胞浸润。目前认为HCV的致癌机制是通过其蛋白产物间接影响细胞增生分化或激活癌基因、灭活抑癌基因而致癌，其中HCV C蛋白在致癌中起重要作用。C蛋白可作为一种基因调节蛋白，与癌基因在内调节细胞生长分化的一种或多种因子相互作用，使正常细胞生长失去控制形成肿瘤。

有报道结、直肠切除术后，慢性伤寒带菌者均与胆管癌的发病有关。有的放射性核素如钍可诱发胆管癌，另外一些化学致癌剂如石棉、亚硝酸盐，一些药物如异烟肼、卡比多巴、避孕药等，都可能与胆管癌的发病有关。

## 三、病理

### (一)大体病理特征

根据肿瘤的大体形态可将胆管癌分为乳头状型、硬化型、结节型和弥漫浸润型四种类型。胆管癌一般较少形成肿块,而多为管壁浸润、增厚、管腔闭塞;癌组织易向周围组织浸润,常侵犯神经和肝脏;患者常并发肝内和胆管感染而致死。

1.乳头状癌

大体形态呈乳头状的灰白色或粉红色易碎组织,常为管内多发病灶,向表面生长,形成大小不等的乳头状结构,排列整齐,癌细胞间可有正常组织。好发于下段胆管,易引起胆管的不完全阻塞。此型肿瘤主要沿胆管黏膜向上浸润,一般不向胆管周围组织、血管、神经淋巴间隙及肝组织浸润。手术切除成功率高,预后良好。

2.硬化型癌

硬化型癌表现为灰白色的环状硬结,常沿胆管黏膜下层浸润,使胆管壁增厚、大量纤维组织增生,并向管外浸润形成纤维性硬块;伴部分胆管完全闭塞,病变胆管伴溃疡、慢性炎症,以及不典型增生存在。好发于肝门部胆管,是肝门部胆管癌中最常见的类型。硬化型癌细胞分化良好,常散在分布于大量的纤维结缔组织中,容易与硬化性胆管炎、胆管壁慢性炎症所致的瘢痕化、纤维组织增生相混淆,有时甚至在手术中冷冻组织病理切片检查也难以做出正确诊断。硬化型癌有明显的沿胆管壁向上浸润、向胆管周围组织和肝实质侵犯的倾向,故根治性手术切除时常需切除肝叶。尽管如此,手术切缘还经常残留癌组织,达不到真正的根治性切除,预后较差。

3.结节型癌

肿块形成一个突向胆管远方的结节,结节基底部和胆管壁相连续,其胆管内表面常不规则。瘤体一般较小,基底宽、表面不规则。此型肿瘤常沿胆管黏膜浸润,向胆管周围组织和血管浸润程度较硬化型轻,手术切除率较高,预后较好。

4.弥漫浸润型癌

较少见,约占胆管癌的7%。癌组织沿胆管壁广泛浸润肝内、外胆管,管壁增厚、管腔狭窄,管周结缔组织明显炎症反应,难以确定癌原始发生的胆管部位,一般无法手术切除,预后差。

### (二)病理组织学类型

肝外胆管癌组织学缺乏统一的分类,常用的是按癌细胞类型分化程度和生长方式分为6型:①乳头状腺癌;②高分化腺癌;③低分化腺癌;④未分化癌;⑤印戒细胞癌;⑥鳞状细胞癌等。以腺癌多见。分型研究报道各家不尽一致,但最常见的组织学类型仍为乳头状腺癌、高分化腺癌,占90%以上,少数为低分化腺癌和黏液腺癌,也有罕见的胆总管平滑肌肉瘤的报道等。

**(三)转移途径**

由于胆管周围有血管、淋巴管网和神经丛包绕,胆管癌细胞可通过多通道沿胆管周围向肝内或肝外扩散、滞留、生长和繁殖。胆管癌的转移包括淋巴转移、血行转移、神经转移、浸润转移等,通过以上多种方式可转移至其他许多脏器。肝门部胆管癌细胞可经多通道沿胆管周围淋巴、血管和神经周围间隙,向肝内方向及十二指肠韧带内扩散和蔓延,但较少发生远处转移。

1.淋巴转移

胆管在肝内与门静脉、肝动脉的分支包绕在Glisson鞘内,其中尚有丰富的神经纤维和淋巴。Glisson鞘外延至肝十二指肠韧带,其内存在更丰富的神经纤维、淋巴管、淋巴结及疏松结缔组织,而且胆管本身有丰富的黏膜下血管和淋巴管管网。近年来随着高位胆管癌切除术的发展,肝门的淋巴结引流得到重视。有学者在27例肝门部淋巴结的解剖中,证明肝横沟后方门静脉之后存在淋巴结,粗大的引流淋巴管伴随着门静脉,且在胆囊淋巴结、胆总管淋巴结与肝动脉淋巴结之间有粗大的淋巴管相通。

淋巴转移为胆管癌最常见的转移途径,并且很早期就可能发生。有报道仅病理检验限于黏膜内的早期胆管癌变发生了区域淋巴结转移。胆管癌的淋巴结分组:①胆囊管淋巴结;②胆总管周围淋巴结;③小网膜孔淋巴结;④胰十二指肠前、后淋巴结;⑤胰十二指肠后上淋巴结;⑥门静脉后淋巴结;⑦腹腔动脉旁淋巴结;⑧肝固有动脉淋巴结;⑨肝总动脉旁前、后组淋巴结;⑩肠系膜上动脉旁淋巴结,又分为肠系膜上动脉、胰十二指肠下动脉和结肠中动脉根部,以及第一支空肠动脉根部4组淋巴结。

总体看来,肝门部胆管癌淋巴结转移是沿肝动脉途径为主;中段胆管癌淋巴结转移广泛,除了侵犯胰后淋巴结外,还可累及肠系膜上动脉和主动脉旁淋巴结;远段胆管癌,转移的淋巴结多限于胰头周围。

2.浸润转移

胆管癌细胞沿胆管壁向上下及周围直接浸润是胆管癌转移的主要特征之一。癌细胞多在胆管壁内弥漫性浸润性生长,且与胆管及周围结缔组织增生并存,使胆管癌浸润范围难以辨认,为手术中判断切除范围带来困难。此外,直接浸润的结果也导致胆管周围重要的毗邻结构如大血管、肝脏受侵，使手术切除范围受限而难以达到根治性切除，而癌组织残留是导致术后很快复发的主要原因之一。

3.血行转移

病理学研究表明，胆管癌标本中及周围发现血管受侵者达58.3%～77.5%，说明侵犯血管是胆管癌细胞常见的生物学现象。胆管癌肿瘤血管密度与癌肿的转移发生率明显相关，且随着肿瘤血管密度的增加而转移发生率也升高，提示肿瘤血管生成在胆管癌浸润和转移中发挥重要的作用。临床观察到胆管癌常常发生淋巴系统转移，事实上肿瘤血管生成和血管侵犯与淋巴转移密切相关。因此，在胆管癌浸润和转移发生过程中，肿瘤血管生成和血管侵犯是基本的环节。

4.神经转移

支配肝外胆管的迷走神经和交感神经在肝十二指肠韧带上组成肝前神经丛和肝后神经丛。包绕神经纤维有一外膜完整、连续的间隙，称为神经周围间隙。以往多认为，神经周围间隙是淋巴系统的组成部分，但后来许多学者通过光镜和电镜观察证明，神经周围间隙是一个独立的系统，与淋巴系统无任何关系，肿瘤细胞通过神经周围间隙可向近端或远端方向转移。统计表明，神经周围间隙癌细胞浸润与肝及肝十二指肠韧带结缔组织转移明显相关，提示某些患者肝脏、肝十二指肠韧带及周围结缔组织的癌转移可能是通过神经周围间隙癌细胞扩散而实现的。因此，神经周围间隙浸润应当是判断胆管癌预后的重要因素。

## 四、临床分型和临床表现

### (一)胆管癌分类

从胆管外科处理胆管癌的应用角度考虑，肝外胆管癌根据部位的不同又可分为高位胆管癌（又称肝门部胆管癌）、中段胆管癌和下段（低位）胆管癌三类。不同部位的胆管癌临床表现也不尽相同。肝门部胆管癌又称为Klatskin肿瘤，一般是指胆囊管开口水平以上至左右肝管的肝外部分，包括肝总管、汇合部胆管、左右肝管的一级分支，以及双侧尾叶肝管的开口的胆管癌。中段胆管癌是发生于胆总管十二指肠上段、十二指肠后段的肝外胆管癌。下段胆管癌是指发生于胆总管胰腺段、十二指肠壁内段的肝外胆管癌。其中肝门部胆管癌最常见，占胆管癌的1/2～3/4，而且由于其解剖部位特殊，以及治疗困难，是胆管癌中讨论最多的话题。

Bismuth-Corlette根据病变发生的部位，将肝门部胆管癌分为如下五型，现为国内外临床广泛使用：Ⅰ型，肿瘤位于肝总管，未侵犯汇合部；Ⅱ型，肿瘤位于左右肝管汇合部，未侵犯左、右肝管；Ⅲ型，肿瘤位于汇合部胆管并已侵犯右肝管（Ⅲa）或侵犯左肝管（Ⅲb）；Ⅳ型，肿瘤已侵犯左右双侧肝管。在此基础上，国内学者又将Ⅳ型分为Ⅳa及Ⅳb型。

### （二）症状和体征

早期可无明显表现，或仅有上腹部不适、疼痛、食欲缺乏等不典型症状，随着病变进展，可出现下列症状及体征。

1.黄疸

90%以上的患者可出现，由于黄疸为梗阻性，大多数是无痛性渐进性黄疸，皮肤瘙痒，大便呈陶土色。

2.腹痛

主要是右上腹或背部隐痛，规律性差，且症状难以控制。

3.胆囊肿大

中下段胆管癌患者有时可触及肿大的胆囊。

4.肝大

各种部位的胆管癌都可能出现，如果胆管梗阻时间长，肝脏损害至肝功能失代偿期可出现腹水等门静脉高压的表现。肝门部胆管癌如首发于一侧肝管，则可表现为患侧肝脏的缩小和健侧肝脏的增生肿大，即所谓“肝脏萎缩-肥大复合征”。

5.胆管炎表现

合并胆管感染时出现右上腹疼痛、寒战高热、黄疸。

6.晚期表现

晚期表现可有消瘦、贫血、腹水、大便隐血试验阳性等，甚至呈恶病质。有的患者可触及腹部包块。

## 五、诊断

胆管癌可结合临床表现、实验室及影像学检查而做出初步诊断。术前确诊往往需行胆汁脱落细胞学检查，术中可做活检等。肝外胆管癌术前诊断目的：①明确病变性质；②明确病变的部位和范围；③确定肝内外有无转移灶；④了解肝叶有无萎缩和肥大；⑤了解手术切除的难度。

### （一）实验室检查

由于胆管梗阻之故，患者血中总胆红素（TBil）、直接胆红素（DBIL）、碱性磷酸酶（ALP）和γ-谷氨酰转移酶（γ-GT）均显著升高，而转氨酶ALT和AST一般只出现轻度异常,借此可与肝细胞性黄疸鉴别。另外,维生素 K 吸收障碍,致使肝脏合成凝血因子受阻,凝血酶原时间延长。

**(二)影像学检查**

1.超声检查

B超是首选的检查方法,具有无创、简便、价廉的优点。可初步判定:①肝内、外胆管是否扩张,胆管有无梗阻。②梗阻部位是否在胆管。③胆管梗阻病变的性质。彩色多普勒超声检查可以明确肿瘤与其邻近的门静脉和肝动脉的关系,利于术前判断胆管癌尤其是肝门部胆管癌患者根治切除的可能性。但常规超声检查易受肥胖、肠道气体和检查者经验的影响,有时对微小病变不能定性,而且对手术切除的可能性判断有较大局限性。近年发展的超声内镜检查法(EUS)通过内镜将超声探头直接送入胃十二指肠检查胆管,不受肥胖及胃肠道气体等因素干扰,超声探头频率高,成像更清晰,对病灶的观察更细微,能弥补常规超声的不足,但作为侵入性检查,难免有并发症发生。

2.计算机断层成像(CT)

计算机断层成像是诊断胆管癌最成熟最常用的影像学检查方法,能显示胆管梗阻的部位、梗阻近端胆管的扩张程度,显示胆管壁的形态、厚度,以及肿瘤的大小、形态、边界和外侵程度,可了解腹腔转移的情况。

(1)直接征象:受累部胆管管腔呈偏心性或管腔突然中断。①肿块型:局部可见软组织肿块,直径为2～6 cm,边界不清,密度不均匀。②腔内型:胆管内可见结节状软组织影,凸向腔内大小为 0.5～1.5 cm,密度均匀并可见局限性管壁增厚。③厚壁型:表现为局限性管壁不均匀性增厚,厚度为 0.3～2.0 cm,内缘凹凸不平,占据管壁周径 1/2 以上。增强扫描后病灶均匀或不均匀强化,肝门区胆管癌肿瘤低度强化,胆总管癌强化低于正常肝管强化程度,胆总管末端肿瘤强化低于胰头的强化程度。值得注意的是胆管癌在 CT 增强扫描中延迟强化的意义,在动态双期扫描中呈低密度者占大多数,但是经过 8～15 分钟后扫描,肿瘤无低密度表现,大部分有明显强化。

(2)间接征象。①胆囊的改变:肝总管癌如累及胆囊管或胆囊颈部,可使胆囊壁不规则增厚、胆囊轻度扩张;晚期累及胆囊体部表现为胆囊软组织肿块。胆总管以下的癌呈现明显的胆囊扩大,胆汁淤积。②胰腺的改变:胰段或 Vater 壶腹癌往往胰头体积增大,形态不规则,增强扫描受累部低度强化;常伴有胰管扩张。③十二指肠的改变:Vater 壶腹癌可见十二指肠壁破坏,并可见肿块突入十二指肠腔内。④肝脏的改变:肝门部胆管癌直接侵犯肝脏时表现为肿块与肝脏分界不清，受累的肝脏呈低密度；肝脏转移时表现为肝脏内多发小的类圆形低密度灶。

3.磁共振(MRI)

MRI与CT成像原理不同，但图像相似，胆管癌可表现为腔内型、厚壁型、肿块型等。近年出现的磁共振胰胆管成像(MRCP)，是根据胆汁含有大量水分且有较长的 $T_2$ 弛豫时间，利用MR的重 $T_2$ 加权技术效果突出长 $T_2$ 组织信号，使含有水分的胆管、胰管结构显影，产生水造影结果的方法。

(1)肝门部胆管癌表现：①肝内胆管扩张，形态为"软藤样"。②肝总管、左肝管或右肝管起始部狭窄、中断或腔内充盈缺损。③肝门部软组织肿块，向腔内或腔外生长，直径可达2～4 cm。$T_1$、$T_2$ 均为等信号，增强后呈轻度或中等强化。④MRCP表现肝内胆管树"软藤样"扩张及肝门部胆管狭窄、中断或充盈缺损。⑤肝内多发转移可见散在低信号影，淋巴结转移和/或血管受侵有相应的表现。

(2)中下段胆管癌表现：①肝内胆管"软藤样"扩张，呈中度到重度。②软组织肿块，$T_1$ 呈等信号，$T_2$ 呈稍高信号，增强后呈轻度强化。③梗阻处胆总管狭窄、中断、截断和腔内充盈缺损等征象。④胆囊增大。⑤MRCP表现肝内胆管和梗阻部位以上胆总管扩张，中至重度，梗阻段胆总管呈截断状、乳头状或鼠尾状等，胰头受侵时胰管扩张呈"双管征"。

4.经皮肝穿刺胆管造影(PTC)和内镜逆行胆胰管造影(ERCP)

经B超或CT检查显示肝内胆管扩张的患者，可行PTC检查，能显示肿瘤部位、病变上缘和侵犯肝管的范围及其与肝管汇合部的关系，诊断正确率可达90%以上，是一种可靠实用的检查方法。但本法创伤大，且可能引起胆漏、胆管炎和胆管出血，甚至需要急症手术治疗，因此PTC检查要慎重。PTC也可与ERCP联用，完整地显示整个胆管树，有助于明确病变的部位、病灶的上下界限及病变性质。单独应用ERCP可显示胆总管中下段的情况，尤其适用于有胆管不全性梗阻伴有凝血机制障碍者。肝外胆管癌在ERCP上的表现为边缘不整的胆管狭窄、梗阻和非游走性充盈缺损。胆管完全梗阻的患者单纯行ERCP检查并不能了解梗阻近侧的肿瘤情况，故同时进行PTC可加以弥补。

PTC在肝外胆管癌引起的梗阻性黄疸具有很高的诊断价值，有助于术前确定肿瘤确切部位、初步评估能否手术及手术切除范围。虽然影像学诊断发展出了许多新的方法，但不能完全替代PTC。行PTC时如能从引流的胆汁中做离心细胞学检查找到癌细胞，即可确诊。还可以在PTC的基础上对窦道进行扩张以便行经皮经肝胆管镜检查(PTCS)，观察胆管黏膜情况，是否有隆起病变或黏膜破坏等。PTCS如能成功达到肿瘤部位检查有很高价值，确诊率优于胆管造影，尤其是早期病变和多发病变的诊断。

5.选择性血管造影(SCAG)及经肝门静脉造影(PTP)

选择性血管造影(SCAG)及经肝门静脉造影(PTP)可显示肝门部血管情况及其与肿瘤的关系。胆管部肿瘤多属血供较少，主要显示肝门处血管是否受侵犯。若肝动脉及门静脉主干受侵犯，表示肿瘤有胆管外浸润，根治性切除困难。

**(三)定性诊断方法**

术前行细胞学检查的途径有PTCD、ERCP收集胆汁、B超引导下经皮肝胆管穿刺抽取胆汁或肿块穿刺抽吸组织细胞活检，还可行PTCS钳取组织活检。国外还有人用经十二指肠乳头胆管活检诊断肝外(下段)胆管癌，报道确诊率可达80%。

胆汁脱落细胞检查、经胆管造影用的造影管和内镜刷洗物细胞学检查、胆汁的肿瘤相关抗原检查、DNA流式细胞仪分析和*ras*基因检测等方法，可提高定性诊断率，但阳性率不高。故在临床工作中不要过分强调术前定性诊断，应及时手术治疗，术中活检达到定性诊断目的。

**(四)肿瘤标志物检测**

胆管癌特异性的肿瘤标志物迄今为止仍未发现，故肿瘤标志物检测只能作为诊断参考，要结合临床具体分析。

1.癌胚抗原(CEA)

CEA在胆管癌患者的血清、胆汁和胆管上皮均存在。检测血清CEA对诊断胆管癌无灵敏度和特异性，但胆管癌患者胆汁CEA明显高于胆管良性狭窄患者，测定胆汁CEA有助于胆管癌的早期诊断。

2.CA19-9和CA50

血清CA19-9＞100 U/mL时对胆管癌有一定诊断价值，肿瘤已切除患者血清CA19-9浓度明显低于肿瘤未切除患者，因此CA19-9对诊断胆管癌和监测疗效有一定作用。CA50诊断胆管癌的灵敏度为94.5%，特异性只有33.3%。有报道用人胆管癌细胞系TK进行体内和体外研究，发现组织培养的上清液和裸鼠荷胆管癌组织的细胞外液中，有高浓度的CA50和CA19-9。

3.IL-6

在正常情况下其血清值不能测出。研究发现92.9%肝细胞癌、100%胆管癌、53.8%结直肠癌肝转移和40%良性胆管疾病患者的血清可测出IL-6，从平均值、阳性判断值、灵敏度和特异性等方面，胆管癌患者显著高于其他肿瘤。IL-6

可能是诊断胆管癌较理想的肿瘤标志物之一。

## 六、外科治疗

### (一)肝门部胆管癌的外科治疗

1.术前准备

由于肝门部胆管癌切除手术范围广,很多情况下需同时施行肝叶切除术,且患者往往有重度黄疸、营养不良、免疫功能低下,加上胆管癌患者一般年龄偏大,所以良好的术前准备是十分重要的。

(1)一般准备:系统的实验室和影像学检查,了解全身情况,补充生理需要的水分、电解质等,并在术前和术中使用抗菌药物。术前必须确认心肺功能是否能够耐受手术,轻度心肺功能不良应术前纠正。凝血功能障碍也应在术前尽量予以纠正。

(2)保肝治疗:对较长时间、严重黄疸的患者,尤其是可能采用大范围肝、胆、胰切除手术的患者,术前对肝功能的评估及保肝治疗十分重要。有些病变局部情况尚可切除的,因为肝脏储备状态不够而难以承受,丧失了手术机会。术前准备充分的患者,有的手术复杂、时间长、范围大,仍可以平稳渡过围手术期。术前准备是保证手术实施的安全和减少并发症、降低死亡率的前提。有下列情况时表明肝功能不良,不宜合并施行肝手术,尤其禁忌半肝以上的肝或胰切除手术:①血清总胆红素在256 μmol/L以上;②血清蛋白在35 g/L以下;③凝血酶原活动度低于60%,时间延长>6秒,且注射维生素K一周后仍难以纠正。④吲哚菁绿清除试验(ICGR)异常。

术前应用CT测出全肝体积、拟切除肝体积,计算出保留肝的体积,有助于拟行扩大的肝门胆管癌根治性切除的肝功能评估。另外,糖耐量试验、前蛋白的测定等都有助于对患者肝功能的估计。术前保肝治疗是必需的,但是如果胆管梗阻不能解除,仅依靠药物保肝治疗效果不佳。目前常用药物目的是降低转氨酶、补充能量、增加营养。常用高渗葡萄糖、清蛋白、支链氨基酸、葡醛内酯、辅酶$Q_{10}$、维生素K、大剂量维生素C等。术前保肝治疗还要注意避免使用对肝脏有损害的药物。

(3)营养支持:术前给予合适的营养支持能改善患者的营养状况,使术后并发症减少。研究表明,肠外营养可使淋巴细胞总数增加,改善免疫机制,防御感染,促进伤口愈合。目前公认围手术期营养支持对降低并发症发生率和手术死亡率,促进患者康复有肯定的效果。对一般患者,可采用周围静脉输入营养;重症患者或预计手术较大者，可于手术前 5～7 天留置深静脉输液管。对肝轻度损害的患者行营养支持时，热量供应 8 372～10 465 J/d，蛋白质 1.0～1.5 g/(kg・d)。糖占非蛋白质热量的 60%～70%，脂肪占30%～40%。血糖高时，可给予外源性胰岛素。肝硬化患者热量供给为 6 279～8 372 J/d，无肝性脑病时，蛋白质用量为 1.0～1.5 g/(kg・d)；有肝性脑病时，则需限制蛋白质用量，根据病情限制在30～40 g/d。可给予 37%～50%的支链氨基酸，以提供能量，提高血液中支链氨基酸与芳香族氨基酸的比例，达到营养支持与治疗肝病的双重目的。支链氨基酸用量 1 g/(kg・d)，脂肪为 0.5～1.0 g/(kg・d)。此外，还必须供给足够的维生素和微量元素。对于梗阻性黄疸患者，热量供给应为 105～126 J/(kg・d)，糖量为 4～5 g/(kg・d)，蛋白质为 1.5～2.0 g/(kg・d)，脂肪量限制在 0.5～1.0 g/(kg・d)。给予的脂肪制剂以中链脂肪和长链脂肪的混合物为宜。必须给予足够的维生素，特别是脂溶性维生素。如果血清胆红素＞256 μmol/L，可行胆汁引流以配合营养支持的进行。

(4)减黄治疗：对术前减黄、引流仍然存在争论。不主张减黄的理由：①减黄术后病死率和并发症发生率并未降低；②术前经内镜鼻胆管引流(ENBD)难以成功；③术前经皮肝穿刺胆管外引流(PTCD)并发症尤其嵌闭性胆管感染的威胁大。

主张减黄的理由：①扩大根治性切除术需良好的术前准备，减黄很必要；②术前减压 3 周，比 1 周、2 周都好；③内皮系统功能和凝血功能有显著改善；④在细胞水平如前列腺素类代谢都有利于缓解肝损害；⑤有利于大块肝切除的安全性。国内一般对血清总胆红素高于 256 μmol/L 的病例，在计划实施大的根治术或大块肝切除术前多采取减黄、引流。普遍认为对于黄疸重、时间长(1 个月以上)、肝功不良，而且需做大手术处理，先行减黄、引流术是有益和必要的。如果引流减黄有效，但全身情况没有明显改善，肝功能恢复不理想，拟行大手术的抉择也应慎重。国外有人在减黄成功的同时，用病侧门静脉干介入性栓塞，促使病侧肝萎缩和健侧肝的增生，既利于手术，又利于减少术后肝代偿不良的并发症，可做借鉴。

(5)判断病变切除的可能性：肝门部胆管癌术前准备中的重要环节，有利于制订可行的手术方案，减少盲目性。主要是根据影像学检查来判断，但是在术前要达到准确判断的目的非常困难，有时需要剖腹探查后才能肯定，所以应强调多种检查方式的互相补充。如果影像学检查表明肿瘤累及 4 个或以上的肝段胆管，则切除的可能性为零；如果侵犯的胆管在 3 个肝段以下，约有 50%可能切除；

如仅累及一个肝段胆管，切除率可能达83%。如果发现肝动脉、肠系膜上动脉或门静脉被包裹时，切除率仍有35%，但若血管完全闭塞，则切除率为零。有下列情况者应视为手术切除的禁忌证：①腹膜种植转移；②肝门部广泛性淋巴结转移；③双侧肝内转移；④双侧二级以上肝管受侵犯；⑤肝固有动脉或左右肝动脉同时受侵犯；⑥双侧门静脉干或门静脉主干为肿瘤直接侵犯包裹。

2.手术方法

根据 Bismuth-Corlette 临床分型，对Ⅰ型肿瘤可采取肿瘤及肝外胆管切除(包括低位切断胆总管、切除胆囊、清除肝门部淋巴结)；Ⅱ型行肿瘤切除加尾叶切除，为了便于显露可切除肝方叶，其余范围同Ⅰ型；Ⅲa 型应在上述基础上同时切除右半肝，Ⅲb 型同时切除左半肝；Ⅳ型肿瘤侵犯范围广，切除难度大，可考虑全肝切除及肝移植术。尾状叶位于第一肝门后，其肝管短、距肝门胆管汇合部近，左右二支尾状叶肝管分别汇入左右肝管或左肝管和左后肝管。肝门部胆管癌的远处转移发生较晚，但沿胆管及胆管周围组织浸润扩散十分常见。侵犯汇合部肝管以上的胆管癌均有可能侵犯尾叶肝管和肝组织，有一组报道占97%。因而，尾状叶切除应当是肝门区胆管癌根治性切除的主要内容。胆管癌细胞既可直接浸润，也可通过血管、淋巴管，或通过神经周围间隙，转移至肝内外胆管及肝十二指肠韧带结缔组织内，因此，手术切除胆管癌时仔细解剖、切除肝门区神经纤维、神经丛，有时甚至包括右侧腹腔神经节，应当是胆管癌根治性切除的基本要求之一。同时，尽可能彻底地将肝十二指肠韧带内结缔组织连同脂肪淋巴组织一并清除，实现肝门区血管的“骨骼化”。

(1)切口：多采用右肋缘下斜切口或上腹部屋顶样切口，可获得较好的暴露。

(2)探查：切断肝圆韧带，系统探查腹腔，确定病变范围。如有腹膜种植转移或广泛转移，根治性手术已不可能，不应勉强。必要时对可疑病变取活检行组织冰冻切片病理检查。肝门部肿瘤的探查可向上拉开肝方叶，分开肝门板，进入肝门横沟并向两侧分离，一般可以发现在横沟深部的硬结，较固定，常向肝内方向延伸，此时应注意检查左右肝管的受累情况。继而，术者用左手示指或中指伸入小网膜孔，拇指在肝十二指肠韧带前，触摸肝外胆管的全程、肝动脉、门静脉主干，了解肿瘤侵犯血管的情况。可结合术中超声、术中造影等，并与术前影像学检查资料进行对比，进一步掌握肿瘤分型和分期。根据探查结果，调整或改变术前拟定的手术方式。

(3)Ⅰ型胆管癌的切除：决定行肿瘤切除后，首先解剖肝十二指肠韧带内组织。贴十二指肠上部剪开肝十二指肠韧带前面的腹膜，分离出位于右前方的肝外胆管，继而解剖分离肝固有动脉及其分支，再解剖分离位于后方的门静脉干。三种管道分离后均用细硅胶管牵开。然后解剖 Calot 三角，切断、结扎胆囊动脉，将胆囊从胆囊床上分离下来，胆囊管暂时可不予切断。

在十二指肠上缘或更低部位切断胆总管，远端结扎；以近端胆总管作为牵引，向上将胆总管及肝十二指肠韧带内的淋巴、脂肪、神经、纤维组织整块从门静脉和肝动脉上分离，直至肝门部肿瘤上方。此时肝十二指肠韧带内已达到“骨骼化”。有时需将左、右肝管的汇合部显露并与其后方的门静脉分叉部分开。然后在距肿瘤上缘约 1 cm 处切断近端胆管。去除标本，送病理检验。如胆管上端切缘有癌细胞残留，应扩大切除范围。切缘无癌细胞残留者，如果胆管吻合张力不大，可直接行胆管对端吻合；但是通常切断的胆总管很靠下方，直接吻合往往困难，以高位胆管和空肠 Roux-en-Y 吻合术为宜。

(4)Ⅱ型胆管癌的切除：判断肿瘤能够切除后，按Ⅰ型肝门部胆管癌的有关步骤进行，然后解剖分离肝门板，将胆囊和胆总管向下牵引，用 S 形拉钩拉开肝方叶下缘，切断肝左内外叶间的肝组织桥，便可显露肝门横沟的上缘。如果胆管癌局限，不需行肝叶切除，则可在肝门的前缘切开肝包膜，沿包膜向下分离使肝实质与肝门板分开，使肝门板降低。此时左右肝管汇合部及左右肝管已经暴露。如汇合部胆管或左右肝管显露不满意，可在切除胆管肿瘤之前先切除部分肝方叶。

尾状叶切除量的多少和切除部位视肿瘤的浸润范围而定，多数医师强调完整切除。常规于第一肝门和下腔静脉的肝上下段预置阻断带，以防门静脉和腔静脉凶猛出血。尾叶切除有左、中、右三种途径，左侧(小网膜)径路是充分离断肝胃韧带，把肝脏向右翻转，显露下腔静脉左缘；右侧径路是充分游离右半肝，向左翻转，全程显露肝后下腔静脉；中央径路是经肝正中裂切开肝实质，直达肝门，然后结合左右径路完整切除肝尾叶。应充分游离肝脏，把右半肝及尾叶向左翻起，在尾叶和下腔静脉之间分离疏松结缔组织，可见数目不定的肝短静脉，靠近下腔静脉端先予以钳夹或带线结扎，随后断离。少数患者的肝短静脉结扎也可从左侧径路施行。然后，在第一肝门横沟下缘切开肝被膜，暴露和分离通向尾叶的 Glisson 结构，近端结扎，远端烧灼。经中央径路时，在肝短静脉离断之后即可开始将肝正中裂切开，从上而下直达第一肝门，清楚显露左右肝蒂，此时即能逐一游离和结扎通向尾叶的 Glisson 系统结构。离断尾状叶与肝左右叶的连接处，切除尾叶。

左右肝管分离出后，距肿瘤 1.0 cm 以上切断。完成肿瘤切除后，左右肝管的断端成形，可将左侧和右侧相邻的肝胆管开口后壁分别缝合，使之成为较大的开口。左右肝管分别与空肠行 Roux-en-Y 吻合术，必要时放置内支撑管引流。

(5)Ⅲ型胆管癌的切除：Ⅲ型胆管癌如果侵犯左右肝管肝内部分的距离短，不需行半肝切除时，手术方式与Ⅱ型相似。但是大多数的Ⅲ型胆管癌侵犯左右肝管的二级分支或侵犯肝实质，需要做右半肝（Ⅲa 型）或左半肝（Ⅲb 型）切除，以保证根治的彻底性。

Ⅲa 型胆管癌的处理：①同上述Ⅰ、Ⅱ型的方法游离胆总管及肝门部胆管；②距肿瘤 1 cm 以上处切断左肝管；③保留肝动脉左支，在肝右动脉起始部切断、结扎；④分离肿瘤与门静脉前壁，在门静脉右干的起始处结扎、缝闭并切断，保留门静脉左支；⑤离断右侧肝周围韧带，充分游离右肝，分离肝右静脉，并在其根部结扎；⑥向内侧翻转右肝显露尾状叶至腔静脉间的肝短静脉，并分别结扎、切断；⑦阻断第一肝门，行规则的右三叶切除术。

Ⅲb 型胆管癌的处理与Ⅲa 型相对应，保留肝动脉和门静脉的右支，在起始部结扎、切断肝左动脉和门静脉左干，在靠近肝左静脉和肝中静脉共干处结扎、切断，游离左半肝，尾叶切除由左侧径路，将肝脏向右侧翻转，结扎、切断肝短静脉各支。然后阻断第一肝门行左半肝切除术。

半肝切除后余下半肝可能尚存左或右肝管，可将其与空肠吻合。有时余下半肝的一级肝管也已切除，肝断面上可能有数个小胆管开口，可以成形后与空肠吻合。无法成形者，可在两个小胆管之间将肝实质刮除一部分，使两管口沟通成为一个凹槽，然后与空肠吻合；如果开口较多，难以沟通，而开口又较小，不能一一吻合时，则可在其四周刮去部分肝组织，成为一个含有多个肝管开口的凹陷区，周边与空肠行肝肠吻合。

(6)Ⅳ型胆管癌的姑息性切除：根据肿瘤切除时切缘有无癌细胞残留可将手术方式分为 $R_0$ 切除——切缘无癌细胞，$R_1$ 切除——切缘镜下可见癌细胞，$R_2$ 切除——切缘肉眼见有癌组织。对恶性肿瘤的手术切除应当追求 $R_0$，但是Ⅳ型肝门部胆管癌的广泛浸润使 $R_0$ 切除变得不现实，以往对此类患者常常只用引流手术。目前观点认为，即使不能达到根治性切除，采用姑息性切除的生存率仍然显著高于单纯引流手术。因此，只要有切除的可能，就应该争取姑息性切除肿瘤。如果连胆管引流都不能完成，则不应该再做切除手术。采取姑息性切除时，往往附加肝方叶切除或第Ⅳ肝段切除术，左右肝断面上的胆管能与空肠吻合则行 Roux-en-Y 吻合。如不能吻合或仅为 $R_2$ 切除，应该在肝内胆管插管进行外引流，或将插管的另一端置入空肠而转为胆管空肠间“搭桥”式内引流，但要特别注意胆管逆行感染的防治问题。

(7)相邻血管受累的处理:肝门部胆管癌有时浸润生长至胆管外,可侵犯其后方的肝动脉和门静脉主干。若肿瘤很大、转移又广,应放弃切除手术;若是病变不属于特别晚期,仅是侵犯部分肝动脉和/或门静脉,血管暴露又比较容易,可以行包括血管部分切除在内的肿瘤切除。

如胆管癌侵犯肝固有动脉,可以切除一段动脉,将肝总动脉、肝固有动脉充分游离,常能行断端吻合。如侵犯肝左动脉或肝右动脉,需行肝叶切除时自然要切除病变肝叶的供血动脉;不行肝叶切除时,一般说来,肝左动脉或肝右动脉切断,只要能维持门静脉通畅,不会引起肝的坏死,除非患者有重度黄疸、肝功能失代偿。

如胆管癌侵犯门静脉主干,范围较小时,可先将其无癌侵犯处充分游离,用无损伤血管钳控制与癌肿粘连处的门静脉上下端,将癌肿连同小部分门静脉壁切除,用 5-0 无损伤缝合线修补门静脉。如果门静脉受侵必须切除一段,应尽量采用对端吻合,成功率高;如切除门静脉长度超过 2 cm,应使用去掉静脉瓣的髂外静脉或 Gore Tex 人造血管搭桥吻合,这种方法因为吻合两侧门静脉的压力差较小,闭塞发生率较高,应尽量避免使用。

(8)肝门部胆管癌的肝移植:肝门部胆管癌的肝移植必须严格选择病例,因为肝移植后癌复发率相对较高,可达 20%~80%。

影响肝移植后胆管癌复发的因素。①周围淋巴结转移状况:肝周围淋巴结有癌浸润的受体仅生存7.25 个月,而无浸润者为 35 个月。②肿瘤分期:UICC 分期Ⅲ、Ⅳ期者移植后无 1 例生存达 3 年,而Ⅰ、Ⅱ期患者移植后约半数人生存 5 年以上。③血管侵犯情况:有血管侵犯组和无血管侵犯组肝移植平均生存时间分别为 18 个月和 41 个月。

因此,只有在下列情况下胆管癌才考虑行肝移植治疗:①剖腹探查肯定是 UICCⅡ期;②术中由于肿瘤浸润,不能完成 $R_0$ 切除只能做 $R_1$ 或 $R_2$ 切除者;③肝内局灶性复发者。肝移植术后,患者还必须采用放射治疗才能取得一定的疗效。

(9)肝门部胆管癌的内引流手术:对无法切除的胆管癌,内引流手术是首选的方案,可在一定时期内改善患者的全身情况,提高生活质量。适用于肝内胆管扩张明显,无急性感染,而且欲引流的肝叶有功能。根据分型不同手术方式也不同。

左侧肝内胆管空肠吻合术:适用于 BismuthⅢ型和少数Ⅳ型病变。经典的手术是 Longmire 手术，但需要切除肝左外叶，手术创伤大而不适用于肝管分叉部的梗阻。目前常采用的方法是圆韧带径路第三段肝管空肠吻合术。此段胆管位于圆韧带和镰状韧带左旁，在门静脉左支的前上方，在肝前缘、脏面切开肝包膜后逐渐分开肝组织应先遇到该段肝管，操作容易。可沿胆管纵轴切开 0.5～1.0 cm，然后与空肠做 Roux-en-Y 吻合。此方法创伤小、简便、安全，当肝左叶有一定的代偿时引流效果较好，缺点是不能引流整个肝脏。为达到同时引流右肝叶的目的，可加 U 形管引流，用探子从第三段肝管切开处置入，通过汇合部狭窄段进入右肝管梗阻近端，然后引入一根硅胶 U 管，右肝管的胆汁通过 U 管侧孔进入左肝管再经吻合口进入肠道。

右侧肝内胆管空肠吻合术：右侧肝内胆管不像左侧的走向部位那样恒定，寻找相对困难。最常用的方法是经胆囊床的肝右前叶胆管下段支的切开，与胆囊-十二指肠吻合或与空肠行 Roux-en-Y 吻合。根据肝门部的解剖，此段的胆管在胆囊床处只有 1～2 cm 的深度，当肝内胆管扩张时，很容易在此处切开找到，并扩大切口以供吻合。手术时先游离胆囊，注意保存血供，随后胆囊也可作为一间置物，将胆囊与右肝内胆管吻合后，再与十二指肠吻合或与空肠行 Roux-en-Y 吻合，这样使操作变得更容易。

双侧胆管空肠吻合：对Ⅲa 或Ⅲb 型，以及Ⅵ型胆管癌，半肝引流是不充分的。理论上引流半肝可维持必要的肝功能，但是实际上半肝引流对缓解黄疸、改善营养和提高生活质量都是不够的。因此，除Ⅰ、Ⅱ型胆管癌外，其他类型的如果可能均应做双侧胆管空肠吻合术，暴露和吻合的方法同上述。

**（二）中下段胆管癌的外科治疗**

位于中段的胆管癌，如果肿瘤比较局限，可采取肿瘤所在的胆总管部分切除、肝十二指肠韧带淋巴结清扫和肝总管空肠 Roux-en-Y 吻合术；下段胆管癌一般需行胰头十二指肠切除术（Whipple 手术）。影响手术效果的关键是能否使肝十二指肠韧带内达到“骨骼化”清扫。然而，有些学者认为，中段和下段胆管癌的恶性程度较高，发展迅速，容易转移至胰腺后和腹腔动脉周围淋巴结，根治性切除应包括胆囊、胆总管、胰头部和十二指肠的广泛切除，加上肝十二指肠韧带内的彻底清扫。对此问题应该根据“个体化”的原则，针对不同的患者做出相应的处理，不能一概而论。手术前准备及切口、探查等与肝门部胆管癌相同。

1.中段胆管癌的切除

对于早期、局限和高分化的肿瘤，特别是向管腔内生长的乳头状腺癌，可以行胆总管切除加肝十二指肠韧带内淋巴、神经等软组织清扫，但上端胆管切除范围至肝总管即可，最好能距肿瘤上缘 2 cm 切除。胆管重建以肝总管空肠 Roux-en-Y 吻合为好，也可采用肝总管-间置空肠-十二指肠吻合的方式，但后者较为烦琐，疗效也与前者类似，故一般不采用。

2.下段胆管癌的切除

(1)Whipple 手术及其改良术式：1935 年 Whipple 首先应用胰头十二指肠切除术治疗 Vater 壶腹周围肿瘤，取得了良好效果。对胆管癌患者，此手术要求一般情况好，年龄<70 岁，无腹腔内扩散转移或远处转移。标准的 Whipple 手术切除范围对治疗胆总管下段癌、壶腹周围癌是合适及有效的。

胰头十二指肠切除后消化道重建方法主要有以下 3 种。①Whipple 法：顺序为胆肠、胰肠、胃肠吻合，胰肠吻合方法可采取端侧方法，胰管与空肠黏膜吻合，但在胰管不扩张时，难度较大，并容易发生胰瘘。②Child 法：吻合排列顺序是胰肠、胆肠和胃肠吻合。Child 法胰瘘发生率明显低于 Whipple 法，该法一旦发生胰瘘，则仅有胰液流出，只要引流通畅，尚有愈合的机会。Whipple 与 Child 法均将胃肠吻合口放在胰肠、胆肠吻合口下方，胆汁与胰液经过胃肠吻合口酸碱得以中和，有助于减少吻合口溃疡的发生。③Cattell 法：以胃肠、胰肠和胆肠吻合顺序。

(2)保留幽门的胰头十二指肠切除术(PPPD)：保留全胃、幽门及十二指肠球部，在幽门以远 2～4 cm 切断十二指肠，断端与空肠起始部吻合，其余范围同 Whipple 术。1978 年 Traverso 和 Longmire 首先倡用，20 世纪 80 年代以来由于对生存质量的重视，应用逐渐增多。该术式的优点：简化了手术操作，缩短了手术时间，保留了胃的消化贮存功能，可促进消化、预防倾倒综合征，以及有利于改善营养，避免了与胃大部分切除相关的并发症。施行此手术的前提是肿瘤的恶性程度不高，幽门上下组淋巴结无转移。该手术方式治疗胆管下段癌一般不存在是否影响根治性的争论，但是要注意一些并发症的防治，主要是术后胃排空延缓。胃排空延缓是指术后10 天仍不能经口进流质饮食，发生率为 27%～30%。其原因可能是切断了胃右动脉影响幽门与十二指肠的血供，迷走神经鸦爪的完整性破坏，切除了十二指肠蠕动起搏点，以及胃运动起搏点受到抑制。胃排空延迟大多可经胃肠减压与营养代谢支持等非手术疗法获得治愈，但有时长期不愈需要做胃造瘘术。

(3)十二指肠乳头局部切除。①适应证：远端胆管癌局限于 Vater 壶腹部或十二指肠乳头；患者年龄较大或合并全身性疾病，不宜施行胰十二指肠切除术。手术前必须经影像学检查及十二指肠镜检查证明胆管肿瘤局限于末端。②手术方法:应进一步探查证明本术式的可行性,切开十二指肠外侧腹膜,充分游离十二指肠,用左手拇指和示指在肠壁外可触及乳头肿大。在乳头对侧(十二指肠前外侧壁)纵行切开十二指肠壁,可见突入肠腔、肿大的十二指肠乳头。纵行切开胆总管,并通过胆管切口插入胆管探子,尽量将胆管探子从乳头开口处引出,上下结合探查,明确肿瘤的大小和活动度。确定行手术后,在乳头上方胆管两侧缝2针牵引线,沿牵引线上方0.5 cm用高频电刀横行切开十二指肠后壁,直至切开扩张的胆管,可见有胆汁流出。轻轻向下牵引乳头,用可吸收线缝合拟留下的十二指肠后壁和远端胆总管;继续绕十二指肠乳头向左侧环行扩大切口,边切边缝合十二指肠与胆管,直至胰管开口处。看清胰管开口后,将其上壁与胆总管缝合成共同开口,前壁与十二指肠壁缝合。相同方法切开乳头下方和右侧的十二指肠后壁,边切边缝合,待肿瘤完整切除,整个十二指肠后内壁与远端胆总管和胰管的吻合也同时完成。用一直径与胰管相适应的硅胶管,插入胰管并缝合固定,硅胶管另一端置于肠腔内,长约15 cm。胆总管内常规置T管引流。

(4)中下段胆管癌胆汁内引流术:相对于肝门部胆管癌较为容易,一般选择梗阻部位以上的胆管与空肠做Roux-en-Y吻合。下段胆管梗阻时,行胆囊空肠吻合术更加简单,然而胆囊与肝管汇合部容易受胆管癌侵犯而堵塞,即使不堵塞,临床发现其引流效果也较差,故尽量避免使用。吻合的部位要尽可能选择肝总管高位,并切断胆管,远端结扎,近端与空肠吻合。不宜选择胆管十二指肠吻合,因为十二指肠上翻太多可增加吻合口的张力,加上胆管肿瘤的存在,可很快侵及吻合口。中下段胆管癌随着肿瘤的生长,可能造成十二指肠梗阻,根据情况可做胃空肠吻合以旷置有可能被肿瘤梗阻的十二指肠。

## 第三节 胰 腺 癌

胰腺癌是指发生在胰腺腺泡或导管腺上皮的恶性肿瘤,是消化系统恶性程度很高的一种肿瘤。胰腺癌被称为“癌中之王”,在国际医学界被列为“21世纪顽固堡垒”,近年来其发病率呈明显上升趋势,每10年增加15%。胰腺癌中最常见的是胰头癌,占60%~80%,多发生在40岁以上,男性多于女性,为(2~4)∶1。胰腺癌起病隐匿,无特异症状,早期诊断困难,病情发展快,手术切除率低,手术并发症多,预后很差。但是随着影像学的发展,血清肿瘤标志物的检测,早期病例的发现及手术操作的进步,手术切除率有所提高,手术并发症有所降低,以及术后综合治疗措施的应用等,术后5年生存率也有所提高。

尽管如此,现在胰腺癌的早期诊断率还很低,收治的患者中大多已进入中、晚期,治疗效果很差,胰腺癌仍然是对外科医师的一个挑战。如何发现早期小胰腺癌是研究的热点和努力方向。

## 一、发病率

早在170年前就有胰腺癌的报道。随着时间的推移,胰腺癌的发病率呈不断上升趋势,目前已占癌肿的第十位,是消化系统中常见的恶性肿瘤之一。胰腺癌已占癌肿死亡原因的第五位(仅次于肺癌、大肠癌、乳腺癌和前列腺癌),占全部因癌肿死亡男性的5%,女性的6%。20世纪90年代世界统计结果,芬兰、新西兰、日本、加拿大、美国、英国等为高发国家,而波多黎各、哥伦比亚、巴西、印度、科威特、中国香港地区等为低发国家或地区。世界部分国家或地区胰腺癌平均每年发病率为5‰。中国肿瘤防治办公室统计表明,我国部分城市的胰腺癌发病率平均为5.1‰,已接近西方发达国家。

胰腺癌的发病率随着年龄而增加,以40～70岁为最常见,大约占总数的87.6%。男性病例(67%)多于女性(33%),男性与女性之比为(1.5～2.0)∶1,而20世纪90年代女性发病率也在不断上升,男女之比为1∶1,可能与女性吸烟人数增加有关。

## 二、致病因素

虽然胰腺癌的具体发病原因至今尚不清楚,但是有些因素与胰腺癌的发病有密切关系。

### (一)吸烟

大样本调查研究结果表明,吸烟者胰腺癌的发病率比不吸烟者高1.5倍。随着吸烟量的增加,发病率也随之增高;若每天吸烟量多出1包,其发病率比女性不吸烟者高出2倍,而比男性不吸烟者则高出4倍。Robert M.Beazley也认为虽然胰腺癌的高危人群尚不能清楚确定,但是抽烟比不抽烟者的发病率高2.6倍。吸烟者的发病年龄也比不吸烟者提早10～15年。

### (二)饮食

经调查显示胰腺癌的发病与长期摄入高热量饮食有关。多摄入富含脂肪和蛋白质食物、油炸食物和低膳食纤维食物，均可增加胰腺细胞的更新和胰腺细胞对致癌物质的敏感性，促进胰腺癌的发生。多摄入新鲜水果和蔬菜可减低致癌危险。

#### (三)糖尿病

统计胰腺癌患者中80%的病例患有糖尿病，而糖尿病患者中胰腺癌的发病率又比健康成人高出2～4倍，尤其是女性患者可更高，说明糖尿病可能与胰腺癌发病因素有关。

#### (四)慢性胰腺炎

因为慢性炎症过程的反复刺激，可导致胰腺导管狭窄、梗阻，胰液潴留，小胰管上皮增生以致癌变。若有胰管结石、组织钙化，可能性就更大。

#### (五)胃切除手术或恶性贫血者

胃酸可抵抗致癌物质，缺乏胃酸者发病率可增加2～3倍。

#### (六)饮酒和咖啡

曾一度被少数研究者认为与胰腺癌发病有关，但多数研究未能证实其有关系。

#### (七)遗传与基因突变

大多数胰腺癌的发病是散在性的，但是近代分子遗传学研究发现20%～50%病例有继承性遗传缺陷。在人类所有肿瘤中最常见的是抑癌基因*P53*和*P16*的突变。90%胰腺癌患者有*P16*基因突变，50%～75%有*P53*基因突变，50%有*DPC4*基因突变。

### 三、病理变化

#### (一)部位

癌变常见于胰头颈部，占66%～70%；胰体尾部次之，占20%～25%；局限在尾部者占5%～10%；全胰仅占6%～8%。

#### (二)组织分类

大体肉眼检查发现肿瘤质硬、切面呈淡褐色。根据其组织来源分以下3类。

(1)胰管上皮细胞发生的胰腺导管癌：约占90%，主要是高、中、低分化腺癌，其次有鳞腺癌、巨细胞癌和黏液癌。

(2)由腺泡细胞发生的腺泡细胞癌：占4%。

(3)由胰岛细胞发生的胰岛细胞癌:罕见。

**(三)胰腺癌的转移和扩散**

1.淋巴转移

胰腺内有丰富的毛细淋巴管网,由许多淋巴管网形成许多淋巴丛,由许多淋巴管丛发出许多集合淋巴管到达胰腺表面,然后伴着血管走行,沿不同方向进入各个局部淋巴结,最后汇入腹腔淋巴结主干。淋巴转移是胰腺癌早期最主要的转移途径。虽然为直径仅2 cm的小肿瘤,可能50%的患者已有淋巴结转移。因其在早期即可发生转移,故是影响手术治疗效果的重要因素。按胰腺淋巴引流和淋巴结的分布,胰腺癌的转移途径如下。

(1)胰头癌的淋巴转移。①第一站淋巴结:幽门下淋巴结→胰头前上淋巴结→胰头前下淋巴结→胰头后上淋巴结→胰头后下淋巴结→沿肠系膜上动脉根部周围淋巴结→肝总动脉周围淋巴结。②第二站淋巴结:腹腔干周围淋巴结→脾动脉根部淋巴结→肝动脉淋巴结→胆管淋巴结。③第三站淋巴结:腹主动脉周围淋巴结→胰下淋巴结。

(2)胰体尾癌的淋巴转移。①第一站淋巴结:肝总动脉和肝固有动脉周围淋巴结→腹腔干周围淋巴结→脾动脉周围淋巴结→脾门淋巴结→胰下动脉周围淋巴结。②第二站淋巴结:肠系膜根部淋巴结→结肠中动脉周围淋巴结→腹主动脉周围淋巴结。

2.直接浸润

虽然是早期胰腺癌,但癌细胞可早期穿出胰管向周围浸润;如胰头癌就可向胆总管末段浸润引起梗阻性黄疸;而胰体尾癌常可浸润到十二指肠空肠曲,对肠系膜上血管、腹腔干和脾门等处的直接浸润或形成后腹膜结缔组织块,致使手术切除困难。

3.沿神经束扩散

沿神经束扩散是胰腺癌特有的转移方式。最早癌细胞可直接侵及神经束膜进入束膜间隙沿着神经鞘蔓延,并向周围浸润扩散,随着肠系膜上动脉并行的神经丛和腹主动脉周围神经丛,向腹膜后浸润可出现腰背疼痛。

4.血行转移

胰腺癌晚期常通过胰腺丰富的血流,经门静脉扩散到肝脏,还可转移到肺和脑。

5.腹膜种植

常可在前上腹膜和双侧腹膜呈多发性、弥漫性、粟粒状或结节状种植。

## 四、临床表现

由于胰腺癌早期无特异性症状，故常被误诊为胃病、肝病、胆道病等，使正确诊断延迟2～3个月，影响疾病的预后，应引起警惕。以下是胰腺癌常见的症状和体征。

### (一)临床症状

1.上腹疼痛

早期胰腺癌无特异症状，上腹不适或疼痛占70%～90%，胰腺疼痛常位于上腹部，表现为模糊不清而无特殊性，可能在餐后发生。1/4的患者可能发生背部放射痛，若固定于背部疼痛则要考虑胰腺体尾部癌肿，疼痛的程度可反映肿瘤大小和后腹膜组织被浸润情况。严重疼痛提示癌肿浸润内脏神经，病变已属中晚期。

2.体重减轻

胰腺癌患者常有体重减轻占70%～100%。可能是多因素所致，如休息性能量消耗增加、食量下降，热量降低和脂肪吸收障碍。后者乃因胰管阻塞致使胰腺外分泌功能不全。

3.黄疸

如癌肿发生在胰头部，肿瘤可直接压迫胆总管末段，则可早期出现梗阻性黄疸，占80%～90%，无痛性进行性黄疸是胰头癌的特征，胰腺体尾部癌肿也可发生黄疸，往往提示已有广泛肝转移。

4.胰腺炎

临床上可见到少数胰腺癌患者，可发生急性或亚急性胰腺炎症状，此乃胰腺管被堵塞所致。此对无暴饮暴食和非胆源性者更应提高警惕，应做进一步检查。

5.浅表性血栓性静脉炎

不到5%的胰腺癌患者，有反复发作的迁徙性血栓性浅静脉炎(Trousseau征)的病史。这可能是由于肿瘤组织细胞阻塞胰管，导致胰蛋白酶进入血液循环，使凝血酶原转变为凝血酶，促进了血栓形成。

6.精神抑郁症

50%的胰腺癌患者，在做出癌症诊断之前有精神抑郁症。其发生率比其他腹部恶性肿瘤高。此发现的原因不清，可能与胰腺癌的神经内分泌物质有关。这些物质影响着中枢神经系统。

7.其他

胰腺癌起始的模糊而无特异性症状还包括乏力、食欲缺乏、食量降低。大约

10%病例伴有不同程度的不规则性发热，可能为癌组织坏死或其代谢产物被吸收所致。一般均为低热，但亦可出现 38～39 ℃中、高热。后者若伴有畏寒或疼痛时，有黄疸患者应排除是否有胆道感染。患者反映尿色不断加深、大便色淡发白，亦应引起注意是否胆管有阻塞。

### (二)体征

除了临床上出现黄疸外，典型的体征如下。

1.胆囊肿大

如临床上有无痛性进行性黄疸，再加上右上腹扪到肿大的胆囊(Courvoisier征)，乃是典型的壶腹部周围癌的体征，占少于 1/3 的病例。

2.脾大

至少有 30%的患者可扪及肝大。中、晚期胰体尾部癌肿可压迫脾静脉或脾静脉血栓形成引起脾大。

3.腹部肿块

只有 5%～10%的胰头癌患者可能扪到右上腹部肿块，而胰腺体尾部癌肿有 20%患者可在上腹或左上腹扪到肿块。

## 五、诊断

胰腺癌隐蔽于腹膜后，早期又无特异性症状和体征，诊断较为困难。但对 40 岁以上的胰腺癌高危人群，若出现以下情况，应高度怀疑胰腺癌的可能，尽早进行深入详细的检查，争取早期做出正确诊断：①梗阻性黄疸；②近期发生不能解释的体重减轻，超过原体重的 10%；③不能解释的上腹部饱胀、不适和腰背疼痛；④模糊而不能解释的消化不良，X 线胃肠检查阴性者；⑤无家族史、无肥胖者而在近期发生糖尿病；⑥突然发生不能解释的腹泻；⑦特发性胰腺炎反复发作；⑧重度抽烟。

### (一)实验室检查

1.常规化验

除了梗阻性黄疸外，一般均在正常范围。高胆红素血症和碱性磷酸酶升高，或有氨基转移酶增高，或其他肝功能异常，均不能作为鉴别手段。血清淀粉酶和血清脂肪酶升高，也只能鉴别胰腺炎。

2.肿瘤标志物

20 年来有许多肿瘤标志物用于胰腺癌的诊断和术后随访。目前发现与胰腺癌相关肿瘤标志物有十多种，但至今为止尚未找出一种敏感性和特异性均令人满意的胰腺癌标志物。现在常用的胰腺癌标志物有CA19-9、CA50、CA242、CA72-4、CA125、CA153、CA494、POA、CEA、DUPAN-2、TPA、Span-1、CAM17-1、IAPP、PCAA等。

(1)CA19-9:临床上最常用、最有价值的一种肿瘤相关抗原,是由单克隆抗体116NS19-9识别的涎酸化Lewis-a血型抗原,是目前公认的在各类标志物的血清学检测中阳性率最高的标志物。它的发展起始于Koprowski等的研究,来自人类的结直肠癌细胞。虽然其来自结直肠癌,然而不同于CEA抗体,对检测胰腺癌最为敏感。一般认为CA19-9超过200 kU/L即有诊断价值。其敏感性可达90%(69%~90%),准确性达80%,特异性也在90%左右。它可作随访监测预后和治疗效果,反映肿瘤是否复发,是判断预后的一种良好指标。因为正常胆管和胰管上皮中也存在着微量的CA19-9抗原,在发生慢性胰腺炎和胆管炎时,由于炎症刺激管壁增生、化生,使产生CA19-9细胞数量增加,特别是有黄疸时CA19-9也可明显升高,但随着炎症消退、黄疸解除而下降。

(2)CA50:首先由Lindholm等报道,也是来自人类结直肠癌细胞,一种涎酸化糖类抗原,因此与CA19-9有交叉免疫性。有部分人群(大约为10%)不产生CA19-9,只产生CA50。故若CA19-9阴性时可监测CA50,其阳性率略低于CA19-9,敏感性为70%~80%,特异性为70%。CAS0阳性也可见于大肠癌。

(3)CA242:一种肿瘤相关性糖链抗原,主要为胰腺癌细胞所产生。其敏感性、特异性和准确性均略低于CA19-9,前者为70%,中者为90%,后者为80%。

(4)CA72-4:一种肿瘤相关糖蛋白抗原,若为阳性多见于低分化胰腺癌。其敏感性仅为38%~45%。对胰腺囊腺性肿瘤中的液体作CA72-4测定,可鉴别其良、恶性。

(5)CA125:Bast报道主要是卵巢癌产生的一种肿瘤相关糖蛋白抗原,也可见于胰腺癌。在卵巢癌的诊断中,其特异性的阳性率为97%。该抗原在胰腺癌Ⅰ、Ⅱ期较低(48%),Ⅲ、Ⅳ期较高(75%),与肿瘤分期有关,对早期诊断无意义。

(6)CA494:诊断胰腺癌特异性最高的一种肿瘤相关抗原,可达94%。其敏感性为90%与CA19-9相仿。糖尿病患者并不升高,对胰腺癌和胰腺炎的鉴别很有帮助。

(7)胰胚抗原(POA):Banwo等报道,主要存在于胎儿胰腺和胰腺癌组织中,其阳性率为56%~76%。在高分化胰腺癌中阳性率高,低分化胰腺癌的阳性率低。正常值低于9.0 kU/L。

(8)CEA:主要存在于大肠癌组织中,但也存在于胎儿消化道上皮组织中,故称为癌胚抗原。由 Gold 等发现作为结直肠癌细胞的标志物。其正常值(RIAs,放射免疫分析法)为低于2.5 μg/L,胰腺癌也可升高至 20 μg 以上,其阳性率可达70%,但欠缺特异性和低敏感性,限制了其在临床上的使用。测定血清 CEA 水平的结果与肿瘤大小、转移和扩散呈正相关。在肿瘤复发时也可升高,所以也可作为随访观察用。

(9)DUPAN-2:Metzar 在 Duke 大学(DU)用胰腺癌患者(pancreas 的简写 pan-2)腹水中的癌细胞作为免疫原制出的单克隆抗原。正常值在 150 kU/L 以下。临床上以400 kU/L以上为阳性,其敏感性为 47.7%,特异性为 85.3%,准确性为74.1%。可用作随访检测。

(10)组织多肽抗原(TPA):为癌胚蛋白,由瑞典 Bjorklund 所发现,存在于癌组织细胞膜和细胞质内,其阳性率可达 81%。血清正常值为(81±23)U/L,胰腺癌可高达(277±219)U/L。

(11)CAM17-1:一种 IgM 抗体,在胰腺组织中呈过度表达,对胰液中的黏蛋白有很高的特异性,达到 90%,其敏感性为 86%。

(12)胰岛淀粉样肽(IAPP):胰腺癌细胞分泌出的一种可溶性 IAPP 释放因子,刺激胰岛细胞分泌 IAPP,可早期诊断胰腺癌。

(13)胰腺癌相关抗原(PCAA):主要存在于胰腺导管上皮细胞内,但在正常人的其他多种组织内也有。其正常值为 0.1~22.5 μg/mL,胰腺癌的阳性率为 67%。

### (二)影像检查

1.X 线检查

(1)钡餐检查:主要通过钡餐显示胃十二指肠形态改变的间接征象,如胃十二指肠壁有外来性压痕;十二指肠框(降部、水平部)呈 C 形扩大,其内侧壁僵硬,框内有反“3”字征象。用十二指肠低张造影可突显其表现,更有诊断价值。但是对早期胰头癌和早期胰体尾部癌则无明显改变。

(2)经皮肝穿刺胆管造影(PTC):对梗阻性黄疸患者,其梗阻近端的胆管均有一定程度扩张。PTC 可显示梗阻的部位和梗阻端的形态,对判断病变的位置和性质很有价值。若为胰头癌则可见肝内、外胆管呈现明显扩张和胆囊肿大,梗阻末端形态呈偏心性的被压、不规则狭窄和充盈缺损,管壁僵硬等表现。由于梗阻性黄疸,胆管内压力很高,若单做 PTC 会发生胆漏和胆汁性腹膜炎,应置入导管做胆管内减压引流(PTCD),可作为术前减黄用。

(3)内镜逆行胰胆管造影(ERCP):通过内镜可观察十二指肠乳头情况,再经造影可显示胆管和主胰管情况。若为胰头癌除可见肝内、外胆管扩张外,还可显示主胰管阻塞，若为胰体部癌则显示主胰管不规则狭窄和狭窄后扩张。对胰腺癌的早期诊断很有帮助，其敏感性和准确性均可达到95%。通过ERCP还可收集胰液做细胞学检查和送做CEA、POA、CA19-9测定。对重度梗阻性黄疸患者，还可经内镜下放置鼻胆管引流或逆行置管内引流。ERCP后有一定的并发症，如胆管炎和胰腺炎，虽然其发生率仅3%～4%，但应严密注意，给予抗生素等预防措施。

2.超声检查

(1)腹部B超：超声检查具有简便、易行、无创、廉价等优点，腹部B超是目前临床上拟诊腹部疾病首选的检查方法。其缺点是易受胃肠胀气而影响探查结果。为获得最佳效果，提高准确性，尤其是对疑诊深位的胰腺疾病时，应做好查前准备。检查通常是在早晨空腹时或禁食8小时后做，必要时在检查前日服用轻泻剂，晨起排便后做检查。统计表明对直径超过2 cm的胰腺肿瘤，其敏感性和准确性可达80%以上，也可发现直径＜2 cm肿瘤的报道。对胰头癌者还能见到肝内外胆管扩张、胆囊肿大、胆总管末端梗阻，以及主胰管扩张等间接征象。

(2)内镜下超声(EUS)：将超声探头经内镜送入胃、十二指肠，在胃后壁和十二指肠内侧壁上探查胰腺，不受肥胖的腹壁和胃肠胀气的影响，其高频超声探头分辨率高。对胰头、胰体、胰尾肿瘤均能探到，其准确性可达到90%。并可了解胰周是否有淋巴结转移，对胰腺癌分期也有帮助。

(3)胰管内超声(IDUS)：在内镜下，将高频超声微探头伸入胰管内进行探查，受外界影响最小，可准确地探查出胰腺实质内的小胰腺癌。对胰管良性或恶性狭窄的鉴别也有帮助。

(4)术中B超(IOUS)：这种检查可直接在胰腺表面做探查，不受胃肠胀气的影响。可发现胰腺内小肿瘤的存在，并可指导细针穿刺做细胞学检查(涂片或活检)。也可探查肝脏有否转移病灶，以及门静脉和肠系膜上静脉有否被浸润，对选择术式有重要参考价值。

3.计算机断层成像(CT)

CT是目前对胰腺疾病最常用和最主要的检查方法，可精确显示胰腺的轮廓和形态，以及其与周围脏器的关系，了解有否淋巴结和肝脏转移，对胰腺癌诊断的准确性可达95%。螺旋CT的分辨率更高，更可提高胰腺癌的诊断率。三维CT血管造影，可清晰显示腹腔动脉及其分支和肠系膜上动脉的形态，了解血管有否被浸润，为提供术式选择做参考。

4.磁共振成像(MRI)和磁共振胰胆管成像(MRCP)

MRI更具有良好的软组织对比度,能清晰地显示全胰腺的轮廓形态,及腺体内的异常影像。胰腺癌时 $T_1$ 和 $T_2$ 时间延迟,其 $T_1$ 加权影像呈低信号,$T_2$ 加权影像呈稍高信号。在被强化的胰腺组织可清晰显示出癌性病灶。MRI对胰周血管和淋巴结是否浸润和转移的判断能力更好。

MRCP是近年来发展起来的一种无创伤性胰胆管显像技术。可显示胆树和胰管全貌,反映出病变的位置、程度和原因,其准确性几乎达100%。

5.胰管镜(PS)

胰管镜即母子镜技术,先将十二指肠镜(即母镜)送到十二指肠降部找到乳头开口,再将一根1～2 mm的子镜从其活检操作空间伸入直至胰管,由此即可观察胰管内情况,并通过套管作抽吸、活检等检查,发现早期胰腺癌和鉴别诊断。

6.血管造影

采用Seldinger法,经右侧股动脉穿刺插管至腹腔干和肠系膜上动脉进行选择性血管造影。若要超选择性地还可将造影导管伸入肝动脉、胃十二指肠动脉、胰十二指肠下动脉或胰背动脉造影,分动脉期、毛细血管期、静脉期等3种时相,以观察胰腺和胰周的情况。胰腺癌是一种少血供的肿瘤,只能见到少血管区或缺血区表现,而其周围动脉和静脉呈现受压、移位、僵直、狭窄、中断,以及有侧支循环等表现。因为血管造影是有创而操作比较复杂的检查方法,目前已较少使用;在许多情况下,无创或微创影像技术,如B超、CT、MRA、ERCP等已能满足临床诊断的要求。血管造影的主要目的是观察癌灶与周围血管的关系,确定血管有否被侵犯,作为术前评估和制定手术方案。

7.电子发射断层显像(PET)

这种显像技术是将极其微量的正电子核素示踪剂注射到人体内,由体外测量装置探测这些正电子核素在体内分布情况,再通过计算机断层显像方法,显示出人体全身主要脏器的生理代谢功能和结构。这些正电子核素都是构成人体的基本元素的超短半衰期核素或性质极其相似的核素,如碳(C)、氮(N)、氧(O)、氟(F)等。运载这些正电子核素的示踪剂是生命的基本物质,如葡萄糖、水、氨基酸;或是治疗疾病的常用药物,如抗癌药氟尿嘧啶等。因此,PET具有多种不同功能的检查项目,临床应用非常广泛。因为PET显像是采用与生命代谢密切相关的示踪剂,所以每项PET显像结果实质上是反映了某种特定的代谢物(或药物)在人体内的动态变化。因此,PET检查是一项代谢功能显像,是在分子水平上反映人体是否存在病理变化。对于胰腺癌来说就是利用其癌组织细胞内的糖代谢比正常组织和良性病变组织明显增加，采用葡萄糖的类似物——氟代脱氧葡萄糖（FDG）进入癌组织细胞内聚集释放正电子，而被扫描显示出高密度断层图像。其敏感性和特异性可达 100%，对转移性淋巴结和肝转移灶也能良好显示，并可鉴别慢性胰腺炎。对糖尿病患者可能出现假阳性。

8.PET/CT 显像

PET/CT 是目前医学影像学最新的设备，将 PET 显像和 CT 显像两种不同成像原理的装置整合在一个系统工程中，通过一次的检查可完成两次的影像扫描，再由重建融合技术使其形成一幅叠加的PET/CT图像。可作全身扫描或局部扫描，这种图像既具有多层螺旋 CT 显示清晰的解剖结构和高分辨率的图像，弥补了 PET 的空间分辨率不足的缺点，又有 PET 的功能成像、灌注成像及时间——代谢四维成像的优势，显著地提高了螺旋 CT 的诊断价值，尤其是对肿瘤（如胰腺癌、转移癌）的早期诊断起到重要作用。

### （三）细胞学检查

细胞学标本的来源主要是由细针穿刺活检。对于胰腺癌来说，一般不主张在术前经皮操作，以免发生穿刺道种植或播散。术中或在 B 超引导下进行穿刺活检，对确定癌肿有一定帮助。细胞学标本的另一来源是通过 ERCP 收集胰液，其阳性率 70%～80%。

### （四）基因诊断

在肿瘤学的研究工作中，随着细胞分子生物学技术的发展，我们现在可以检测细胞的基因缺陷。细胞癌基因的前身是未被激活状态的基因，称为原癌基因，若被激活即成为癌基因。在正常细胞中有一种为使机体不易变癌的基因，称为抑癌基因。近年来已证实癌的发生与癌基因和抑癌基因有密切关系，即原癌基因被激活和抑癌基因失活所致。目前已知胰腺癌有很高的 *K-ras* 癌基因表达，而在正常胰腺组织和胰腺炎组织中无表达，因此可将 *K-ras* 基因突变作为胰腺癌的肿瘤标志物，从胰液、胆汁、血液、粪便、细针穿刺的肿瘤组织中测定，用作早期诊断和鉴别诊断手段，也可作为肿瘤复发的检测和预后的随访。

## 六、分期

胰腺癌和其他实体瘤一样，采用国际抗癌协会制定的 TNM 分期（表 3-1）。

术前 CT 检查对准确分期很有成效，MRI 和内镜下超声波探查可进一步观察到肿瘤的大小范围、淋巴结的受累和原发肿瘤的来源（如肝胰壶腹癌或胰头癌）。更加准确的术前分期，对选择采用手术或非手术的姑息性治疗很重要。不少患者在剖腹探查才发现有小的肝脏转移和腹膜的种植而未做切除，因此有些学者认为腹腔镜检查应作为术前分期的一部分。若见有远处转移，则应考虑非手术的姑息性治疗。但是否要常规使用腹腔镜检查仍有争论。

表 3-1 胰腺癌 TNM 分期

| 情况 | 说明 | 情况 | 说明 | | | |
|---|---|---|---|---|---|---|
| $T_1$ | 原发肿瘤局限于胰腺 | $N_x$ | 多处淋巴结转移 | | | |
| | $T_{1a}\leqslant 2$ cm | $M_0$ | 无远处转移 | | | |
| | $T_{1b}>2$ cm | $M_1$ | 有远处转移 | | | |
| $T_2$ | 肿瘤累及十二指肠、胆总管或胰周组织 | 分期 | Ⅰ | $T_{1\sim2}$ | $N_0$ | $M_0$ |
| $T_3$ | 肿瘤累及胃、脾、结肠或附近血管 | | Ⅱ | $T_3$ | $N_0$ | $M_0$ |
| $N_0$ | 无区域淋巴结转移 | | Ⅲ | $T_{1\sim3}$ | $N_1$ | $M_0$ |
| $N_1$ | 区域淋巴结转移 | | Ⅳ | $T_{1\sim3}$ | $N_{0\sim1}$ | $M_1$ |

Hermreek 的胰腺癌肉眼分期法，简单、明了、实用，对手术术式的选择和预后的判定很有帮助，也被广泛使用。Ⅰ期，病变局限在胰腺；Ⅱ期，病变已累及周围组织或脏器，如十二指肠、门静脉、胰周组织；Ⅲ期，已有区域淋巴结转移；Ⅳ期，已有远处转移。

## 七、治疗

对全身情况差、不能耐受手术者或晚期无法施行手术切除者，应给予非手术治疗。

### (一)化疗

常用的药物是氟尿嘧啶、吉西他滨、奥沙利铂等。

### (二)放疗

放疗分为单纯放疗、化疗联合治疗及立体定位的伽马刀治疗。

### (三)免疫治疗

除了影响癌肿患者预后的共同因素：如肿瘤病期、大小、淋巴结转移程度、手术彻底性等以外，还有患者全身情况的差异，即免疫能力的差异因素。由于癌症患者均有不同程度免疫能力低下，所以近数年来常使用各种生物反应调节剂，以增加治疗效果。目前常用的有白介素-2(IL-2)、干扰素(IFN)、胸腺素等。

### (四)激素治疗

常用药物有雄激素(如丙酸睾酮)、他莫昔芬、醋酸氯羟甲烯孕酮、LHRH 类似物生长激素释放抑制因子类似物等。

### (五)胆道介入治疗

对不能切除的胰头癌患者,因肿瘤压迫或侵犯胆总管可发生严重的梗阻性黄疸。可考虑施行经皮经肝穿刺胆道引流术(PTCD)以减轻黄疸肝损害和改善症状延长患者生命。

### (六)中医中药治疗

基本法则:①整体观念;②治标和治本;③同病异治与异病同治;④扶正祛邪。

# 第四节 结直肠癌

## 一、诊断

依据临床症状和详细的体检,结合内镜检查、X线和其他影像检查、病理和细胞学检查及肿瘤标志物检测,可以得到明确诊断。

### (一)发病部位与分布

在结直肠癌低发地区,一般以直肠癌为最多,但随着发病率的上升,结直肠癌中结肠癌的比例明显上升。在结直肠癌高发的美国,约70%的结直肠癌位于结肠。

### (二)临床表现

结直肠癌早期无明显症状,随着病程的发展,临床症状会表现出来,主要表现:①肠道刺激症状与排便习惯改变。②血便与黏液血便。③腹部不适或腹痛。④腹部包块。⑤不排气、不排便的肠梗阻症状。⑥贫血、消瘦、发热、乏力等全身中毒表现。病变的部位不同,所表现的临床症状也有差异。

(1)右半结肠癌主要表现:①腹部包块。②贫血、消瘦、发热等全身症状。③胃肠道不适和肠道刺激症状。④便血,以暗红色或果酱样大便为主。

(2)左半结肠癌主要表现:①肠道刺激症状和排便习惯改变。②肠梗阻。③便血。

(3)直肠癌的主要表现:①便血。②直肠刺激症状,如肛门坠胀或里急后重感。③排便习惯改变。④肠道梗阻。

**(三)检查方法**

1.直肠指检

直肠指检至少可扪清距肛门 7 cm 以内的直肠壁情况。早期的直肠癌可表现为高出黏膜面的小息肉样病灶。指检时必须仔细触摸,避免漏诊。可以触及大小不一的外生型肿块,也有的为浸润状或狭窄状。直肠指检时触摸必须轻柔,切忌挤压以免促使癌细胞进入血流而播散。指检时应注意确定肿瘤大小、占肠壁周径、有蒂或呈广基、肿瘤基底下缘至肛缘的距离、肿瘤向肠外浸润状况(是否累及阴道、前列腺,是否与盆壁固定)、肿瘤的质地等。结肠癌患者也应通过直肠指检或直肠-阴道双合诊检查了解膀胱-直肠凹或子宫-直肠凹有无种植灶。

2.乙状结肠镜检查

硬管乙状结肠镜可检查至距肛门 25 cm 处肠管,并可对所见病灶取活检标本。

3.钡灌肠检查

一般的钡灌肠检查不易发现直径 2 cm 以下的病灶,但低张力气钡造影法可发现直径 1 cm 以下的结肠癌。临床疑低位结直肠癌者,首先采用直肠指检及乙状结肠镜检查。对已有肠梗阻表现者,因有加重梗阻及导致梗阻部位以上结肠穿孔的可能,不宜行钡灌肠检查。

4.纤维结肠镜检查

纤维结肠镜检查不仅可以确定病变部位、大小,更重要的是能通过活检确定病变的性质,还可以发现不少为钡灌肠所漏诊的小腺瘤与癌。Shinya 以纤维结肠镜检查发现的 425 例癌中竟有 43%在钡灌肠检查时漏诊。

5.大便隐血检查

结肠癌表面易出血,只要消化道内有 2 mL 左右的出血,一般大便隐血检查就可出现阳性。Hardcastle报道用大便隐血检查普查人群中结直肠癌,结果 2/3 结直肠癌患者因大便隐血阳性获得诊断。腺瘤中大便隐血 65%~75%呈阴性,可见大便隐血阴性不能除外大肠腺瘤或癌的可能。

6.CT、磁共振、腔内 B 超

目前此 3 种检查主要用于了解直肠癌的浸润状况。CT 对诊断直肠癌伴局部广泛浸润与直肠癌术后盆腔复发有所帮助,不仅可以直接观察肿瘤是否侵犯盆腔肌肉(提肛肌、闭孔内肌、梨状肌等)、膀胱、前列腺,还可在 CT 引导下做细针吸取细胞学诊断。磁共振在了解直肠癌浸润范围及盆腔内复发方面的意义与

CT 相仿。直肠腔内 B 超可较细致地显示直肠癌肠壁内外的浸润深度，对临床研究是否需要做术前放疗等提供参考依据。它们对确定直肠癌有无淋巴结转移的作用仍有限。

7.癌胚抗原(CEA)检查

CEA 不具有特异性诊断价值，既有假阳性，又有假阴性。早期患者阳性率较低，淋巴结转移的患者中则有 50%的 CEA 高于正常，因此不适合做普查或早期诊断用，但对估计预后和诊断术后复发有一定帮助。因此，无论首次手术前 CEA 是否升高，当术后发生复发时，有一部分患者 CEA 可升高，有时 CEA 升高可在临床症状发生前 5～7 个月即出现。有人主张随访中如 CEA 升高即开腹探查，以提高复发灶的切除率与治愈率。

### (四)鉴别诊断

1.结直肠癌被误诊为其他疾病

不同部位的结直肠癌引起的症状不同，因此可被误诊为不同的疾病。盲肠癌与升结肠癌易被误诊为慢性阑尾炎、阑尾包块、上消化道出血、缺铁性贫血等。肝曲结肠癌或右侧份横结肠癌可引起右上腹不适、疼痛，而右半结肠癌患者中合并有胆石症者可占 30%左右，有症状时往往误诊为胆结石症。甚至做了胆囊切除术后症状仍存在，却以"胆囊术后综合征"解释，以致耽误诊断。中段横结肠癌形成的腹块有时需与胃癌鉴别。左半结肠癌、直肠癌又易被误诊为慢性结肠炎、慢性菌痢、血吸虫病、痔、便秘等。

2.其他疾病被误诊为结直肠癌

偶有位于盲肠或回盲部的结核或淋巴瘤可被误诊为盲肠癌。老年人的阑尾包块也可酷似盲肠或升结肠癌。血吸虫性肉芽肿、局限性肠炎、溃疡性结肠炎症状也可与结肠癌相类似，肠镜活检及钡灌肠检查可帮助鉴别。直肠子宫内膜异位可表现如直肠癌(浸润型、溃疡型、外生型癌或直肠壁结节状病灶)，若患者有痛经病史，可提示此病可能。

## 二、病理及分期

### (一)大体类型

根据我国结直肠癌诊治规范，大体分类如下。

1.早期结直肠癌

早期结直肠癌是指原发灶肿瘤限于黏膜层或黏膜下层者。其中限于黏膜层者为黏膜内癌，由于黏膜层中没有淋巴管，故不会发生淋巴结转移。癌限于黏膜下层但未浸及肠壁肌层者为黏膜下层癌，也属早期结直肠癌，但因黏膜下层内有丰富的脉管，因此部分黏膜下层癌可发生淋巴结转移甚至血行转移。早期结直肠癌大体可分为下列3型。

(1)息肉隆起型(Ⅰ型)：又可进一步分为有蒂型(Ⅰp)、广基型(Ⅰs)两个亚型。此型多数为黏膜内癌。

(2)扁平隆起型(Ⅱ型)：肿瘤如分币状隆起于黏膜表面。此型多数为黏膜下层癌。

(3)扁平隆起伴溃疡型(Ⅲ型)：肿瘤如小盘状，边缘隆起，中心凹陷。此型均为黏膜下层癌。

2.进展期结直肠癌

当癌浸润已超越黏膜下层而达肠壁肌层或更深层时，即为进展期结直肠癌。其大体可分为下列4型。

(1)隆起型：凡肿瘤主体向肠腔内突出者属此型。肿瘤呈结节状、息肉状或菜花状隆起，有蒂或呈广基。切面可见肿瘤与周围组织境界较清楚，浸润较为浅表局限。若肿瘤表面坏死，则形成溃疡。但溃疡底部高于周围黏膜水平而形如盘状者，则归于另一亚型，称盘状型。

(2)溃疡型：凡肿瘤形成较深(深达或超出肌层)的溃疡者属此型。

(3)浸润型：肿瘤向肠壁内各层弥散浸润，使局部肠壁增厚，但表面常无明显溃疡或隆起。肿瘤可累及肠管全周，常伴纤维组织异常增生，有时致肠管周径明显缩小，形成环状狭窄。此时肠镜往往受阻于此狭窄处，若在此处钳取活检，往往因取材较浅，组织学检查难以获得癌的证据。此型预后差。

(4)胶样型：肿瘤外形不一，或隆起，或伴有溃疡形成，但外观及切面均呈半透明胶冻状。此型大多为黏液腺癌或印戒细胞癌。此型预后差。

上海医科大学肿瘤医院曾对结直肠癌手术标本中病理资料完整的523例大体类型进行分析。其中隆起型127例(包括15例早期癌)，占24.3%；溃疡型334例，占63.9%；浸润型16例，占3.1%；胶样型46例，占8.8%。

### (二)组织学类型

大肠上皮性恶性肿瘤分型如下。

1.乳头状腺癌

癌细胞呈粗细不等的乳头状结构，乳头中央为中心索。根据其生长方式又可分为两种类型：一型为腺癌组织向黏膜表面生长，呈绒毛状；另一型为肿瘤深部腺腔扩大呈囊状，囊内呈乳头状增生。乳头状腺癌预后较好。

2.管状腺癌

癌组织呈腺管状结构。根据其分化程度分为3级:①高分化腺癌,占15%~20%。②中分化腺癌,占60%~70%。③低分化腺癌,占15%~20%。

3.黏液腺癌

以癌组织内出现大量黏液为特征,又可分为两种亚型:一种表现为大片"黏液湖"形成,其中漂浮小堆癌细胞;另一种表现为囊腺状结构,囊内充满黏液,囊壁衬覆分化较好的黏液柱状上皮。

4.印戒细胞癌

癌细胞多呈中小圆形细胞,胞质内充满黏液,核偏于一侧,呈圆形或卵圆形。整个细胞呈印戒形。肿瘤由弥散成片的印戒细胞构成,不形成腺管状结构。此型在青少年(尤其女性青少年)结直肠癌中多见,恶性程度高,预后差。

5.未分化癌

癌细胞弥散成片或呈团块状,不形成腺管状或其他结构。癌细胞大小形态可较一致。有时细胞较小,与恶性淋巴瘤细胞难以区别。

6.腺鳞癌

腺癌与鳞癌见于同一肿瘤内,两种成分充分混合。腺癌部分一般分化较好,而鳞癌部分一般分化较差。

7.鳞状细胞癌

癌组织呈典型的鳞癌结构,多为中度到低度分化,为一种罕见的结肠肿瘤,多数位于肛管。

在同一肿瘤中可出现两种或两种以上的组织学类型。此时按下述原则进行诊断:①两种组织学类型数量相似,则在诊断时将两种类型都写明,应将预后较差的类型写在病理诊断的首位。②两种组织学类型中一类占2/3以上,另一类占1/3以下。若占小部分的肿瘤分化较差,则将主要的组织学类型写在诊断首位,分化较差的写在后面;若占小部分的分化较高,则可不写入诊断。

国内各组报道中,结直肠癌各种组织学分型的比例如下:管状腺癌最多,占66%~80%;其他类型较少,按次序为黏液腺癌16%左右,印戒细胞癌3.0%~7.5%,乳头状腺癌5%左右,鳞癌1%左右,腺鳞癌0.6%,未分化癌0~1.6%。

除上述类型外,大肠恶性肿瘤中还有一穴肛原癌(见于肛管,形态类似皮肤的基底细胞癌,也可见鳞癌及移行细胞癌的结构,有时三者可同时存在)、类癌、黑素瘤、平滑肌肉瘤、恶性淋巴瘤等,但均少见,总共只在全部大肠恶性肿瘤中占3%左右。

**(三)分期**

1.Dukes 分期

Lockhart-Mummery 领导的一个临床小组建立了直肠肿瘤的分期系统,将结直肠癌分为 A、B、C 三期:A 期为癌限于肠壁内;B 期为癌已侵及肠壁外;无论癌限于肠壁内还是侵及肠壁外,只要淋巴结已有转移,即属 C 期。该方法简单实用,并且可以判断预后。此后,包括 Dukes 等人在内的许多学者对该系统进行了修改,使之可以更准确地反映浸润和淋巴结转移的状态,同时将应用范围扩大到结肠和直肠。Dukes 分期中的 C 期被进一步划分为两期,其中癌灶邻近淋巴结转移者属 $C_1$ 期,肠系膜高位淋巴结转移者属 $C_2$ 期。此后,又提出了各种"改良的 Dukes 分期",如临床引用较多的 Astler 与 Coller 提出的改良 Dukes 分期,将限于黏膜层和黏膜下层的癌归入A 期;癌侵及固有肌层时归属 $B_1$ 期;癌已侵出固有肌层时归属 $B_2$ 期;癌限于肠壁内但有淋巴结转移时为 $C_1$ 期;癌已侵出肠壁且有淋巴结转移时为 $C_2$ 期。

2.我国结直肠癌分期

全国肿瘤防治办公室与中国抗癌协会合编的《中国常见恶性瘤诊治规范》建议采用的我国结直肠癌临床病理分期如下。

(1)Ⅰ期(Dukes A 期):癌浸润深度未穿出肌层,且无淋巴结转移。进一步分为 3 个亚期:$Ⅰ_0$ 期($A_0$ 期),癌变限于黏膜层;$Ⅰ_1$ 期($A_1$ 期),癌侵至黏膜下层;$Ⅰ_2$ 期($A_2$ 期),癌侵至肠壁肌层。

(2)Ⅱ期(Dukes B 期):癌已侵达浆膜或肠外邻近组织,但无淋巴结转移。

(3)Ⅲ期(Dukes C 期):已有淋巴结转移。其中肠旁及系膜淋巴结转移者属 $C_1$ 期,系膜动脉切断结扎处淋巴结转移者属 $C_2$ 期。

(4)Ⅳ期(Dukes D 期):包括所有因病灶广泛浸润、远处转移或种植播散而无法切除,或不能完全切除者。

3.TNM 临床分期

国际抗癌联盟提出的 TNM 分期如下。

T:原发灶。

$T_x$:原发灶情况无法评估。

$T_0$:无原发肿瘤证据。

$T_{is}$:原位癌,上皮内癌或黏膜内癌未穿透黏膜肌层而达黏膜下。

$T_1$:癌侵达黏膜下层。

$T_2$:癌侵达肠壁固有肌层。

$T_3$:癌已侵入固有肌层而达浆膜下;或原发灶位于无浆膜层的结肠、直肠时,癌侵达结肠旁或直肠旁组织。

$T_4$:癌已穿透脏腹膜或直接侵入其他器官、结构(穿透浆膜后累及其他段大肠时也为 $T_4$,如盲肠癌侵及乙状结肠时)。

N:区域淋巴结。

$N_x$:区域淋巴结无法评估。

$N_0$:区域淋巴结无转移。

$N_1$:1～3 个区域淋巴结转移。

$N_2$:≥4 个区域淋巴结转移。

注:直肠旁或结肠旁脂肪组织中有直径>3 mm 的癌结节,但组织学检查未见其中有淋巴结残留时,按淋巴结转移分类。但若此癌结节≤3 mm,则作为原发灶非连续性的蔓延分类,归为 $T_3$。

M:远处转移。

$M_x$:无法评估有无远处转移。

$M_0$:无远处转移。

$M_1$:有远处转移。

分期如下。

0 期:$T_{is}$ $N_0$ $M_0$。

Ⅰ期:$T_{1\sim2}$ $N_0$ $M_0$。

Ⅱ期:$T_{3\sim4}$ $N_0$ $M_0$。

Ⅲ期:任何 T,$N_{1\sim2}$ $M_0$。

Ⅳ期:任何 T,任何 N,$M_1$。

注:0 期与Ⅰ期相当于 Dukes A;Ⅱ期相当于 Dukes B,其中 $T_3N_0M_0$ 预后较好,而 $T_4N_0M_0$ 预后较差;Ⅲ期相当于 Dukes C,其中预后 $N_1$ 较 $N_2$ 为好。

## 三、转移与扩散

### (一)直接浸润

一般说来,结直肠癌的生长速度较慢,其环绕肠管扩展一周需 18～24 个月,即每 5～6 个月扩展 1/4 周。当始于大肠黏膜的癌浸润至黏膜肌层以下时,由于其沿淋巴管、血管四周的间隙扩展阻力小,因此,在黏膜下层、肌层及浆膜下层中的蔓延要比黏膜层为广。所以手术切除时,必须距肿瘤黏膜表面有一定的距离,才能保证切缘阴性。结直肠癌浸润穿透肠壁时,即可直接浸润邻近的组织器官。

贴近腹壁的盲肠癌、升结肠癌及降结肠癌可侵及腹壁,升结肠上段癌可累及十二指肠降段,肝曲结肠癌可浸润蔓延达肝脏、胆囊,横结肠癌可侵及大网膜或胃。结肠癌灶与小肠粘连、浸润,有时可形成小肠-结肠内瘘,可出现餐后不久即排便、排便次数多、排出未消化食物等症状。直肠癌可侵及膀胱、子宫、阴道、前列腺、精囊腺、输尿管或骶骨。

### (二)种植播散

结直肠癌浸润肠壁浆膜层时,癌细胞可脱落于腹膜腔而发生种植播散。广泛的种植播散可产生癌性腹水。肿瘤表面的癌细胞也可脱落进入肠腔。Cole 等在距肿瘤不同距离的远、近侧肠黏膜上做涂片检查,发现远、近侧肠段的涂片中分别有 65%和 42%可找到癌细胞,距肿瘤越近,找到癌细胞的机会越大。脱落入肠腔的癌细胞在正常黏膜上不至于形成种植,但若进入肠黏膜的破损处,则可存活而形成一种植转移灶。Boreham 报道 8 例结肠癌患者伴肛门区种植癌,其中 1 例发生于痔注射治疗后,1 例发生于痔切除瘢痕处,另 6 例则均发生于肛瘘处。结直肠癌手术时,肠腔内的癌细胞沾染肠管的切缘,或做吻合时缝针、缝线沾染了位于肠黏膜表面的癌细胞,使之植入肠壁组织内,均可成为术后吻合口肿瘤复发的原因。

### (三)淋巴道转移

癌细胞如只限于黏膜层,由于黏膜层中无淋巴管存在,所以不至于发生淋巴道转移。但如癌已突破黏膜肌层浸润达黏膜下层,就有可能发生淋巴道转移。随着癌向肠壁深层及向肠壁外浸润,淋巴结转移的机会明显增加。Dukes 报道的2 238 例结直肠癌中,高、中、低分化癌的淋巴结转移率分别为 30%、47.1%及 81.3%。

应予注意的是,一般文献中报道的淋巴结转移率均为普通的 HE 染色切片病理检查的结果,如用免疫组化法对 HE 染色淋巴结无转移者进一步研究,淋巴结转移率就更高。

### (四)血行转移

结直肠癌发生血行转移的情况相当常见。上海医科大学肿瘤医院手术治疗的结直肠癌患者中 8.5%术中发现有肝转移。在根治性切除术后已随访 5 年以上的直肠癌患者中,发现有14.4%于术后 5 年内发生血行转移。在这些发生血行转移的患者中,肝、肺、骨、脑转移分别占 36.5%、34.6%、19.2%及3.9%,余5.8%的患者则为其他部位的血行转移。

## 四、放射治疗

### （一）大肠癌的放疗方案

大肠癌的放疗按其目的分为根治性放疗、对症性放疗及放疗、手术综合治疗。对直肠癌术后除早期（Ⅰ期）的不预防性放疗外，其他期均需放疗，其他部位肠癌术后一般不主张预防性放疗，有残留的必须行放疗，并且达根治剂量。

1.根治性放疗

根治性放疗指在通过放疗彻底杀灭肿瘤细胞，仅适用于少数早期患者及特殊敏感细胞类型的患者不适宜手术者。

2.对症性放疗

对症性放疗以减轻症状为主要目的，适用于止痛、止血、减少分泌物、缩小肿瘤、控制肿瘤等姑息性治疗。适宜于晚期患者症状明显者，放疗部位不要过大，放疗剂量能控制症状为宜。

3.放疗、手术综合治疗

有计划地综合应用手术与放疗两种治疗手段。按进行的先后顺序，可分为术前放疗、术中放疗和术后放疗 3 种。

（1）术前放疗：术前照射能使肿瘤体积缩小，使已经转移的淋巴结缩小或消失，减轻癌性粘连，降低肿瘤细胞活力及闭合脉管，故适用于控制原发灶及改变 Dukes 分期，有利于提高手术切除率，减少复发率和医源性播散。

（2）术中放疗：对术中疑有残留处和不能彻底切除处，用 β 射线进行一次性大剂量照射。

（3）术后放疗：适用于切除不彻底或术后病理标本证实切缘有肿瘤细胞残留者及直肠癌Ⅱ、Ⅲ期患者。有计划的术后放射术中应做银夹标记，以便缩野加量。

（4）“三明治”式放疗：为了充分发挥术前放疗和术后放疗的优势，并克服两者的不足，采用术前放疗—手术—术后放疗的方法，称“三明治”式疗法。一般术前一次性照完 5 Gy，然后进行手术，手术后再放疗 5 周，总剂量 45 Gy（若术后病理检查属 Dukes A 期，可不再加术后放疗）。也可采用术前照射 5 次（共15 Gy），术后照射 20 次（共40 Gy）等。

### （二）大肠癌的放疗实施

1.放射线

应选 6 MV 以上的高能 X 线或 $^{60}$Co-γ，需腔内治疗要选择高剂量放疗。

2.照射野

(1)盆腔前后野:上界在腰骶关节水平,两侧界为髂骨弓状线外侧 1 cm 处,下界视病灶部位而定,上段直肠癌在闭孔下缘,中下段直肠癌至肛门下缘水平,面积一般为 12 cm×12 cm。病灶在离肛门缘 5 cm 以上者,以盆腔前后野为主野。

(2)侧野:可取俯卧位,膀胱充盈,侧野的上下界同盆腔野,前界在股骨头顶点水平,如果盆腔器官受侵犯及髂外淋巴结转移者则侧野前界应包括髂外淋巴结,后界通常在骶骨后 1.5～2.0 cm。经会阴手术者,则后界应包括会阴。

(3)会阴野:取胸膝卧位,以髂骨弓状线外侧 1 cm 的间距为宽度,会阴野中心为肛口后上方,长度取决于体厚,面积一般为(8～11)cm×(12～14)cm。病灶在离肛门缘 5 cm 以内者以会阴野为主野。

(4)三野照射:前野同盆腔前野,两侧野上下缘同前野范围,后缘包括骶骨外 0.5 cm 软组织,前缘一般位于股骨头中点当盆腔中部有淋巴结浸润时,其前缘需在第 5 腰椎椎体前3～4 cm。

(5)结肠癌术中残留或复发后不能手术者,应局部放疗。现在也有的采用适形和调强放疗。

3.放射剂量

(1)根治性放疗:共 60～65 Gy/6～7 周,先大野放疗 45～50 Gy/5.0～5.5 周,再小野追加10～15 Gy。肛管直肠癌除进行外照射外,还应进行腔内放疗及间质治疗。腔内放疗可运用后装治疗机进行,一般应配合外照射进行,当外照射量达 40～45 Gy/4～5 周后,局部如仍有残留的表浅小病灶,加腔内近距离放疗,每次 5～7 Gy,每周 1 次共 3～4 次,总量 20～25 Gy。间质治疗用$^{192}$Ir,长度数量根据患者情况,肿瘤大小进行优化,一般 4～7 根 5～7 cm。间质治疗要和外照射配合,或作为接触治疗的补充剂量,通常 1～2 天加量 20～30 Gy。

(2)对症性放疗:照射 2～3 周,共 20～30 Gy(以症状消失或减轻为目的);或照射 5～6 周,共 50～60 Gy(以抑制肿瘤生长为目的)。

(3)术前放疗:照射 2～5 周共 20～45 Gy,放疗后3～4 周手术。

(4)术后放疗:伤口愈合后,照射 4～5 周共 45～50 Gy,残留部位可缩野补充10～15 Gy。

(5)术中放疗:β 射线一次性照射 15～17 Gy。

4.剂量分配

按主野：副野=2：1进行(盆腔前后野剂量分配按前：后=1：2计算)。深度计算前野深度为盆腔前后径的2/3,后野为前后径的1/3。

### (三)放疗的不良反应

1.白细胞数下降

佐以提高白细胞数药物,如维生素 $B_6$、维生素 $B_4$、利血生、肌苷片、强力升白片、肝血宝等。必要时,加用集落刺激因子。

2.恶心、呕吐

酌情给予甲氧氯普胺;呕吐严重可给托烷司琼、阿扎司琼等药物,也可补液、维生素及电解质等治疗。

3.皮肤反应

Ⅰ度反应时会阴区用滑石粉涂扑,Ⅱ度反应时用烧伤膏或氟轻松软膏外涂。

## 五、化疗

尽管有70%～80%大肠癌在诊断时可以局部切除,但总治愈率为50%左右。失败的主要原因是转移或局部复发。术后配合化疗和免疫治疗是有效的,不但减少复发,还可延长生存期和提高生存率。

目前所用化疗可归纳为以下几种类型:①单一用药。②联合用药,包括联合不同类型细胞毒药物、联合细胞毒性与非细胞毒性药、化疗药物与生物调节剂联合应用。

### (一)适应证与禁忌证

化疗主要适用于Dukes B期、C期患者术后化疗或晚期患者姑息化疗。化疗的禁忌证:①恶病质状态患者。②严重心血管疾病或肝、肾功能障碍者。③血常规不适合化疗者(骨髓功能低下)。④重症感染。

### (二)常用化疗药物

大肠癌是对化疗敏感性差的肿瘤之一,常用的化疗药有氟尿嘧啶(5-FU)、顺铂(DDP)、伊立替康(CPT-11)、丝裂霉素(MMC)、长春新碱(VCR)、草酸铂、希罗达等,单一用药有效率很少超过25%,且缓解期也不长。5-FU为目前大肠癌最常用、疗效相对较高的药物。常配合CF应用提高疗效。

1.CF联合5-FU疗法

20世纪70年代中期已有研究表明,肿瘤细胞内大量的CF的存在可促使

5-FU的活性代谢物氟尿嘧啶脱氟核苷酸(5-Fdump)与胸苷酸合成酶(TS)共价结合成三元复合物,从而加强5-FU的抗肿瘤作用。CF 可在 5-FU 使用前 50 分钟连续滴注。CF 有低剂量(每天25 mg/m$^2$)、中剂量(每天 200 mg/m$^2$)或大剂量(每天 500 g/m$^2$)3 种用法。

5-FU 的常规用法为每天 300～400 mg/m$^2$,静脉注射;或 1 000 mg/m$^2$,静脉滴注,每周 1 次或序贯数天;或者 400 mg/(m$^2$ · d)持续滴注 96 小时或 120 小时,应用微量泵。

目前认为,CF 大剂量并未肯定优于中剂量,甚至低剂量也未必一定效果差,5-FU 大剂量静脉滴注的效果也未必一定好。

2.MTX 联合 5-FU 疗法

体外研究表明,5-FU－MTX 的序贯方式治疗可导致拮抗或失败,但细胞培养和动物肿瘤模型又提示 MTX 用药后 1～24 小时用 5-FU 则可产生协同的细胞毒作用,其机制可能为 MTX 的使用使嘌呤代谢受抑制,致使磷酸核糖焦磷酸(PRPP)池扩大,增加 5-FU 对 5-氟尿苷三磷酸的活化,使 5-FU 掺入 RNA 增加而呈现协同效果。

3.5-FU 联合铂类应用

现在应用比较广泛。现有人使用小剂量 DDP 6～8 mg/(m$^2$ · d),5-FU 0.25～0.50 g/d,对晚期或复发肿瘤的治疗效果很好。第三代铂类药物(草酸铂)应用为大肠癌化疗推到新时代,目前多数医院采用 OFL 方案、FOLFOX4 方案及 IP 方案。

### (三)生物反应修饰剂在大肠癌化疗中的应用

1.5-FU 与左旋咪唑的合并使用

左旋咪唑(levamisole,LMS)原为驱虫剂,在动物肿瘤模型中能刺激免疫系统。LMS 作为单一药物对大肠癌并无活性,但如与 5-FU 联用,可显著减少 Dukes C 期病例的复发危险和死亡率,明显延长生存期。50 mg,每天 3 次,用 3 天停12 天,共用 1 年。

2.5-FU 与 IFN 并用

临床前研究表明 5-FU 与 IFN 并用对多种实验性肿瘤有协同作用。IFN-α 在体外实验中能从生化上调节 5-FU 活性,提高细胞内 5-FU 活性代谢物 5-Fdump的水平,促进5-Fdump与靶酶(胸苷合成酶)的结合。在临床试验中,IFN-α 可使 5-FU 廓清减少而使 5-FU 的血药浓度升高,并能增进 NK 细胞和巨噬细胞的活性。有学者报道,在包括 96 名未曾治疗患者的临床试验中,5-FU 合用 IFN-α 的客观有效率为 26%～63%，总的中位有效率为 41%。

**(四)常用联合化疗方案**

(1)FL 方案(5-FU/叶酸方案)：LMS(CF) 60～200 mg/$m^2$，静脉注射，2 小时，第 1～5 天；5-FU 300～500 mg/$m^2$，静脉注射，4～6 小时，第 1～5 天；2 周为 1 周期。

(2)卡培他滨(CAP)方案：CAP 1 250 mg/$m^2$ 每天 2 次，第 1～14 天。

(3)S-1 方案：S-1 80 mg/$m^2$ 每天 2 次，第 1～28 天。

(4)奥沙利铂方案：奥沙利铂方案共有 7 个，即 $FOLFOX_1$-$FOLFOX_7$，常用的有$FOLFOX_4$、$FOLFOX_6$、$FOLFOX_7$ 3 个方案，3 个方案标准是 14 天为 1 个周期，也可以 21 天为 1 个周期，但药物剂量和时间应当一致。

$FOLFOX_4$ 方案：L-OHP 85 mg/$m^2$ 静脉注射，2 小时，第 1 天；LMS 200 mg/$m^2$静脉注射，2 小时，第 1、2 天；5-FU 400 mg/$m^2$静脉注射，2 小时，第 1、2 天；5-FU 600 mg/$m^2$ 持续静脉注射(CIV)第 1、2 天；14 天为1 周期。

$FOLFOX_6$ 方案：L-OHP 100 mg/$m^2$ 静脉注射，2 小时，第 1 天；LMS 400 mg/$m^2$ 静脉注射，2 小时，第 1 天；5-FU 400 mg/$m^2$ 静脉注射，2 小时，第 1 天；5-FU 2 400～3 000 mg/$m^2$，CIV，46 小时；14 天为1 周期。

$FOLFOX_7$ 方案：L-OHP 130 mg/$m^2$ 静脉注射，2 小时，第 1 天；LMS 400 mg/$m^2$ 静脉注射，2 小时，第 1 天；5-FU 2 400 mg/$m^2$ 静脉注射，CIV，46 小时；14 天为 1 周期。

(5)伊立替康化疗方案：CPT-11 180 mg/$m^2$静脉注射，90 分钟，第 1 天；LMS 200 mg/$m^2$静脉注射，2 小时，第 1、2 天；5-FU 400 mg/$m^2$ 静脉注射，第 1、2 天；5-FU 600 mg/$m^2$ CIV 22 小时，第 1、2 天；14 天为 1 周期。

(6)雷替屈塞化疗方案。① Roltitrexed ＋ L-OHP 方案：Roltitrexed 3.0 mg/$m^2$静脉注射，15 分钟，第 1 天；L-OHP 130 mg/$m^2$静脉注射，2 小时，第 1 天；21 天为 1 周期。②Roltitrexed＋CPT-11方案：Roltitrexed 2.6 mg/$m^2$静脉注射，15 分钟，第 2 天；CPT-11 300 mg/$m^2$静脉注射，90 分钟，第 1 天；21 天为1 周期。

## 六、生物治疗及分子靶向治疗

临床上应用 IFN、TNF、IL-2、LAK 细胞、单克隆抗体作载体的靶向治疗及疫苗等方法治疗大肠癌的疗效不肯定，基因疗法也还处于实验研究阶段。已有人成功用野生型*P53* 基因在体外转染大肠癌细胞株，使其生长明显受抑制，显示了*P53*抗癌基因在大肠癌治疗中的潜在价值。目前分子靶向治疗的用法：西妥昔单抗 400 $mg/m^2$，静脉滴注，第一周，随后 2 500 $mg/m^2$，静脉滴注，每周一次。可与化疗联合使用；贝伐珠单抗 5～10 mg/kg 静脉滴注，每 2 周 1 次，可与化疗方案联合使用。

# 第四章 内分泌系统肿瘤

## 第一节 甲状腺癌

甲状腺癌是最常见的内分泌系统恶性肿瘤，在内分泌恶性肿瘤中占 89%，占内分泌恶性肿瘤病死率的 59%，占全身恶性肿瘤的 0.2%（男性）~1.0%（女性），约占甲状腺原发性上皮性肿瘤的 1/3。国内的普查报道，其发生率为 11.44/10 万，其中男性为 5.98/10 万，女性为 14.56/10 万。甲状腺癌的发病率一般随年龄的增大而增加，女子的发病率约较男子多 3 倍，地区差别也较明显，一般在地方性甲状腺肿的流行区，甲状腺癌的发病率较高，而在地方性甲状腺肿的非流行区则甲状腺癌的发病率相对较低。近年来统计资料显示，男性发病率有逐渐上升的趋势，可能与外源性放射线有关。甲状腺癌的发病率虽不是很高，但由于其在临床上与结节性甲状腺肿、甲状腺腺瘤等常难以鉴别，在具体处理时常感到为难，同时，在诊断明确的甲状腺癌进行手术时，究竟应切除多少甲状腺组织，以及是否行颈淋巴结清扫及方式等方面尚存在诸多争议。

### 一、病因

与其他肿瘤一样，甲状腺癌的发生与发展过程至今尚未完全清楚。现代研究表明，肿瘤的发生与原癌基因序列的过度表达、突变或缺失有关。在甲状腺滤泡细胞中有多种原癌基因表达，对细胞生长及分化起重要作用。最近从人甲状腺乳头状癌细胞中分离出所谓*ptc* 癌基因，被认为是核苷酸序列的突变，有研究发现，*ptc* 癌基因位于Ⅱa 型多发性内分泌瘤（MEN-Ⅱa）基因染色体 11 的近侧长臂区，其机制尚不清，*ptc* 基因仅出现于少数甲状腺乳头状癌。*H-ras* 、*K-ras* 及*N-ras* 等癌基因的突变形式已被发现于多种甲状腺肿瘤。在髓样癌组织中发现高水平的*H-ras* 、*c-myc* 及*N-myc* 等癌基因的表达，*P53* 多见于伴淋巴结或远处转移的甲状腺癌灶,但这些癌基因也可在其他癌肿或神经内分泌疾病中被检出。实际上甲状腺癌的发生和生长是复杂的生物过程,受不同的癌基因和多种生长因子的影响,同时还有多种其他致癌因素的作用。已知的可能致甲状腺癌的因素包括以下几种。

**(一)缺碘**

缺碘一直被认为与甲状腺癌的发生有关,但这种观点始终未被证实。一些流行病学调查资料提示,甲状腺癌不仅在地方性甲状腺肿地区较多发,即使沿海高碘地区,也较常发。地方性甲状腺肿地区所发生的多为甲状腺滤泡或部分为间变癌,而高碘地区则多为乳头状癌;同时在地方性甲状腺肿流行区,食物中碘的增加降低了甲状腺滤泡癌的发病率,但乳头状癌的发病却呈上升趋势;其致癌因素有待研究。

**(二)放射线的影响**

放射线致癌的机制被认为是放射线诱导细胞突变,并促使其生长,在亚致死量下可杀灭部分细胞而致减少 TSH 分泌,反馈到脑垂体的促甲状腺细胞,增加 TSH 的产生,从而促进具有潜在恶性的细胞增殖、恶变。Winships 等收集的 562 例儿童甲状腺癌,其中 80%过去曾有射线照射史,其后许多类似的报道相继出现。放射线作为致甲状腺癌的因素之一,已经广为接受。放射线致癌与放射方式有关,放射线致癌皆产生于 X 线外照射之后;从放疗到发病的时间不一,有报道最短为 2 年,最长 14 年,平均 8.5 年。

**(三)家族因素**

在一些甲状腺癌患者中,可见到一个家庭中一个以上成员同患甲状腺乳头状癌者,Stoffer 等报道,甲状腺乳头状癌家族中 3.5%~6.2%同患甲状腺癌;而甲状腺髓样癌,有 5%~10%甚至 20%有明显家族史,是常染色体显性遗传,多为双侧肿瘤。

**(四)甲状腺癌与其他甲状腺疾病的关系**

这方面尚难肯定。近年关于其他甲状腺病合并甲状腺癌的报道很多,据统计,甲状腺腺瘤有4%~17%可以并发甲状腺癌;一些甲状腺增生性病变,如腺瘤样甲状腺肿和功能亢进性甲状腺肿,分别有约 5%及 2%合并甲状腺癌。另有报道,桥本甲状腺炎的甲状腺间质弥漫性局灶性淋巴细胞浸润超过 50%的患者易伴发甲状腺乳头状癌。但甲状腺癌与甲状腺疾病是否有因果关系尚需进一步研究。

## 二、病理和临床表现

甲状腺癌按细胞来源可分为滤泡源性甲状腺癌和C细胞源性甲状腺癌两类。前者来自滤泡上皮细胞,包括乳头状癌、滤泡状癌和未分化癌等类型;后者来自滤泡旁(C)细胞,称甲状腺髓样癌。乳头状癌和滤泡状癌又可归于"分化性癌",与未分化癌相区别。不同类型的甲状腺癌,其生物学行为包括恶性程度、发展速度、转移规律和最终预后等有较大差别,且病理变化与临床联系密切。

### (一)乳头状癌

1.病理

乳头状癌为甲状腺癌中最常见类型,一般占总数的75%。此外,作为隐性癌在尸检中屡被发现,一般占尸检的6%~13%,表明一定数量的病变,可较长时期保持隐性状态,而不发展为临床癌。乳头状癌根据癌瘤大小、浸润程度,分隐匿型、腺内型和腺外型三大类型。

小的隐匿型(直径≤1 cm),病变局限,质坚硬,呈显著浸润常伴有纤维化,状似"星状瘢痕",故又称为隐匿硬化型癌,常在其他良性甲状腺疾病手术时偶尔发现。

大的直径可超过10 cm,质硬或囊性感,肿瘤呈实质性时,切面粗糙、颗粒状,灰白色,几乎无包膜,半数以上可见钙化的砂粒体。镜下癌组织由乳头状结构组成,乳头一般皆细长,常见三级以上分支,有时也可粗大,间质水肿。乳头的中心为纤维血管束,覆盖紧密排列的单层或复层立方或低柱状上皮细胞。细胞大小不均匀,核间变一般不明显。

乳头状癌最重要的亚型是乳头状微小癌、滤泡状癌及弥漫性硬化型癌。新近的WHO分型,将乳头状微小癌代替隐匿型癌,该型指肿瘤直径<1 cm。其预后好,很少发生远处转移。

对甲状腺乳头状癌的病理组织学诊断标准,近年已基本取得一致意见,即乳头状癌病理组织中,虽常伴有滤泡癌成分,有时甚至占较大比重,但只要查见浸润性生长且有磨砂玻璃样核的乳头状癌结构,不论其所占成分多少,均应诊断为乳头状癌。

2.临床表现

甲状腺乳头状癌好发于20~40岁,儿童及青年人常见,女性发病率明显高于男性。70%的儿童甲状腺癌及50%以上的成人甲状腺癌均属此型。肿瘤多为单发,也有多发,不少病例与良性肿瘤难以区别,无症状,病程长,发展慢。肿瘤质硬，不规则，表面不光滑，边界欠清，活动度较差。呈腺内播散而成多发灶者可达20%～80%。淋巴转移为其特点，颈淋巴结转移率为50%～70%，而且往往较长时间局限于区域淋巴结系统。病程后期可发生血行转移。肺和其他远处转移少于5%。有时颈淋巴结转移可作为首发症状。由于生长缓慢，早期常无症状，若癌组织侵犯周围组织，则出现声音嘶哑、呼吸困难、吞咽不适等症状。

### （二）滤泡状癌

1.病理

滤泡状癌占全部甲状腺癌的11.6%～15.0%，占高分化癌中第二位。大体形态上，当局部侵犯不明显时，多不易与甲状腺腺瘤区别。瘤体大小不一，圆形或椭圆形，分叶或结节状，切面呈肉样，褐红色，常被结缔组织分隔成大小不一的小叶。中心区常呈纤维化或钙化。较大的肿瘤常合并出血、坏死或静脉内癌栓。

镜下本型以滤泡状结构为其主要组织学特征，瘤细胞仅轻或中度间变，无乳头状形成，无淀粉样物。癌细胞形成滤泡状或腺管状，有时呈片状。最近，世界卫生组织病理分类将胞质内充满嗜酸性红染颗粒的嗜酸性粒细胞癌也归入滤泡癌中。

滤泡状癌多见于中老年女性，病程长，生长慢，颈部淋巴转移较少。而较早出现血行转移，预后较乳头状癌差。

2.临床表现

此癌40～60岁多见。与乳头状癌相比，男性患病相对较多，男与女之比为1∶2，患病年龄以年龄较大者相对为多。一般病程较长，生长缓慢，少数近期生长较快，常缺乏明显的局部恶性表现，肿块直径一般为数厘米或更大，多为单发，少数可为多发或双侧，实性，硬韧，边界不清，较少发生淋巴结转移，血行转移相对较多，主要转移至肺，其次为骨。

### （三）甲状腺髓样癌

在胚胎学上甲状腺滤泡旁细胞与甲状腺不是同源的。甲状腺髓样癌起源于甲状腺滤泡旁细胞，故又称滤泡旁细胞癌或C细胞癌，可分泌降钙素，产生淀粉样物质，也可分泌其他具有生物活性物质，如前列腺素、5-HT、促肾上腺皮质激素、组胺酶等。

甲状腺髓样癌分为散发型(80%～90%)、家族型(8%～14%)及多发性内分泌瘤(少于10%)三种。甲状腺髓样癌可以通过常染色体显性遗传发展为不同的类型。甲状腺髓样癌是甲状腺癌的一个重要类型，较少见，恶性度中等，存活率小于乳头状瘤，而远大于未分化癌。早期诊断、治疗可改善预后，甚至可以治愈。甲状腺髓样癌的发病率占甲状腺癌的3%～10%，女性较多，中位年龄在38岁左右，其中散发型年龄在50岁；家族型年龄较轻，一般不超过20岁。

其发病机制、病理表现及临床表现均不同于一般甲状腺癌，独成一型。

1.病理

瘤体一般呈圆形或卵圆形，边界清楚，质硬或呈不规则形，伴周围甲状腺实质浸润，切面灰白色、浅色、淡红色，可伴有出血、坏死、纤维化及钙化，肿瘤直径平均3～4 cm，小至数毫米，大至10 cm。镜下癌细胞多排列成实体性肿瘤，偶见滤泡，不含胶样物质。癌细胞呈圆形或多边形，体积稍大，大小较一致，间质有多少不等的淀粉样物质，番红花及刚果红染色皆阳性。淀粉样物质为肿瘤细胞产生的降钙素沉积，间质还可有钙沉积，似砂粒体，还有少量浆细胞和淋巴细胞，常见侵犯包膜和气管。在家族性甲状腺髓样癌中，总是呈现双侧肿瘤且呈多中心，大小变化很大，肿瘤具有分布在甲状腺中上部的特点。散发性甲状腺髓样癌一般局限于一叶，双侧多中心分布者低于5%。

2.临床表现

所有的散发型甲状腺髓样癌及多数家族性甲状腺髓样癌都有临床症状和体征。通常甲状腺髓样癌表现为颈部肿块，70%～80%的散发型患者，因触及无痛性甲状腺结节而发现，近10%可侵及周围组织出现声嘶、呼吸困难和吞咽困难。临床上男女发病率大致相仿。家族性为一种常染色体显性遗传性疾病，属多发性内分泌肿瘤Ⅱ型（MEN-Ⅱ），它又分为Ⅱa型和Ⅱb型，占10%～15%，发病多在30岁左右，往往累及两侧甲状腺。临床上大多数为散发型，发病在40岁以后，常累及一侧甲状腺。MTC恶性程度介于分化型癌与未分化型癌之间，早期就发生淋巴结转移。临床上，MTC常以甲状腺肿块和淋巴结肿大就诊，受MTC产生的5-HT和前列腺素的影响，约1/3患者可发生腹泻和面部潮红的类癌综合征。本病可合并肾上腺嗜铬细胞瘤，多发性唇黏膜神经瘤和甲状腺瘤等疾病。有B型多发性内分泌瘤（MEN-Ⅱ）和髓样癌家族史患者，不管触及甲状腺结节与否，应及时检测基础的五肽胃泌素激发反应时血清降钙素水平，以早期发现本病，明显升高时常强烈提示本病存在。此外，甲状腺结节患者伴CEA水平明显升高，也应考虑此病存在可能，甲状腺结节细针穿刺活检或淋巴结活检常可做出明确诊断。

**（四）甲状腺未分化癌**

未分化癌为甲状腺癌中恶性程度最高的一种，较少见，占全部甲状腺癌的

5%～14%，主要是指大细胞癌、小细胞癌和其他类型癌（鳞状细胞癌、巨细胞癌、腺样囊性癌、黏液腺癌，以及分化不良的乳头状癌、滤泡状癌等）。未分化癌以老年患者居多，中位年龄为60岁，女性中常见的是小细胞弥漫型，男性常是大细胞型。

1.病理

未分化癌生长迅速，往往早期侵犯周围组织。肉眼观癌肿无包膜，切面呈肉色、苍白，并有出血、坏死。镜下组织学检查未分化癌可分为大细胞型及小细胞型两种。前者主要由巨细胞组成，但有梭形细胞，巨细胞体积大，奇形怪状，核大、核分裂多；后者由圆形或椭圆形小细胞组成，体积小，胞质少、核深染、核分裂多见。有资料提示表明，有的未分化癌中尚可见残留的形似乳头状或滤泡状的结构，提示这些分化型的甲状腺癌可能转变为未分化癌，小细胞型分化癌与恶性淋巴瘤在组织学上易发生混淆，可通过免疫过氧化酶染色做出鉴别。

2.临床表现

该病发病前常有甲状腺肿或甲状腺结节多年，在巨细胞癌此种表现尤为明显。肿块可于短期内急骤增大，发展迅速，形成双侧弥漫性甲状腺巨大肿块，质硬、固定、边界不清，往往伴有疼痛、呼吸或吞咽困难，早期即可出现淋巴结转移及血行播散。细针吸取细胞学检查可做出诊断，但需不同位置穿刺，因癌灶坏死、出血及水肿会造成假阴性。

## 三、诊断

声嘶、吞咽困难、哮喘、呼吸困难和疼痛是常见的症状。甲状腺癌的诊断是一个困难而复杂的问题，临床上甲状腺癌多以甲状腺结节为主要表现，而甲状腺多种良性疾病也表现为甲状腺结节，两者之间无绝对的分界线。对一个甲状腺结节患者，在诊断的同时始终存在着鉴别诊断的问题，首先要确定是非癌性的甲状腺结节、慢性甲状腺炎或良性腺瘤，还是甲状腺癌；其次由于不同的甲状腺癌、同种甲状腺癌的不同分期其治疗方法及预后差异很大，诊断时还要决定它是哪种甲状腺癌及病期（包括局部生长情况、淋巴结转移范围和有无远处转移）。由于目前所具备的辅助检查绝大多为影像学范围，对甲状腺癌的诊断并无绝对的诊断价值，而细胞组织学检查虽有较高的诊断符合率，但患者要遭受一定的痛苦，且因病理取材、检验师的实践经验等影响，存在一定的假阴性。故而，常规的询问病史、体格检查更显出其重要性。通过详细地询问病史、仔细体检获得一个初步的诊断，再结合必要的辅助检查以取得进一步的佐证是诊断甲状腺癌的正确思路。

**(一)诊断要点**

1.临床表现

患者有甲状腺结节性肿大病史,如有下述几点临床表现者,应考虑甲状腺癌的可能:①肿块突然迅速增大变硬。②颈部因其他疾病而行放疗者,尤其是青少年。③甲状腺结节质地硬、不平、固定、边界不清、活动差。④有颈部淋巴结肿大或其他组织转移。⑤有声音嘶哑、呼吸困难、吞咽障碍。⑥长期水样腹泻、面色潮红、伴其他内分泌肿瘤。

2.辅助检查

进一步明确结节的性质可行下列检查。

(1)B超检查:应列为首选。B型超声探测来区别结节的囊性或实性。实性结节形态不规则、钙化、结节内血流信号丰富等则恶性可能更大。

(2)核素扫描:对实性结节,应常规行核素扫描检查;如果为冷结节,则有10%~20%可能为癌肿。

(3)X线检查(包括CT、MRI):主要用于甲状腺癌转移的发现、定位和诊断。在甲状腺内发现砂粒样钙化灶,则提示有恶性的可能。

(4)针吸细胞学检查:诊断正确率可高达60%~85%,但最终确诊应由病理切片检查来决定。

(5)血清甲状腺球蛋白测定:采用放射免疫法测定血清中甲状腺球蛋白(Tg),在分化型腺癌其水平明显增高。

实际上,部分甲状腺结节虽经种种方法检查,仍无法确定其良恶性,需定期随访、反复检查,必要时可行手术探查,术中行快速冰冻病理学检查。

**(二)甲状腺癌的临床分期**

甲状腺癌的临床分期以往较杂,现统一采用国际抗癌学会关于甲状腺癌的TNM临床分类法,标准如下。

1.T——原发癌肿

$T_0$:甲状腺内无肿块触及。

$T_1$:甲状腺内有单个结节,腺体本身不变形,结节活动不受限制。同位素扫描甲腺内有缺损。

$T_2$:甲状腺内有多个结节,腺体本身变形,腺体活动不受限制。

$T_3$:甲状腺内肿块穿透甲状腺包膜,固定或侵及周围组织。

2.N——区域淋巴结

$N_0$:区域淋巴结未触及。

$N_1$:同侧颈淋巴结肿大,能活动。

$N_{1a}$:临床上认为肿大淋巴结不是转移。

$N_{2b}$:临床上认为肿大淋巴结是转移。

$N_2$:双侧或对侧淋巴结肿大,能活动。

$N_{2a}$:临床上认为肿大淋巴结不是转移。

$N_{2b}$:临床上认为肿大淋巴结是转移。

$N_3$:淋巴结肿大已固定不动。

3.M——远处转移

$M_0$:远处无转移。

$M_1$:远处有转移。

根据原发癌肿、淋巴结转移和远处转移情况,临床上常把甲状腺癌分为四期。

Ⅰ期:$T_0 \sim 2N_0M_0$(甲状腺内仅一个孤立结节)。

Ⅱ期:$T_0 \sim 2N_0 \sim 2M_0$(甲状腺内有肿块,颈淋巴结已肿大)。

Ⅲ期:$T_3N_3M_0$(甲状腺和颈淋巴结已经固定)。

Ⅳ期:$TxNxM_1$(甲状腺癌合并远处转移)。

## 四、治疗

甲状腺癌除未分化癌外,主要的治疗手段是外科手术。其他如放疗、化疗、内分泌治疗和中医中药治疗等,仅是辅助性治疗措施。

### (一)放疗

不同病理类型的甲状腺癌放疗的敏感度不同,其中尤以未分化癌最为敏感,而其他类型癌较差。未分化癌由于早期既有广泛浸润或转移,手术治疗很难达到良好的疗效,因而放疗为其主要的治疗方法。即使少数未分化癌患者做手术治疗,也仅可达到使肿瘤减量的目的,手术后仍可继续放疗,否则复发率较高。部分有气管阻塞的患者,只要条件允许,仍可行放疗。分化型腺癌首选手术根治而无须放疗。对无法完全切除的髓样癌,术后可行放疗,虽然本病放疗不甚敏感,但放疗后,肿瘤仍可缓慢退缩,使病情得到缓解,有的甚至完全消除。甲状腺癌发生骨转移并不多见,局部疼痛剧烈,尤其在夜间。放疗可迅速缓解其症状,提高患者生活质量。

(二)放射性碘治疗

手术后应用放射性碘治疗可降低复发率，但不延长生命。应用放射性碘治疗甲状腺癌，其疗效完全视癌细胞摄取放射性碘的多少而定；而癌细胞摄取放射性碘的多少，多与其分化程度成正比。未分化癌已失去甲状腺细胞的构造和性质，摄取放射性碘量极少，因此疗效不良；对髓样癌，放射性碘也无效。分化程度高的乳头状腺癌和滤泡状腺癌，摄取放射性碘量较高，疗效较好；特别适用于手术后 45 岁以上的高危患者，多发性乳头状腺癌癌灶、包膜有明显侵犯的滤泡状腺癌及已有远处转移者。

如果已有远处转移，对局部可以全部切除的腺体，不但应将患者的腺体全部切除，颈淋巴结也应加以清除，同时还应切除健叶的全部腺体。这样才可用放射性碘来治疗远处转移。腺癌的远处转移，只能在切除全部甲状腺后才能摄取放射性碘。但如果远处转移摄取放射性碘极微，则在切除全部甲状腺后，由于垂体前叶促甲状腺激素分泌增多，反而促使远处转移的迅速发展。对这种试用放射性碘无效的病例，应早期给予足够量的甲状腺素片，远处转移可因此缩小，至少不再继续迅速发展。

(三)内分泌治疗

分化型甲状腺癌做次全、全切除者应该口服甲状腺素，以防甲状腺功能减退及抑制 TSH。乳头状和滤泡状癌均有 TSH 受体，TSH 通过其受体能影响分泌型甲状腺癌的功能及生长，一般剂量掌握在保持 TSH 低水平，但以不引起甲状腺功能亢进为宜。一般用甲状腺片每天 80～120 mg，也可选用左甲状腺素片每天100 μg，并定期检测血浆 $T_3$、$T_4$、TSH，以次调整用药剂量。甲状腺癌对激素的依赖现象早已被人们认识。某些分化性的甲状腺癌可受 TSH 的刺激而生长，故 TSH 可促使残留甲状腺增生、恶变，抑制 TSH 的产生，可减少甲状腺癌的复发率。任何甲状腺癌均应长期用抑制剂量的甲状腺素作维持治疗。对分化好的甲状腺癌尤为适用，其可达到预防复发的效果。即使是晚期分化型甲状腺癌，应用甲状腺素治疗，也可使病情有所缓解，甚至在治疗后病变消退。

(四)化疗

近年来，化疗的疗效有显著提高。但至今尚缺少治疗甲状腺癌的有效药物，故而化疗的效果尚不够理想。目前，临床上主要用化疗治疗复发者和病情迅速进展的病例。对分化差或未分化的甲状腺癌，尚可选做术后的辅助治疗。曾用于甲状腺癌的单药有多柔比星(阿霉素)、放线菌素 D、甲氨蝶呤等。单药治疗的效果较差，故现常采用联合化疗，以求提高疗效。

### 五、预后

甲状腺癌的生物学行为存在巨大差异，发展迅速的低分化癌，侵袭性强，可短期致人死亡，而发展缓慢的高分化癌患者往往可长期带瘤生存。高分化型甲状腺癌，特别是乳头状癌术后预后良好，弥漫性硬化型乳头状癌预后较差，有时呈侵袭性。因此，不能认为甲状腺乳头状癌的临床过程总是缓和的，各种亚型的组织学特点不同，其生物学特性有显著差异。对甲状腺癌预后的判断，常采用年龄、组织学分级、侵犯程度（即肿瘤分期）和大小分类方法及其他预测肿瘤生物学行为的指标。①癌瘤对放射性碘摄取能力：乳头状、滤泡状或乳头滤泡混合型癌能摄取碘者比不能摄取的预后要好。②腺苷酸环化酶对 TSH 有强反应的癌其预后似较低反应者好。③癌瘤 DNA 呈双倍体比异倍体预后要好。④癌瘤细胞膜表皮生长因子（EGF）受体结合 EGF 的量越高，预后越差。

## 第二节 胃泌素瘤

### 一、临床概述

胃泌素瘤也称卓-艾综合征，是一种少见的神经内分泌肿瘤，多为散发，20%～30%伴随Ⅰ型多发性内分泌肿瘤综合征，60%～90%为恶性肿瘤。年发病率为（0.1～3.0）/100 万。在美国，每 1 000 个消化性溃疡患者中有 1～10 个胃泌素瘤患者。发病年龄多在 20～50 岁，也有 7 岁和 90 岁诊断该病的报道。男女发病比率为（1.5～2）∶1。十二指肠、胰腺是胃泌素瘤的好发部位，其他少见的部位包括淋巴结、胃、肠系膜、肾包膜、脾门、大网膜、卵巢及肝胆系统，也有腹腔外脏器发病的报道如心、肺。

#### （一）病因及发病机制

胃泌素瘤的病因至今尚不清楚。与消化道腺癌不同，抑癌基因如*P53*、*Rb* 等的失活及癌基因如 *Ras*、*myc* 等的功能异常都不常见。Ⅰ型多发性内分泌肿瘤综合征相关的胃泌素瘤涉及染色体 11q13 上*MEN1* 基因的缺失，导致其编码蛋白 Menin 的功能异常，后者是一种 610 个氨基酸残基组成的进化上高度保守的核蛋白，参与转录调节、基因组稳定、细胞分裂增殖、细胞周期调控等。在散发性胃泌素瘤中，44%的患者出现*MEN1*基因的功能异常，50%～92%的患者出现P16/MTs1的异常表达，也有一些涉及mTOR信号通路的改变。胃泌素瘤的细胞起源还存在争议。有学者认为胰腺胃泌素瘤可能起源于胰岛非β细胞。在Ⅰ型多发性内分泌肿瘤综合征患者中，十二指肠部位的胃泌素瘤可能源于十二指肠壁G细胞的过度增生，后者伴随G细胞内染色体11q13上的*MEN1*基因的功能缺失。

#### （二）病理分类及分期

胃泌素瘤是胃肠胰神经内分泌肿瘤的一种，组织学上按分化程度及组织分级分类。前者包括分化良好和分化差，后者根据组织分化及细胞增殖程度，包括核分裂象数及Ki67指数，分为G1、G2、G3。

### 二、临床表现

虽然大多数胃泌素瘤是恶性的，但其发展缓慢，肿瘤相关的临床症状出现较晚，其临床表现多与高胃泌素血症和高胃酸分泌相关。

#### （一）消化性溃疡

60%～90%的胃泌素瘤患者有消化性溃疡，主要发生在十二指肠球部以下，甚至可累及空肠上段，表现为多发性，难治性溃疡。临床表现为长期慢性上腹部疼痛，可为烧灼样，且对常规抗溃疡治疗反应欠佳，容易导致相关并发症如出血、穿孔等。

#### （二）腹泻

腹泻也是胃泌素瘤常见的症状，30%～73%的患者伴随腹泻，其中20%表现严重腹泻。胃泌素瘤患者的腹泻是分泌性的，因为高胃泌素导致胃酸大量分泌并进入肠道，同时刺激胰液大量分泌，超出了肠道吸收能力。

#### （三）胃食管反流/Barrett食管

约2/3的患者出现胃食管反流的症状，表现为胃灼热感。在散发性胃泌素瘤中并未发现Barrett食管的发生率增加，而Ⅰ型多发性内分泌肿瘤综合征相关型胃泌素瘤中Barrett食管的发生率比正常高5倍以上。另有部分患者可能并发食管狭窄。

#### （四）其他

Ⅰ型多发性内分泌肿瘤综合征相关型胃泌素瘤可能合并其他功能性神经内

分泌肿瘤,表现出相应激素水平升高所致的症状,如甲状旁腺功能亢进相关的临床症状等。

## 三、诊断及鉴别诊断

### (一)诊断

胃泌素瘤的诊断平均在临床症状出现5～8年后才能确立。随着质子泵抑制剂的广泛应用,胃泌素瘤的诊断越来越困难。胃泌素瘤的诊断包括定性诊断和定位诊断,前者包括空腹血胃泌素测定、胃液分析、激发试验(胰泌素、钙)等;后者包括超声检查、CT检查、MRI检查、动脉造影/动脉内胰泌素激发试验、生长抑素受体显像等。虽然胃泌素瘤的定位诊断方法很多,仍有近30%无法找到原发灶。

1.定性诊断

(1)空腹血胃泌素测定:对疑似患者的首选检测,超过99%的胃泌素瘤患者空腹血胃泌素升高,>150 pg/mL有诊断价值,40%～60%的患者比正常高出10倍以上。少部分患者由于肿瘤分泌胃泌素前体蛋白而造成假性低胃泌素血症。

(2)胃液分析:90%的胃泌素瘤患者的基础排酸量(BAO)≥15 mmoL/h,应同时测定最大排酸量(MAO)以增加实验的敏感性以鉴别某些普通消化性溃疡患者。BAO/MAO比值>0.6高度提示胃泌素瘤,但<0.6不能排除胃泌素瘤的诊断。

(3)激发试验:胰泌素激发试验,静脉快速注射2 μg/kg体重的胰泌素,在注射前10分钟、1分钟,以及注射后2.5分钟、10分钟、15分钟、20分钟及30分钟分别检测血胃泌素浓度。血胃泌素水平较基础值增高100 pg/mL为阳性,增高超过200 pg/mL作为诊断标准。胰泌素激发试验在胃泌素瘤诊断中起到决定性作用,敏感性和特异性分别达到94%和100%,同时作为外科切除术后疾病复发监测最敏感的方法。但是应用质子泵抑制剂会造成假阳性结果。钙激发试验:静脉连续输注葡萄糖酸钙[5 mg/(kg·h)]3小时,每隔30分钟测血胃泌素水平。在输注的第3小时内,超过80%的胃泌素瘤患者的胃泌素水平可增高395 pg/mL以上。钙激发试验可作为胰泌素激发试验阴性患者的有效补充。

(4)其他:血清嗜铬粒蛋白A(chromogranin A,CgA)的检测、血清钙、催乳素、甲状旁腺素的测定,有助于Ⅰ型多发性内分泌肿瘤综合征的诊断。

2.定位诊断

(1)超声检查:临床最常用也是首选的方法,其中体外超声敏感性为20%～30%,内镜超声敏感性约70%,对胰腺病灶的敏感性要高于十二指肠病灶。无论是体外超声还是内镜超声，都可以进行超声引导下的病灶穿刺活检，有助于病理诊断的确立。

(2)CT 检查：由于胃泌素瘤血供丰富，动脉早期即可出现强化。诊断敏感性约 50%，对于直径<2 cm 的病灶敏感性下降。CT 检查能较好地显示病变周围组织的结构，并有助于转移性病变的检出。

(3)MRI 检查：胃泌素瘤在 MRI 检查上表现为 $T_1$ 低信号、$T_2$ 高信号，但诊断敏感性较低，为 25%～50%。对肝转移的诊断有较大帮助。

(4)动脉造影/动脉内胰泌素激发试验：将导管插至胃十二指肠动脉或胰十二指肠下动脉，注入造影剂/胰泌素，观察病灶强化情况/测定血胃泌素变化情况，敏感性为 40%～60%是胃泌素瘤定位诊断很有价值的检查，同时有助于较小病灶的发现。因其为有创检查，临床应用受到一定限制，但可于术中应用以指导手术。

(5)生长抑素受体核素显像：90%以上胃泌素瘤中有生长抑素受体表达，将核素标记(如铟-111、碘-123)的生长抑素类似物(如奥曲肽)注入体内，经 ECT 显像可以发现原发病灶和转移灶，敏感性达 80%，可作为首选检查。可检出 92%的肝转移瘤，对胰腺胃泌素瘤的检出率近 100%，同时可以检出腹腔外的转移瘤。生长抑素受体核素显像联合单光子发射体层摄影可提高其敏感性。

### (二)鉴别诊断

胃泌素瘤的鉴别诊断主要涉及高胃泌素血症的鉴别。临床上常见高胃泌素血症的疾病包括恶性贫血、慢性萎缩性胃炎、短肠综合征、肾衰竭、胃潴留、迷走神经切断术史等。原发病灶的鉴别主要以病理组织学检查，通过穿刺(内镜下活检、内镜超声或体外超声引导下活检)获得组织样本进行病理学检查，包括免疫组织化学等确定疾病性质。

## 四、治疗原则及策略

胃泌素瘤的治疗目的控制高泌酸状态并尽可能切除原发病灶，对复发转移患者可考虑化疗、二次手术等。

### (一)药物治疗

1.$H_2$受体阻断剂

通过阻断组胺和胃泌素对壁细胞的刺激作用，减少胃酸分泌，常用药物包括西咪替丁、雷尼替丁、法莫替丁，三者的药效强度比为 1∶3∶32，西咪替丁和雷尼替丁药效持续时间相同，法莫替丁延长 30%左右。一般采用每 4～6 小时口服

1次,每天平均剂量分别为西咪替丁4.9 g、雷尼替丁2.2 g、法莫替丁0.33 g。

2.质子泵抑制剂

通过抑制壁细胞膜上的 $Na^{+}$-$K^{+}$-ATP酶,高选择性抑制胃酸分泌,常用药物包括奥美拉唑、兰索拉唑、埃索美拉唑、雷贝拉唑、泮托拉唑。一般每天需要相当于60 mg奥美拉唑才能达到控制症状的目的。

**(二)化疗**

化疗在胃泌素瘤中有一定疗效,适用于转移性胃泌素瘤。链佐星、氟尿嘧啶或联合多柔比星在分化良好的转移性胃泌素瘤中客观缓解率为20%～40%,平均缓解期5～20个月。有研究报道,卡培他滨联合替莫唑胺可能是个有效的方案,其在30例转移性胰腺神经内分泌肿瘤中达到70%的部分缓解,有待进一步的临床研究证实。分化差、增殖活跃的胃泌素瘤预后较差,推荐以顺铂为基础的方案,并联合依托泊苷、紫杉醇、长春新碱等药物,缓解率为14%～80%,平均生存<12个月。

**(三)生物靶向治疗**

生长抑素类似物如奥曲肽和干扰素能够抑制胃泌素瘤生长,并抑制其异位激素的分泌。此类药物无明显缩小肿瘤的作用,但可以保持肿瘤大小稳定。mTOR信号通路及酪氨酸激酶受体信号通路在神经内分泌肿瘤中有重要作用。一项随机双盲安慰剂对照的临床研究表明,依维莫司(mTOR抑制剂)10 mg/d可明显延长转移性神经内分泌肿瘤患者的无进展生存(11个月 *vs*. 4.6个月),尽管总生存无明显差异。另一项研究表明,小分子、多靶点酪氨酸激酶抑制剂舒尼替尼可延长转移性神经内分泌肿瘤患者的无进展生存(11.4个月 *vs*. 5.5个月),并能延长总生存。欧美国家已批准舒尼替尼用于不可切除的、转移性胰腺神经内分泌肿瘤。

**(四)其他**

介入治疗(栓塞、栓塞化疗等)适用于弥散、不能手术或射频的胃泌素瘤肝转移。同位素标记的生长抑素类似物治疗是内放疗的一种,常用$^{90}$钇-DOTA-奥曲肽/兰瑞肽等,完全缓解率在0～6%,部分缓解率在7%～37%,轻微缓解率为43%。

**(五)预后**

胃泌素瘤预后较好,影响因素主要为有无肝转移及细胞增殖率。无肝转移的10年生存率约96%,异时性肝转移率约85%,同时性肝转移率约26%。胃泌素瘤患者需定期随访、复查。

# 第三节 胰岛素瘤

## 一、临床概述

胰岛素瘤也称为胰腺神经内分泌肿瘤，是最常见的胰腺功能性内分泌肿瘤，通过分泌胰岛素可以引起低血糖症状。每 100 万人中有 1～4 个人患胰岛素瘤。胰岛素瘤占全部胰腺肿瘤的 1%～2%，可以发生在任何年龄，且发病率与性别无关。胰岛素瘤中 90%是良性的，90%为单发，90%直径<2 cm。胰岛素瘤均匀地分布于胰头、胰体、胰尾，绝大多数位于胰腺内或紧贴胰腺组织，可引起低血糖症状且位于胰腺外的胰岛素瘤极为罕见(<2%)，此类肿瘤绝大多数发生于十二指肠壁。

### (一)病因及发病机制

胰岛素瘤的病因及发病机制尚未明确，但有相关研究提示以下因素与胰岛素瘤发病相关，包括基因突变、原癌基因、细胞凋亡、生长因子、神经递质、胃肠激素等，具体病因仍有待进一步研究。

### (二)临床表现

由于肿瘤组织间断分泌胰岛素，胰岛素瘤是最常见的内源性胰岛素分泌过多所致低血糖症的病因。Whipple 三联征是典型的胰岛素瘤临床表现，包括低血糖症、神经性低血糖症状，给予升高血糖处理后症状缓解。常见临床表现包括震颤、心悸，神经系统低血糖症状包括意识障碍、行为改变、人格改变、视觉障碍、癫痫发作甚至昏迷。

### (三)诊断及鉴别诊断

1.定性诊断

对于伴有神经系统症状或明确有低血糖的患者，生化诊断的金标准是测量 72 小时饥饿试验时血浆葡萄糖、胰岛素、C 肽及胰岛素原指标。延长的禁食试验可以检测出 99%的胰岛素瘤。72 小时禁食试验低血糖症发作时：胰岛素阈值为 5 mU/L(36 pmol/L)；C 肽阈值为 0.6 ng/mL(0.2 nmol/L)；胰岛素/C 肽比值<1.0；胰岛素原截止水平为 20 pmol/L；血浆或尿液中无磺酰脲类药物或其代谢产物。

2.定位诊断

(1)经腹B超:经腹超声对于诊断胰岛素瘤来说灵敏度较低(9%～64%),已经被其他检测手段所替代。

(2)CT检查:可以显示胰岛素瘤的准确位置,与周边重要结构的关系及是否存在远处转移。一般来说,胰岛素瘤是富血供的,因此在增强CT检查的动脉期,相较于正常的胰腺实质组织,胰岛素瘤有着明显的强化。当肿瘤组织内出现钙化时,多提示为恶性病变可能。多排螺旋CT检查可以发现94.4%的胰岛素瘤。CT检查目前是胰岛素瘤检查的一线方案。

(3)MRI检查:MRI检查同样也是安全、快速、无创的检测胰岛素瘤的方法。$T_1$加权时,胰岛素瘤多显示为低信号,$T_2$加权时则多为高信号。MRI检查有着CT检查全部的优点,近来的研究表明其有更好的灵敏度。

(4)超声内镜检查:可以检出86.6%～92.3%的胰岛素瘤。绝大多数的胰岛素瘤在超声内镜下显示为低回声、类圆形及清晰的边界。超声内镜下引导的细针穿刺可以于术前明确病理诊断。但是超声内镜检查过多的依赖于检查者的经验判断,容易产生假阳性或假阴性结果。有些等回声的胰岛素瘤也容易被漏诊。此外,肿瘤的位置也将影响准确性,位于胰头的肿块相较于胰尾或者胰腺外的肿瘤,更容易被发现。

(5)生长抑素受体显像:对于探查胰腺神经内分泌肿瘤具有很强的灵敏性和特异性,优于其他显像技术。生长抑素受体显像采用被放射性核素标志的生长抑素类似物奥曲肽作为显像剂,令其与肿瘤细胞表面的生长抑素受体结合,从而使肿瘤显像,是生长抑素受体阳性的胰腺神经内分泌肿瘤诊断的重要工具。

3.鉴别诊断

胰岛素瘤需要与其他可以引起高胰岛素血症的疾病相鉴别。

(1)婴儿期持续性高胰岛素低血糖症:也叫作家族性高胰岛素血症或原发性胰岛细胞肥大症,大多数是常染色体隐性遗传性疾病,但常染色体显性遗传也有报道。

(2)胰腺来源非胰岛素瘤低血糖综合征:发生于成人,与胰岛细胞肥大相关,特点是低血糖症状发生于餐后2～4小时,而胰岛素瘤的特征——饥饿后低血糖,罕见于此综合征。

(3)胰岛细胞增殖症:一种较为罕见的疾病,症状类似于胰岛细胞瘤。异常胰岛β细胞增殖是该病的组织学特征。从临床及生化方面无法鉴别弥散性胰岛细胞增殖症与胰岛素瘤。其余需要鉴别的疾病包括磺胺类药物引起的低血糖及胰岛素自身免疫性低血糖症等。

### (四)病理分级与分期

胰岛素瘤是胰腺神经内分泌肿瘤的一种，按照组织分化程度及细胞增殖活性进行分级。

## 二、治疗原则及策略

### (一)良性胰岛素瘤

大多数的良性胰岛素瘤患者可以接受外科手术、奥曲肽注射治疗、超声内镜引导下乙醇消融、射频消融及肿瘤栓塞等。

1.乙醇与射频消融术

已经作为肝脏肿瘤的一种微创疗法。近来，有报道显示已经有超声内镜引导下乙醇消融与CT定位引导下射频消融成功治疗胰岛素瘤的案例。

2.胰岛素瘤栓塞

胰岛素瘤是富血供肿瘤，因此动脉造影动脉期为强化图像，可以直接栓塞肿瘤。尽管目前对于胰岛素瘤栓塞的研究仍较少，但它仍可以视为对部分特定患者(如无法接受手术)的一种治疗手段。

3.药物治疗

围术期控制血糖对于手术患者是十分重要的，这一方法同样适用于那些无法接受手术的患者。奥曲肽是一种生长抑素抑制剂类似物，可以抑制胰岛素分泌，并且可以限制许多胃肠激素的外周作用。奥曲肽已经广泛用于胰岛素瘤患者的治疗当中。奥曲肽甚至有抗增殖作用，对于胰腺神经内分泌肿瘤有中度抗癌作用。

### (二)恶性胰岛素瘤

恶性胰岛素瘤是指胰岛素瘤侵犯局部周围软组织或者有明确的淋巴转移或肝转移，发生率为7%～10%，有报道称术后10年生存率为29%。主要的转移部位是肝脏和区域淋巴结。

1.非药物治疗

手术切除是目前所推荐的方法，因为恶性胰岛素瘤所导致的内分泌激素症状是较难用药物控制的。射频消融可以用于治疗肝脏转移病灶，同时减轻激素异常分泌所致症状。肿瘤栓塞合并动脉内化疗可以同时改善激素异常分泌所致症状以及肝脏转移病灶。对于没有肝外转移的患者，肝移植可以作为胰岛素瘤多发肝转移的治疗方法。持续的血糖监测可以有效发现低血糖症的发作并及时的反馈相关信息，防治患者出现神经系统低血糖症状。

2.药物治疗

化疗在胰岛素中有一定疗效。氟尿嘧啶和/或表柔比星联合链佐星对于G1/G2胰岛素瘤的疗效证据最为充分，有效率为35%～40%。有研究报道，卡培他滨联合替莫唑胺可能是个不错的方案，其在30例转移性胰腺神经内分泌肿瘤中达到70%的部分缓解，有待进一步的临床研究证实。奥沙利铂或伊立替康联合5-FU或卡培他滨等方案也可以作为胰岛素瘤二线治疗方案。

3.生物靶向治疗

生长抑素类似物如奥曲肽和干扰素能够抑制胃泌素瘤生长，并抑制其异位激素的分泌。此类药物无明显缩小肿瘤的作用，但可以保持肿瘤大小稳定。mTOR信号通路及酪氨酸激酶受体信号通路在神经内分泌肿瘤中有重要作用。一项随机双盲安慰剂对照的临床研究表明，依维莫司（mTOR抑制剂）10 mg/d可明显延长转移性神经内分泌肿瘤患者的无进展生存（11个月 *vs*. 4.6个月），尽管总生存无明显差异。另一项研究表明，小分子、多靶点酪氨酸激酶抑制剂舒尼替尼可延长转移性神经内分泌肿瘤患者的无进展生存（11.4个月 *vs*. 5.5个月），并能延长总生存。欧美国家已批准舒尼替尼用于不可切除的、转移性胰腺神经内分泌肿瘤。

## 第四节 肾上腺瘤

### 一、临床概述

肾上腺是人体内非常重要的一对内分泌腺体，由皮质和髓质组成，可以分泌多种不同的激素。肾上腺瘤的分类方法也不尽相同，目前国内外有关肾上腺瘤发病率的报道多按内分泌功能的不同分类而统计。本节内容主要描写的对象仅是肾上腺瘤，不包括像肾上腺增生、肾上腺结核等非肿瘤性疾病及肾上腺之外的肿瘤。

皮质醇增多症即皮质醇症，又称库欣综合征，是最常见的肾上腺皮质疾病，它是由于肾上腺皮质长期过量分泌皮质醇引起的一系列代谢异常、生长发育障碍等症候群。它每年的发病率为(2～5)/10万,70%好发于20～40岁,且男女比例为1∶(2～8)。肾上腺肿瘤导致的皮质醇症是促肾上腺皮质激素非依赖性,约占所有皮质醇症的20%。

原发性醛固酮增多症即原醛症,又称Conn综合征,是以肾上腺皮质分泌过量的醛固酮引起肾素分泌被抑制为临床表现的综合征。在高血压患者中占10%左右,是继发性高血压最常见的病因。本病好发年龄为30～50岁,女性发病高于男性。

嗜铬细胞瘤是由于肾上腺髓质嗜铬细胞肿瘤分泌过量的儿茶酚胺(肾上腺素、去甲肾上腺素和/或多巴胺),而引起的临床症状。本病占高血压患者的0.1%～0.6%,多发生于40～50岁,男女发病率大致相同。10%为儿童发病,10%为双侧多发,多见于家族性疾病。10%可以恶变,被称为"10%肿瘤"。

多发性内分泌肿瘤综合征(multiple endocrine neoplasia syndrome,MEN)是指累及多种内分泌器官的遗传性肿瘤综合征,分为1型、2A型、2B型及1/2混合型四型。平均发病率为1/30 000,男女发病率无明显差异。

肾上腺皮质癌(adrenal cortical carcinoma,ACC)是肾上腺皮质细胞的恶性肿瘤,极其罕见,发病率低。全球每年有50万～200万新发病例。占恶性肿瘤的0.02%。5岁以下和50岁以上为好发年龄段。女性发病率略高于男性。

肾上腺转移性癌占所有转移性肿瘤的8.3%,它比原发性肾上腺皮质癌常见。据统计,60%的黑色素细胞瘤,58%的乳腺癌,45%的肾细胞癌,36%的肺癌可以转移至肾上腺,其他如对侧肾上腺、膀胱等器官亦可转移至肾上腺。值得注意的是,如果在一个患者身上同时发现某个脏器和肾上腺均有占位,肾上腺肿瘤也并非全是转移来源的。

**(一)病因与发病机制**

肾上腺瘤发病原因至今不明,大部分肿瘤如原醛症及嗜铬细胞瘤都认为与遗传因素有关。研究发现,约30%的嗜铬细胞瘤患者有家族遗传背景,*VHL*、*MEN*、*SDHD*基因突变为明确的致病基因。多发性内分泌肿瘤综合征为常染色体显性遗传疾病,由*MEN1*、*RET*基因突变所致。作为绝大多数为散发病例的肾上腺皮质癌,只有极少数与家族性遗传相关,如Werner综合征与染色体11q13的*MEN1*基因突变有关。迄今为止,关于肾上腺皮质癌ACC的发病分子机制中,报道最多的是IGF-2过度表达和Wnt通路持续激活。研究表明,ACC还可能与某些抑癌基因(*TP53*、*MEN-1*等)失活及原癌基因(如*Ras*、*Gas*)过表达等有关。

### (二)病理分类与分期

1.病理分类

世界卫生组织对肾上腺肿瘤的病理组织学分类。

(1)肾上腺皮质瘤:①肾上腺皮脂腺瘤;②肾上腺皮质癌。

(2)肾上腺髓质瘤:①良性嗜络细胞瘤;②恶性嗜络细胞瘤;③混合性嗜络细胞瘤/副神经节瘤。

(3)肾上腺外侧神经节瘤:①交感神经性;②福交感神经性。

(4)其他肾上腺肿瘤:①腺瘤样瘤;②性索-间质肿瘤;③软组织和生殖细胞肿瘤;④髓脂肪瘤;⑤畸胎瘤;⑥神经鞘瘤;⑦节细胞神经瘤;⑧血管肉瘤。

(5)继发性肿瘤:转移癌。

2.分期

表 4-1 和表 4-2 是国际抗癌联盟(UICC)TNM 的临床分期。

**表 4-1 UICC 肾上腺皮质癌的 TNM 分期**

| 分期 | 标准 |
|---|---|
| 原发肿瘤(T) | |
| $T_1$ | 肿瘤局限,最大径≤5 cm |
| $T_2$ | 肿瘤局限,最大径>5 cm |
| $T_3$ | 任何大小肿瘤,局部侵犯,但不累及邻近器官 |
| $T_4$ | 任何大小肿瘤,累及邻近器官 |
| 区域淋巴结(N) | |
| $N_0$ | 无区域淋巴结转移 |
| $N_1$ | 区域淋巴结转移 |
| 远处转移(M) | |
| $M_0$ | 无远处转移 |
| $M_1$ | 有远处转移 |

**表 4-2 UICC 肾上腺皮质癌的临床分期**

| 分期 | T | N | M |
|---|---|---|---|
| Ⅰ | $T_1$ | $N_0$ | $M_0$ |
| Ⅱ | $T_2$ | $N_0$ | $M_0$ |
| Ⅲ | $T_{1\sim2}$ | $N_1$ | $M_0$ |

续表

| 分期 | T | N | M |
|---|---|---|---|
| Ⅳ | $T_3$ | $N_1$ | $M_0$ |
| | $T_4$ | $N_0$ | $M_0$ |
| | 任何 T | 任何 N | $M_1$ |

**(三)诊断与鉴别诊断**

1.诊断

肾上腺瘤的临床诊断主要包括定性诊断和定位诊断两部分。

(1)定性诊断:多依赖于实验室检查,以明确其相关的内分泌功能状态。①一般检查:血、尿和大便常规,红细胞沉降率,凝血谱,血生化(肝肾功能、血糖、血脂等),以了解患者术前全身一般情况。②血电解质:对高血压患者需排除原醛症或嗜铬细胞瘤或皮质醇症等。而原醛症多表现为低血钾、高尿钾。③血浆醛固酮/肾素活性比值:肾素活性降低或比值>40 多提示原醛症可能。④立位和卧位的醛固酮:原醛症患者常可见醛固酮升高,皮质癌醛固酮增高者罕见。⑤血浆游离皮质醇测定:通常在早上 8 点及下午 4 点分别采血测定。升高可见于皮质醇症及皮质癌等患者。⑥24 小时尿儿茶酚胺及其代谢产物:24 小时尿儿茶酚胺目前仍然是诊断嗜铬细胞瘤的主要实验室检测手段,但由于嗜铬细胞瘤患者在症状不发作时尿内的儿茶酚胺可以为阴性,所以阴性结果并不能否认嗜铬细胞瘤的诊断。对临床高度怀疑该疾病的患者,高血压发作时或多次反复检测 24 小时尿儿茶酚胺。⑦性激素:性激素(如 17-羟孕酮、雄烯二酮、睾酮、雌二醇)的异常改变有助于诊断肾上腺皮质癌或肾上腺性征异常。

(2)影像学诊断:包括解剖和功能影像学检查。前者常依赖于 B 超、CT、MRI 等最直接的影像学检查手段,后者如 PET-CT 及放射性核素标记的间位碘代苄胍 MIBG 显影等。①B 超:可以用于初筛,但<1 cm的肿瘤,B 超检出率较低。②CT:肾上腺平扫+增强 CT 是肾上腺瘤定位诊断的首选检查方法。其敏感性高,还可以帮助评估肾上腺瘤的分期和周围器官是否转移,淋巴结也是否有转移等。③MRI:对肾上腺分辨率低于 CT,优势在于无辐射及造影剂过敏之虞。尤其适用于儿童、孕妇及对 CT 造影剂过敏的患者。④PET-CT:仅用于考虑转移性肿瘤时用,价格比较昂贵。⑤放射性核素标记的间位碘苄胍显影:MIBG 结构与去甲肾上腺素类似,可以被嗜铬细胞摄取。它对嗜铬细胞瘤的灵敏度高达 77%~90%,特异性达 95%~100%,既安全又无创。对静止型嗜铬细胞瘤的诊

断有决定性意义。既可以帮助肾上腺外嗜铬细胞瘤的定位诊断,又可以更早发现肿瘤复发、转移,帮助其良恶性的定性诊断,而且对恶性嗜铬细胞瘤还具有一定治疗作用。⑥肾上腺穿刺活检:因为肾上腺肿瘤的病理诊断价值有限,且穿刺活检为有创检查,对肾上腺瘤的诊断价值有限,只用于可疑肾上腺转移癌时。

(3)遗传学检查:如染色体检查或某些基因诊断以帮助一些肿瘤的病因分型。

2.鉴别诊断

(1)内分泌功能鉴别:主要根据以上各种实验室检查。如皮质醇症多有血皮质醇增高;原醛症多有血钾及肾素活性降低,血醛固酮升高;嗜铬细胞瘤多有血、24 小时尿儿茶酚胺或其代谢产物升高;肾上腺皮质癌或性征异常者可见睾酮、脱氢表雄酮等过高现象。

(2)良恶性鉴别。

肾上腺皮质瘤的良恶性分辨在病理组织结构和形态上较难鉴别,一般认为具备肿瘤的脉管浸润、包膜侵犯及转移等组织学恶性指标是诊断癌的重要因素。此外,肿瘤的大小也有助于鉴别诊断,通常认为肿瘤越大恶性程度越大,5 cm以下的肿瘤恶性比率明显降低。但也有人认为单纯以大小判断良恶性并不可靠,因为某些外观看似良性的肿瘤也可以发生转移。

来源于肾上腺髓质的嗜铬细胞瘤的良恶性鉴别尤其困难。世界卫生组织《内分泌器官肿瘤病理学和遗传学》规定,肾上腺肿瘤的病理组织学特征无法判断其良恶性,只有在明确转移或者复发的前提下才能诊断恶性嗜铬细胞瘤。而嗜铬细胞瘤通常可以转移至淋巴结、肝、肺、骨骼等器官。

(3)原发癌或转移癌鉴别:当影像学上表现为肾上腺及其他脏器多发肿瘤病灶,或肾上腺有肿瘤且既往有过恶性肿瘤病史时,需排除转移癌可能。据统计,乳腺、甲状腺、肾脏、肺、黑色素瘤、淋巴瘤及胃肠道肿瘤均可转移至肾上腺。但是原发灶不明确的恶性肿瘤转移至肾上腺者非常罕见。累及双侧肾上腺的转移癌可导致肾上腺功能的低下。PET-CT 有助于转移癌的诊断,必要时行肾上腺肿瘤穿刺活检以明确诊断。

**(四)临床表现**

肾上腺瘤的临床表现复杂多样,主要取决于肿瘤的内分泌功能状态。

皮质醇症可发生于任何年龄,但以青壮年最多见。最典型临床表现为向心性肥胖(满月脸、水牛背)。其次还表现为高血压和低血钾;蛋白质合成受抑制所致的皮肤菲薄、紫纹、多血质面容、伤口愈合不良、肌无力及骨质疏松;糖尿病或糖耐量减低;儿童生长迟缓;性腺功能紊乱如女性闭经或月经紊乱、男性性功能异常、痤疮、女子多毛及男性化;精神异常如抑郁或躁狂等;其他如抵抗力下降致反复感染。近一半的患者同时可伴有肾结石。

原醛症好发年龄为30～50岁,高血压是原醛症最早也是最主要的症状。一般降压治疗效果较差。低血钾是原醛症发展到一定阶段以后才表现出来的另一个常见症状,表现为周期性瘫痪和肌无力。累及肾脏的患者表现为多尿(尤其是夜尿增多)口渴。由于长期低钾还可以损害心肌,使心脑血管疾病意外风险加大。

嗜铬细胞瘤多见于青壮年,多发生于40～50岁。50%以上可发生典型的嗜铬细胞瘤三联征即头痛、心悸、多汗。80%～90%可出现高血压,其中40%～50%为阵发性高血压。由于其血容量减少,直立性低血压也是嗜铬细胞瘤的常见症状。相比于普通高血压患者,嗜铬细胞瘤更容易出现心血管意外。此外,部分患者还可以表现为糖尿病、高血钙,以及胃肠道症状和视力下降等。

肾上腺皮质癌的临床表现根据肿瘤的内分泌状态及肿瘤大小而不同。多为男性化和皮质醇症的临床表现。分泌醛固酮的皮质癌非常罕见。儿童患者可出现假青春期或男性化表现。21%～50%的皮质癌常不具有内分泌功能,临床表现多与肿瘤进展如腹部肿块、腹胀、低热、消瘦等有关。有近50%的患者临床表现以肿瘤转移症状为主。

肾上腺转移性癌:患者肿瘤晚期,多数存在原发肿瘤的相关症状或者晚期肿瘤如恶病质等表现。

## 二、治疗原则与策略

### (一)治疗原则

手术是绝大多数肾上腺肿瘤根治的唯一途径,腹腔镜手术已成为当今治疗良性肾上腺肿瘤的金标准,手术创伤小,术后恢复快。但对于考虑恶性可能,或是肿瘤已侵犯周围大血管及需要探查者,则需采用开放手术。对于恶性肾上腺肿瘤,除了手术,采取放化疗甚至射频消融等多种治疗方式相结合的综合治疗方法,才能获得更好的治疗效果。

恶性嗜铬细胞瘤除了选择手术,放射性核素治疗如大剂量放射性核素标记的间位碘苄胍治疗2年内效果良好,症状缓解率高达75%,但是远期疗效差。据统计联合环磷酰胺、长春新碱、氮烯唑胺的CVD化疗方案治疗恶性嗜铬细胞瘤约50%有效。放疗也同样只用于缓解骨转移疼痛时。

单部位肾上腺转移癌需手术切除病灶，认为切除病灶有助于提高术后放化疗的治疗效果。合并其他部位转移灶时一般已丧失手术切除机会。对于这样的晚期患者，选择姑息性放疗还是化疗主要取决于原发肿瘤的病理类型。

对于那些无功能肾上腺小的偶发瘤也可以等待观察，国外有人提议直径<4 cm者，国内则有人提议<2 cm。故采取观察等待需严格把握适应证，且密切随访相关的激素及其代谢产物水平变化，若肿瘤有进展或出现内分泌功能仍需积极手术治疗。

**（二）治疗策略**

手术治疗仍是目前治疗肾上腺瘤最有效的手段。良性肾上腺瘤手术切除肿瘤效果好，术后无须其他辅助性治疗。对巨大肾上腺瘤术前介入栓塞化疗有利于提高手术切除率。而手术无法切除干净或术后有高度复发危险的病例，为减少肿瘤负荷，仍应尽量手术切除原发病灶，同时应考虑术后加用辅助性放疗、化疗甚至放射性核素治疗。

1.手术治疗

腹腔镜手术是大多数良性肾上腺肿瘤的首选治疗方法。

2.围术期特殊处理

(1)皮质醇症：术前有效降压，纠正糖代谢异常，对于低血钾及碱中毒者，术前应补钾纠正电解质紊乱。因患者机体免疫力下降，围术期需预防使用抗生素防止继发感染，而最重要的围术期处理是皮质激素的补充。但是迄今为止尚无糖皮质激素替代治疗的统一方案。总的用药原则是术前术中术后均需相应补充激素，而且减药时需逐渐减量。目前比较多用的方法是术前1天开始静脉滴注补充100 mg的氢化可的松。术中再给予100 mg的氢化可的松静脉滴注。术后第1天再给予200～300 mg氢化可的松静脉滴注，若病情稳定每2天减半1次。需逐渐递减至12.5 mg泼尼松片口服，维持补充一段时间后直至停药。具体减量及维持治疗的时间需按照具体病情，根据监测的血浆皮质醇和促肾上腺皮质激素结果而定。尤其是遇到应激事件出现皮质功能减退时需立即增加激素补充，严重者需静脉给2～3倍的皮质激素。对皮质醇症患者术后尤其要需要注意观察肾上腺危象的发生。

(2)原醛症：术前需通过口服螺内酯40～60 mg，每天3～4次保钾利尿；同时口服或静脉补钾，积极纠正低钾血症，有效控制严重高血压。通常良好的术前准备必须使血钾恢复到正常水平，至少高于3.0 mg/mL，且心电图提升低钾表现消失。除生命体征需关注外，术后仍需关注血压和电解质的变化。大多数患者血钾在术后 2～3 周可恢复正常。若术后高血压低血钾仍难以纠正，可继续服用螺内酯。单纯血压未有改善者术后需适当应用降压药。

(3)嗜铬细胞瘤：由于嗜铬细胞瘤过高分泌的儿茶酚胺，使血管长期处于收缩状态，导致出现血压升高却血容量不足的临床表现。因此手术成功的关键是术前要给予足够疗程的药物准备，达到扩张血管，控制血压，充分扩充血容量的目的。目前多采用：①使用 α 肾上腺能受体阻滞剂哌唑嗪、酚苄明，剂量 10～20 mg，每天 2～3 次，用 2～6 周。近年来国内有研究报道，术前使用多沙唑嗪相比酚苄明而言，降压效果略差，但扩容效果相当，且缩短了术前准备时间；②扩充血容量，每天补液 2 000～3 000 mL；③如扩容后心率仍快者使用 β 肾上腺素能受体阻滞剂普萘洛尔 10 mg，每天 2～3 次，可防止手术中出现心动过速和心律失常。但在使用 α 肾上腺能受体阻滞剂之前不能使用 β 肾上腺素能受体阻滞剂。判断术前准备充分与否的主要参考因素是指血压控制在 13.3～18.7/12.0～12.0 kPa(100～140/60～90 mmHg)，心率＜90 次/分，体重增加。而麻醉的用药也相当讲究，因阿托品可以使心率加快，诱发心律失常，故术前麻醉用药需禁止使用阿托品。鉴于该疾病术中可能出现高血压或低血压休克、心律失常甚至急性肺水肿等严重并发症，故术中尽量避免挤压肿瘤，以防止血压急剧变化，引发心血管意外。而且术中应与麻醉科充分沟通，选择全身麻醉，动态监测动静脉压及普通的生命体征变化，为及时应对血容量的改变建立双静脉通路等。术后严密监测血压变化及心律失常等各种并发症。

(4)无功能的肾上腺瘤：对于这一类患者如何手术准备尚无统一的意见。学者认为，在这一类患者中尤其需要注意是否为静止型嗜铬细胞瘤可能。这类嗜铬细胞瘤患者往往只有在手术等应急状态下才会出现血压的急剧变化从而导致心脑血管并发症的意外发生，术前很难作出准确判断。因此，对于无功能的肾上腺瘤，术前常规按嗜铬细胞瘤适当扩容准备(1～3 天即可)，术中按嗜铬细胞瘤麻醉准备对提高手术安全性很有必要。

(5)肾上腺皮质危象的处理：肾上腺危象是指肾上腺术后皮质分泌激素不足导致的系列现象，表现为厌食、恶习、呕吐、腹胀、肌肉僵痛、体温上升、血压下降、疲乏嗜睡和精神不振等。出现时需立即在 5%糖盐水 500 mL 中加入 100～200 mg氢化可的松 1～2 小时内滴完，同时静脉推注 40 mg 甲强龙针，以后根据情况每 6 小时补充 1 次。严重者 5～6 小时内可静脉输入 500～600 mg 氢化可的松。同时应予补充容量，纠正水电解质紊乱。

3.治疗药物的安全应用

(1)原发性醛固酮增多症:对于不能手术或不愿意手术治疗的醛固酮腺瘤患者,药物治疗也可以控制症状。常用的药物主要有盐皮质激素受体阻断剂(螺内酯、依普利酮)、钙通道阻滞剂(硝苯地平、氨氯地平等)。①其中螺内酯是首选药物,通常初始剂量为 20～40 mg/d,分 2～4 次/天服用。并根据血钾情况逐渐递增,用药量不能超过 400 mg/d。有近一半的患者血压可以得到控制,若血压控制不良,则可连用其他类降压药如噻嗪类。它的主要不良反应为阳痿、性欲减退、女性月经不调等,主要是由于螺内酯可与雄激素受体和孕激素受体相结合。Young 等研究发现,该不良反应发生率随着用药量增大而增加;对无法耐受螺内酯的病例,可以选择依普利酮,该药疗效要差于螺内酯,同时不良反应发生率也低;②钙通道阻滞剂如硝苯地平等可以抑制醛固酮分泌并且抑制血管平滑肌收缩,从而起到治疗作用。

(2)肾上腺恶性肿瘤:手术是唯一可能完全治愈肾上腺恶性肿瘤的方法,但是由于肾上腺恶性肿瘤发现时多已属于晚期,手术常常无法做到完全根治性切除。而且手术切除后 ACC 复发率可高达 70%～80%。5 年生存率<5%。恶性嗜铬细胞瘤平均 5 年生存率 40%。药物治疗是晚期 ACC 患者的主要治疗方法。

密妥坦:密妥坦是 DDD 的异构体,它主要是通过抑制肾上腺皮质束状带和网状带细胞线粒体的 11β-羟化酶及侧链裂解酶,从而阻止其激素合成及细胞变性坏死。尽管密妥坦对正常肾上腺皮质细胞药物毒性很大,而且有效率仅为 35%,但至今仍为治疗晚期肾上腺皮质癌的基石。停药后多数肿瘤会复发,仅适用于晚期 ACC 肿瘤或作为手术无法切除干净(Ⅱ～Ⅳ期)的 ACC 肿瘤患者的辅助治疗。常见不良反应为头痛、头晕、胃肠道反应及肾上腺皮质功能不足的相应症状等。

放射性核素标记的间位碘苄胍:恶性嗜铬细胞瘤最常用的放射性核素治疗药物。短期内效果良好,但 2 年内有复发或转移率高达 100%。它的治疗效果与肿瘤体积密切相关。

细胞毒化疗药物:到目前为止,在肾上腺皮质癌中首选推荐的化疗方案为单用密妥坦或密妥坦联合其他细胞毒类药物。最常用的为 EDP/M 方案(依托泊苷+顺铂+多柔比星/密妥坦)和 Sz/M 方案(链尿霉素+密妥坦)。其他用来治疗肾上腺皮质癌的化疗方案还有铂类/依托泊苷;铂类/依托泊苷/密妥坦;铂类/依托泊苷/其他细胞毒药物如阿柔比星;其他复合细胞毒药物如吉西他滨;紫杉醇;顺铂/阿柔比星/环磷酰胺;顺铂/阿柔比星/异环磷酰胺等。研究发现,用密妥坦者缓解率要好于未用密妥坦者。

其他靶向治疗：随着对肾上腺恶性肿瘤的分子生物学研究发展，分子靶向药物治疗一直备受关注。研究已经表明，血管内皮生长因子（vascular endothelial growth factor，VEGF）的过表达是导致肾上腺恶性肿瘤发展和浸润的原因之一，因此针对 VEGF 相关的抗血管形成药物可能成为治疗肾上腺恶性肿瘤的重要手段。其他许多与肾上腺皮质癌相关的细胞因子如胰岛素样生长因子、信号肽抑制剂（如 NVP-AEW541）、β-catenin 阻滞剂（PKF115-584）、mTOR 阻滞剂（RAD001）等都可以通过靶向作用阻断相应的信号通路，从而控制肾上腺皮质腺癌的进展。

4.其他辅助性治疗

（1）放疗：肾上腺恶性肿瘤属于对放射线不太敏感的肿瘤，单纯放疗不能取得根治效果。术前放疗一般较少采用，也不推荐术后常规放疗，但对未能彻底切除干净的肾上腺恶性肿瘤，以及对骨转移、局部瘤床复发、区域或远处淋巴结转移患者可行姑息放疗，可达到缓解疼痛、改善生存质量的目的。国外文献报道，关于局部瘤床复发患者，对比放疗加密妥坦治疗组与密妥坦单药治疗对照组的复发时间，发现放疗组复发时间相对要晚些。

（2）介入栓塞治疗（肾上腺肿瘤血管栓塞术）：栓塞后可致肿瘤缩小，从而增加手术切除的机会。对晚期患者行姑息性栓塞治疗亦有助于改善症状，提高生活质量。

（3）射频消融：适用于姑息治疗皮质腺癌或肾上腺转移癌。

（4）放射性核素治疗：放射性核素治疗为非手术治疗恶性嗜铬细胞瘤患者的一线选择，但它仅用于无法手术或多发转移、MIBG 或奥曲肽显像阳性的恶性嗜铬细胞瘤。最常用的药物为放射性核素标记的间位碘苄胍，短期内效果良好，但 2 年内有复发或转移率高达 100%。它的治疗效果与肿瘤体积密切相关。一般瘤体<2 cm 药物摄取良好，有效率高。因此巨大肿瘤主张先行减瘤术再行核素治疗。近年来，放射性核素标记的间位碘苄胍联合化疗也被证明可以提高治疗效果。奥曲肽较为昂贵，国内较少使用。

5.对于肾上腺偶发瘤的处理

对于那些无功能肾上腺偶发瘤是否需要手术治疗尚存在一定争议。国外有文献曾报道直径<4 cm 的无功能肾上腺偶发瘤可以等待观察，但需密切随访相关的激素及其代谢产物水平变化，若肿瘤有进展或出现内分泌功能仍需积极手术治疗。可是随着临床医师对肾上腺肿瘤的观察研究，由于恶性肿瘤往往起病

隐匿,出现症状多数已发生转移,手术治疗预后极差。尽管通常恶性肿瘤体积一般较大,但这一说法已不完全可靠。而且长期随访担心肿瘤恶变造成的巨大心理压力,比起相对安全又方便的腹腔镜肿瘤切除手术风险,也许前者危害更大。故笔者建议>2 cm的肾上腺偶发瘤均可积极手术治疗。

6.转移性肾上腺恶性肿瘤应采用以内科为主的综合治疗

在只有单器官转移的肾上腺转移癌患者,手术治疗作为辅助减瘤作用,有助于提高术后放化疗的治疗效果。多发转移者的治疗方法,主要取决于原发肿瘤的敏感性治疗方法如放疗或化疗等。

### (三)预防

肾上腺良性肿瘤大多数预后较好。儿童肾上腺皮质癌大约 90%患者因为雄激素分泌过多可以表现出女性男性化等表现,可以相对早期发现,因此预后相对要好些。而成人型肾上腺皮质腺癌起病隐匿,大部分患者就诊时已有远处转移,预后很差,大部分生存期<1 年。研究已经表明,诊断时的年龄、临床分期Ⅲ～Ⅳ期(局部有淋巴结转移或局部脏器浸润或远处转移者)以及皮质醇高分泌者,往往预后比较差。两个大型的 ENSAT 研究表明增殖标志物 Ki67 是肾上腺皮质癌最重要预后的指标,可以指导治疗。最近还有学者提出患者病理提示核分裂指数高、肿瘤直径>6.5 cm、某些细胞因子免疫组化阳性如 P53 阳性及肿瘤重量超过 50 g 的,预后相对较差。

## 三、药物的安全应用

### (一)良性肾上腺肿瘤的药物安全应用

尽管多数肾上腺外科疾病都可以有不同的药物治疗。但针对肾上腺肿瘤导致疾病的药物治疗,最多见于原醛症。当原发性醛固酮增多症患者无法耐受手术或不愿意手术治疗时,螺内酯、钙通道阻滞剂、钠通道阻滞剂被常常用来控制病情,其他如血管紧张素转换酶抑制剂、血管紧张素受体阻断剂、糖皮质激素也可用于原醛症的治疗。但是,用药过程中尤其需注意监测肾功能电解质及血压变化,对于肾功能不全患者螺内酯一类保钾药物属于使用禁忌证。

### (二)恶性肾上腺肿瘤的药物安全应用

1.密妥坦

密妥坦一直被作为晚期肾上腺皮质癌的一线治疗方案,有效率约为 35%。曾有多个研究表明密妥坦药物浓度需达到 14 mg/L 以上,才能发挥临床治疗作用。但是超过20 mg/L时，出现中枢神经不良反应的风险也相对加大。密妥坦是脂溶性药物，口服密妥坦仅有约40%由胃肠道吸收。患者体内密妥坦维持工作药物浓度时间越久效果越好。

(1)不良反应：密妥坦药物毒性强，不良反应主要为中枢神经系统受抑制，表现为头痛、眼花、眩晕、嗜睡、抑郁、神志不清等；胃肠道反应，如食欲缺乏、恶心、呕吐、腹泻等，骨髓抑制，极个别还出现危及生命的粒细胞缺乏；肝功能损害，有个别出现肝功能衰竭的严重不良反应；甲状腺功能异常；皮疹等其他不良反应；肾上腺皮质功能不全，由于密妥坦是肾上腺皮质的拮抗剂，出现肾上腺皮质功能不全也比较常见，可使用激素补充替代治疗。

(2)注意事项：密妥坦建议从2 g/d剂量开始，逐渐增加至血药浓度至工作浓度即4～6 g/d；由于用药期间患者大多出现皮质功能不全的症状，而遇到感冒、刺激等应急事件，需要随时调整激素替代治疗的激素剂量；用药期间常规使用5-$HT_3$受体拮抗剂等强效抑吐药物及护肝、增加免疫力等支持治疗；密切观察患者临床表现，定期监测血常规、血肝肾功能及电解质、血脂、血促肾上腺皮质激素、甲状腺功能及血睾酮等指标。因密妥坦可引起嗜睡、眩晕等症状，服药期间尽量避免机械操作或驾驶等需要精神高度集中的活动。饱食后服用药物可以增加药物吸收能力。由于螺内酯可降低密妥坦疗效，而镇静安眠类药物、抗组胺药物、乙醇、抗癫痫症药等可增加密妥坦相关的中枢神经抑制作用，故不建议同时使用密妥坦和上述类药物。

2.放射性核素标记的间位碘苄胍

放射性核素标记的间位碘苄胍是治疗恶性嗜铬细胞瘤最常用的放射性核素。短期治疗效果较好，2年内几乎均有复发或转移。有学者提出加大药物剂量或延长用药时间可能有助于延长生存时间，但尚缺乏临床证据。放射性核素标记的间位碘苄胍联合化疗被证明可以提高各自的治疗效果。放射性核素标记的间位碘苄胍主要的不良反应是骨髓抑制，且认为与其用药剂量不成正比。故治疗期间需注意监测血常规变化。

**(三)联合化疗方案**

Berruti等在意大利第一次提出(依托泊苷＋顺铂＋多柔比星＋密妥坦)EDP/M联合治疗方案。迄今为止，EDP/M方案仍然是肾上腺皮质癌的主要化疗方案。恶性嗜铬细胞瘤也同样具有较为常用的化疗方案。

1.化疗方案

恶性嗜铬细胞瘤：CVD化疗方案(环磷酰胺750 mg/$m^2$＋达卡巴嗪

1.4 mg/m$^2$+长春新碱 600 mg/m$^2$),21 天为 1 个治疗周期。肾上腺皮质癌:EDP/M 方案(依托泊苷 100 mg/m$^2$,2～4 次/天;40 mg/m$^2$,1 次/天;顺铂 40 mg/m$^2$,3～4 次/天;同时连续口服密妥坦使血药浓度维持在 14～20 mg/L)和 Sz/M 方案(链尿霉素 1 g/d,5 天,然后改为 2 g,每 3 周 1 次;密妥坦连续口服,使血药浓度维持在 14～20 mg/L)。

2.疗效评价

关于肾上腺恶性肿瘤的化疗方案的疗效评价都是基于回顾性研究资料,且缺乏临床的大样本调查结果。据研究表明,CVD 方案的血生化反应率可达 64.3%。目前普遍认为 CVD 方案能明显提高患者中位生存期,但不能延长总体生存率。但 CVD 化疗联合放射性核素标记的间位碘苄胍治疗,不但可以缩短疗程提高药物治疗的效果,而且可以减少化疗药物的使用剂量从而减少不良反应发生。

3.不良反应

CVD 化疗过程中可出现高血压危象、血白细胞计数减少和胃肠神经系统毒性以及其他致畸、脱发、膀胱炎等,治疗过程中应检测血常规等变化以调整用量。联合化疗配合放射性核素治疗可减少化疗药物剂量,缩短治疗时间并减少并发症的产生。

EDP/M 方案和 Sz/M 方案除了具有密妥坦具有的中枢神经抑制等不良反应,尚存在其他化疗药物常见的不良反应如消化道症状、骨髓抑制、血管炎、致畸致癌、肝肾功能影响等。处理上均以对症支持治疗为主。

# 第五章 女性生殖系统肿瘤

## 第一节 子宫内膜癌

子宫内膜癌为女性生殖系统常见恶性肿瘤之一，发达国家中发病率居女性生殖系统恶性肿瘤首位，病死率居第 2 位，多见于老年妇女，高发年龄 50～60 岁，近年来年轻患者有增多趋势。由于人类寿命延长和肥胖人群增多，近二十年间子宫内膜癌发病率仍居高不下，而病死率也明显上升。病死率的上升除与老年、肥胖、内科并发症多等相关外，与晚期病例、高危组织类型增多及一些患者未能接受适宜诊治相关。目前对两种类型内膜癌的病理及基础研究已取得较大进展；临床手术、化疗、激素治疗也积累了更多资料，临床研究更加深入；对年轻早期患者的保守治疗亦做了一定探索。但在治疗中对术前影像学评估的价值，术中肉眼及病理冷冻切片检查对肌层受累程度的判断的准确性，淋巴结切除范围等均尚存争议。为进一步改善预后，妇科肿瘤医师应进一步识别、区分高危子宫内膜癌患者，进行适宜治疗，以期降低病死率，达到最佳疗效。

子宫内膜癌多见于绝经后妇女（70％），围绝经期妇女占 20％～25％，＜40 岁妇女约占 5％，发病与肥胖、雌激素持续增高、遗传等因素相关，询问病史时应重视以下高危因素。①肥胖、无排卵性不孕、不育、延迟绝经（52 岁以后绝经）。②代谢紊乱性疾病：糖尿病、高血压。③与雌激素增高有关的妇科疾病：多囊卵巢综合征、卵巢颗粒细胞瘤、子宫内膜增生或不典型增生史和子宫肌瘤有不规则出血者。④有使用外源性雌激素史者，特别是无孕激素对抗的雌激素替代治疗，或长期应用他莫昔芬患者。⑤有癌家族史、多发癌及重复癌倾向者（乳腺癌、卵巢癌等），Lynch Ⅱ综合征患者。遗传性非息肉样结肠直肠癌患者其内膜癌发病危险为 40％～60％等。

有高危因素的患者应密切随访，若有月经过多、阴道不规则出血等症状出现，应行分段诊刮，明确诊断。Ⅱ型 Lynch 综合征患者也可在完成生育任务后行预防性子宫切除术。

## 一、临床表现

### （一）阴道出血

（1）绝经后阴道出血：绝经后阴道流血为子宫内膜癌患者的主要症状，子宫内膜癌患者多为绝经后妇女，90％以上有阴道流血症状，绝经时间越长，发生内膜癌的概率越高。

（2）围绝经期妇女月经紊乱：约 20％的子宫内膜癌患者为围绝经期妇女，以围绝经期月经紊乱及血量增多为主要表现。

（3）40 岁以下妇女月经紊乱或月经量增多者，近年来年轻患者已有增多趋势（5％～10％），多为肥胖、不孕或多囊卵巢综合征患者。

### （二）阴道异常排液

阴道异常排液可为浆液性或血性分泌物。

### （三）下腹疼痛及其他症状

下腹疼痛可由宫腔积脓或积液引起，晚期则因癌肿扩散导致消瘦、下肢疼痛及贫血等。应重视阴道流血、排液等症状。有以上症状妇女均应考虑有无子宫内膜癌可能性，并应及时进行妇科及其他相关检查。

## 二、检查

### （一）全面查体

注意有无糖尿病、高血压、心血管及肺部疾病。

### （二）妇科检查

排除阴道、子宫颈病变出血及炎性感染引起的排液。早期盆腔检查多正常，晚期可有子宫增大、附件肿物、贫血及远处转移的相应体征。

## 三、辅助检查

### （一）细胞学涂片检查

子宫颈和阴道脱落细胞学涂片检查阳性率低，宫腔刷片或宫腔冲洗液细胞学涂片检查阳性率增高，但均不能作为确诊依据。

### (二)经阴道B超检查

经阴道B超检查为首选的无创辅助检查方法，可了解子宫大小、宫腔内有无异常回声、内膜厚度、肌层有无浸润、附件肿物大小及性质等。绝经后妇女内膜厚度<5 mm时，其阴性预测值可达96%。

### (三)诊刮或内膜活检

诊刮或内膜活检是确诊或排除子宫内膜癌的重要方法。对绝经后内膜增厚>5 mm或有宫腔赘生物者，年龄>40岁阴道不规则流血疑为内膜癌患者或40岁以下有内膜癌高危因素，高度怀疑内膜癌者应行诊刮术或内膜活检。

### (四)宫腔镜检查

近年来，宫腔镜检查已广泛应用于宫内膜病变的早期诊断。该检查可直接对可疑部位进行活检，提高诊断准确性，避免常规诊刮或活检的漏诊，多用于经阴道B超检查子宫内膜无明显增厚和病变，或呈内膜息肉样变者；或经诊刮活检阴性，仍有反复出血的患者。

### (五)MRI、CT、CA125等检查

病情需要者可选用MRI、CT检查及CA125检测。MRI、CT对淋巴结转移诊断价值相同，MRI对累及子宫颈肌层浸润深度的预测准确度优于CT。CA125值明显升高者，提示可能有子宫外病灶存在，可作为晚期内膜癌术后监测指标。对疑有宫外病灶的高危患者亦可选用计算机体层显像检查，明确病变范围。

## 四、诊断

应根据诊刮或直接宫腔活检，或宫腔镜下活检及病理组织学检查结果等作出诊断。

## 五、分期

子宫内膜癌采用FIGO手术病理分期，目前使用的是2009年FIGO子宫内膜癌的手术病理分期。对于未行手术治疗的患者或者是先行放疗的患者，采用1971年制定的临床分期。

### (一)手术—病理分期

(1) Ⅰ期：肿瘤局限于子宫体。

(2) $Ⅰ_A$期：无或<1/2肌层受累。

(3)Ⅰ$_B$ 期：≥1/2 肌层受累(≥/2 肌层浸润)。

(4)Ⅱ期：癌瘤累及子宫颈间质，但未扩散至宫外。

(5)Ⅲ期：局部和/或区域扩散。

(6)Ⅲ$_A$ 期：癌瘤累及子宫体浆膜层和/或附件。

(7)Ⅲ$_B$ 期：阴道和/或宫旁受累。

(8)Ⅲ$_C$ 期：癌瘤转移至盆腔和/或腹主动脉旁淋巴结。

(9)Ⅲ$_{C1}$ 期：癌瘤转移全盆腔淋巴结。

(10)Ⅲ$_{C2}$ 期：癌瘤转移至腹主动脉旁淋巴结有/无盆腔淋巴结转移。

(11)Ⅳ期：癌瘤累及膀胱和/或肠黏膜，或远处转移。

(12)Ⅳ$_A$ 期：癌瘤累及膀胱和/或肠道黏膜。

(13)Ⅳ$_B$ 期：远处转移，包括腹腔转移和/或腹股沟淋巴转移。

### (二)临床分期

(1)Ⅰ期：癌瘤局限于宫体。

(2)Ⅰ$_A$ 期：子宫腔长度≤8 cm。

(3)Ⅰ$_B$ 期：子宫腔长度>8 cm。

(4)Ⅱ期：癌瘤累及子宫颈。

(5)Ⅲ期：癌瘤播散于子宫体以外，盆腔内(阴道、宫旁组织可能受累，但未累及膀胱、直肠)。

(6)Ⅳ期：癌瘤累及膀胱或直肠，或有盆腔以外的播散。

## 六、病理类型

子宫内膜癌通常可分为Ⅰ型和Ⅱ型子宫内膜癌。Ⅰ型子宫内膜癌与无孕激素拮抗的雌激素刺激有关，可由子宫内膜复杂性不典型增生发展而来；Ⅱ型子宫内膜癌可由萎缩的子宫内膜癌变而来。Ⅰ型和Ⅱ型又包括不同的病理类型，Ⅰ型主要包括子宫内膜样腺癌($G_1$、$G_2$)和黏液性腺癌，其他病理类型多属于Ⅱ型子宫内膜癌，即特殊类型的子宫内膜癌。子宫内膜癌的主要病理类型为腺癌，其中以子宫内膜样腺癌最为常见(60%～65%)。2014 年，WHO 将子宫内膜癌的病理分类在 2003 年分类的基础上进行了修改。按照 2003 年和 2014 年 WHO 的病理分类标准，癌肉瘤未归入子宫内膜癌，属于子宫的上皮-间叶混合性肿瘤。但病理学家认为癌肉瘤属化生癌，其恶性程度高，早期易发生淋巴、血行转移及腹腔播散，应按高级别的内膜癌治疗。因此，在 2015 年的 FIGO 妇癌报道、2015 年的 ACOG 内膜癌指南及 2016 年的 NCCN 指南中，均将癌肉瘤归入子宫内膜癌。

子宫内膜样腺癌分为高、中、低分化(Grad:1,2,3),为影响预后的重要因素。$G_1$、$G_2$病变多为来源于增生过长的子宫内膜,与雌激素作用相关,属于Ⅰ型子宫内膜癌;$G_3$则可能来源于萎缩的内膜,或为内膜样癌晚期事件,因基因突变而恶变与雌激素无关,属于Ⅱ型子宫内膜癌。伴鳞状分化成分的子宫内膜样癌,其腺癌的分化程度($G_1$~$G_3$)为预后的重要因素。

子宫浆液性(乳头状)腺癌现多称子宫浆液性癌(USC 或 ESC),恶性程度极高,占 1%左右。透明细胞癌常见于老年患者,预后差,Ⅰ期 5 年生存率仅 44%。其他特殊类型均属Ⅱ型子宫内膜癌。

## 七、治疗

### (一)子宫内膜非典型增生的治疗

根据 WHO 分类标准,子宫内膜增生症分为两种类型,一类称为增生过长不伴有非典型增生,包括有不伴非典型增生的子宫内膜单纯性增生和复杂性增生,其癌变率<1%,作为功血处理;第二类称为非典型增生过长/内膜样上皮内瘤变,非典型增生过长的癌变率在 25%~33%,内膜样上皮内瘤变的癌变率在 59%左右,所以应积极处理。

子宫内膜非典型增生治疗中应重视患者年龄和内膜非典型增生的程度(轻、中、重);年轻、未生育或要求保留子宫者,可采用激素治疗,密切随访;由于内膜复杂性增生伴非典型增生中约 40%伴子宫内膜癌,对 40 岁以上无生育要求者,若为中或重度非典型增生,或者是内膜样上皮内瘤变,建议行筋膜外子宫切除术。

轻度非典型增生可选用醋酸甲羟孕酮(10~30 mg/d),于经前 10 天周期性用药。中度以上非典型增生则应用大剂量孕激素持续治疗(甲羟孕酮 250~500 mg/d或甲地孕酮 80~160 mg/d,3 个月;或 18-炔诺孕酮 3~4 mg/d,3 个月),定期诊刮或宫腔镜送组织学检查,根据内膜对治疗的反应,决定是否继续激素治疗或改用手术治疗。要求生育者,待内膜正常后可加促排卵药物治疗,如氯米芬 50~100 mg 每天 1 次,周期 5~9 天用药,也可用己酸孕酮 500 mg 肌内注射,每周 2~3 次,3 个月后减量再用 3 个月,或用丹那唑或局部用药(曼月乐节育环)等治疗。因其恶变率较高,治疗后 2~13 年内可有复发,故应密切随访。个别病例也可试用芳香化酶抑制剂和选择性雌激素受体拮抗剂治疗。

### (二)子宫内膜癌的其他治疗方法

1.放疗

放疗分为单纯放疗、术前放疗及术后放疗。单纯放疗主要用于晚期或有严重内科疾病、高龄和无法手术的其他期患者,可按临床分期进行放疗。术前放疗主要是为控制、缩小癌灶,创造手术机会或缩小手术范围。术后放疗是对手术-病理分期后具有复发高危因素患者重要的辅助治疗,或作为手术范围不足的补充治疗。

(1)单纯放疗。①腔内照射(后装)高剂量率:A 点及 F 点总剂量为 45～50 Gy,每周 1 次,分6～7 次完成。②体外照射:40～45 Gy,6 周内完成。

(2)术前放疗。①全剂量照射:腔内加体外照射同单纯放疗,于完成放疗后8～10 周行单纯全子宫及附件切除术。②腔内照射:腔内照射 45～50 Gy,完成照射后 8～10 周手术;部分性腔内术前放疗:A 点及 F 点总剂量不低于 20 Gy,分 2～3 次完成治疗,每周 1 次,放疗后 10～14 天手术(切除子宫及双侧附件)。③术前体外照射:用于不利于腔内照射者(如子宫＞10 周或有宫腔以外播散者)。盆腔外照射剂量为 20 Gy,2～3 周完成;或 A 点及 F 点 20 Gy,每周 1 次,分3 次完成。

(3)术后放疗。①术后全盆腔照射:总剂量 40～50 Gy,4～6 周完成。②腹主动脉旁扩大照射区:总剂量 30～40 Gy,3～4 周完成。照射前行肾扫描,放疗时应加以屏障(若术前已行体外放疗,应减少术后照射剂量)。若采用适形及调强技术,保护好正常组织,对主动脉淋巴结转移照射量可达 50～60 Gy。③术后腔内放疗:手术范围不够;有癌瘤残存,或疑有癌瘤残存者,或有局部复发高危因素者可于手术后 2 周行腔内放疗,总剂量 10～20 Gy,2～3 周完成。

大量临床研究已证实,对Ⅰ期患者来说,术后辅助放疗仅 $Ⅰ_C$ 期 $G_3$ 患者可获益,并多采用腔内照射。对 $Ⅰ_B$ 期 $G_2$、$G_3$,$Ⅰ_C$ 期 $G_2$、$G_3$ 期若无淋巴转移及宫外病变,术后多不主张采用辅助放疗。

2.化疗

(1)多用于特殊病理类型:癌瘤分化差,孕激素受体(PR)、雌激素受体(ER)阴性患者;或为晚期复发癌的辅助治疗。常用药物有 DDP、ADM、紫杉醇(Taxol)、卡铂、5-FU 和 CTX 等。单一药物的有效率为 25%～37%。目前单一用药已被联合用药取代,紫杉醇加铂(TP)已成为一线联合化疗方案。

(2)常用的联合化疗方案:经临床观察,疗效可达 40%～60%。疗程根据患者病情、全身状况和术后是否放疗等确定,一般可应用 3～6 个疗程。

(3)对化疗的建议:①对于放疗后的高危患者给予辅助化疗能提高肿瘤无进展生存时间,但是对于总体生存率的好处还没有得到证实。②对于早期的高风险患者的化疗只应该在临床试验内进行。③对于腹腔残留病灶<2 cm 的患者和Ⅲ期内膜癌患者,化疗优于全腹照射。④子宫内膜癌患者大多年老体弱,在给予辅助治疗时要考虑到这一点。

(4)建议方案。①AP:多柔比星(ADM)50 $mg/m^2$、顺铂(DDP)50 $mg/m^2$静脉用药,间隔3～4 周。②TP:紫杉醇(Taxol)135 $mg/m^2$、卡铂(CBP)AUC(曲线下面积)4～5 $mg/m^2$静脉用药,间隔3～4 周。③CBP+Taxol 有效率达 40%,目前也有用两者低剂量周疗(TAP 因毒性高且临床疗效与 AP 相近故少用)。

3.激素治疗

激素治疗仅用于晚期或复发的子宫内膜样癌患者,以高效药物、大剂量、长疗程为宜,4～6 周可显效。激素治疗目前仅对癌瘤分化好($G_1$)、孕激素受体(PR)阳性者疗效较肯定,对远处复发者疗效优于盆腔复发。治疗时间尚无统一看法,但应用药 2 年以上。总有效率 25%～30%,可延长患者的疾病无进展生存期,对生存率无影响。目前Ⅰ期患者术后多不采用孕激素做辅助治疗。

(1)孕激素治疗。①甲羟孕酮(MPA):口服,每天 250～500 mg。②甲地孕酮(MA):口服,每天 80～160 mg。③氯地孕酮:口服,每天 20～40 mg。孕激素治疗总有效率 25%,病变无进展期间为 4 个月左右,但总生存率不变(10～12 个月)。研究证明,MPA 剂量>200 mg/d,不增加有效率,而且有水钠潴留、体重增加及增加栓塞危险。

(2)抗雌激素药物治疗:他莫昔芬为雌激素受体拮抗剂,有抗雌激素作用,可使 PR 水平上升,有利于孕激素治疗。口服每天 20 mg,数周后可增加剂量,或先用 2～3 周后再用孕激素,可提高孕激素治疗效果。在孕激素治疗无效的患者中,约 20%他莫昔芬治疗有效。

(3)近年来也有采用芳香化酶抑制剂或选择性雌激素受体调节剂行激素治疗报道,如雷洛昔芬有效率为 28%。

4.靶向治疗

除了手术、放疗、化疗、激素治疗外,靶向治疗目前也在子宫内膜癌的治疗中有了越来越重要的作用,特别是对于晚期和复发病例,靶向治疗也取得了一定的治疗效果。目前也开展了贝伐珠单抗,酪氨酸激酶抑制剂等对子宫内膜癌靶向治疗的临床试验。

### (三)复发癌或转移癌治疗

多在治疗后3年内复发:①局部复发可选择手术、放疗或手术与放射联合治疗。术后1~2年单个盆腔复发灶,若能切除多可治愈。若患者为已接受放疗后复发,治疗则与宫颈癌复发相同;对中心性复发符合条件者选用盆腔脏器廓清术。②若非局部复发,可选用孕激素治疗,MPA 250 mg每天1次或MA 80 mg每天3次,可长期服用,一般治疗3个月后方显效。化疗药物DDP、Taxol及ADM等可用于手术及放疗无法治愈的复发患者。

1.手术治疗

手术后局部或区域复发可进行手术探查、切除病灶或行放疗。若为盆腔放疗后复发(原照射部位复发),处理上仍存争议。

(1)复发性内膜癌行广泛手术如盆腔脏器切除术等的存活率仅为20%,故可采用局部阴道切除,加或不加术中放疗。对以前未接受过RT复发癌部位,或以前仅为近距离放疗的复发,以手术探查盆、腹腔,再切除复发灶,加或不加术中放疗;RT加近距离照射对这些患者也为可选用治疗之一。

对于局限于阴道的复发或有盆腔淋巴结复发,推荐瘤区放疗,加或不加腔内近距离照射或化疗。阴道复发用放疗其生存率为40%~50%,若有阴道外扩散或盆腔淋巴结受累,其预后更差。

腹主动脉旁或髂总淋巴结复发可做瘤区放疗,加用或不加用阴道照射、化疗。

对上腹部及盆腔转移或复发的镜下残留癌灶,行化疗,加用或不加用瘤区直接放疗。对残留单个大癌灶可切除者应行手术切除,术后加或不加放疗;对不能切除的单个大癌灶按已扩散病灶处理。处理全身的病变可行保守性治疗。

(2)对以前已行过外照射的复发部位推荐治疗如下:手术探查盆腔,切除复发灶,加或不加术中放疗、激素治疗或化疗。

2.复发和晚期内膜癌的激素治疗和化疗

用于子宫内膜样癌激素治疗的药物主要是孕激素类药物、他莫昔芬、芳香化酶抑制剂也可应用。目前尚无特别有效的孕激素药物和方案。高分化转移癌瘤激素治疗反应好,可有一定的缓解期,特别是对盆腔外局部的转移和复发病灶,如对肺转移疗效较好。对无症状或低级别(高分化)弥散的转移灶,激素治疗(应用激素类药物)有效,特别是雌、孕激素受体阳性患者。对孕激素标准治疗无效的病例,约20%对他莫昔芬治疗有效。有研究报道选择性雌激素受体调节剂在转移性内膜癌治疗有效率为28%。在激素治疗中若病变进展,可应用细胞毒性类药物进行化疗。对激素和化疗无效者,全身转移患者可行保守性治疗。

3.复发和转移癌的化疗

内膜癌化疗方面研究很多,单药物多用如顺铂、卡铂、紫杉醇、多柔比星等,治疗有效率为21%～36%。

多药联合治疗有效率为 31%～81%,但存活期相对较短,中位生存期近 1 年。在对卵巢癌治疗研究的应用基础上,卡铂和紫杉醇已逐渐应用于内膜癌的复发和晚期癌的治疗。有效率为 40%,总生存期为 13 个月。低剂量紫杉醇和卡铂周疗仍有一定疗效。化疗和/或保守性放疗是对有症状 $G_2$、$G_3$ 及有大转移癌灶复发和晚期癌可缓解症状的治疗方法(若 2 个疗程化疗均无效则可纳入临床研究)。

## 八、子宫内膜癌的特殊类型

### (一)子宫浆液性腺癌

子宫浆液性乳头状腺癌现多称子宫浆液性腺癌,较少见,为子宫内膜癌的特殊亚型(Ⅱ型)。其病理形态上与卵巢浆液性乳头状癌相同,以含砂粒体的浆液性癌,有或无乳头状结构为其诊断特征。恶性程度高,分化低,早期可发生脉管浸润、深肌层受累、盆腹腔淋巴结转移。预后差,Ⅰ期复发转移率达 31%～50%;早期 5 年存活率 40%～50%,晚期则低于 15%。其癌前病变为子宫内膜腺体异型增生。子宫内膜浆液性上皮内癌为子宫浆液性癌早期病变(或一种可转移的特殊形式),33%～67%伴宫外转移,14%～25%伴子宫颈转移,临床处理同浆液性癌。

诊治中应注意以下几点。

(1)严格进行手术-病理分期:诊刮病理检查一旦诊断为子宫浆液性癌,无论临床诊断期别早晚,均应进行全面手术分期(包括盆腹腔冲洗液细胞学检查、盆腹腔腹膜多处活检、腹膜后淋巴结切除等)。

(2)手术治疗:同卵巢癌细胞减灭缩瘤术,包括大网膜切除等。

(3)重视术后辅助放化疗:因该类肿瘤多数分化不良,盆腹腔早期播散。术后化疗中以铂类为主,常选用与卵巢浆液性乳头状瘤相同的方案,如 TP、CP 或 CAP 等。放疗则多选用阴道腔内照射控制局部复发。

(4)与卵巢浆液性乳头状癌鉴别:①卵巢与子宫均受累,但主要病灶在子宫;②卵巢内病变仅为卵巢门淋巴管瘤栓;③若盆腹腔内有病变,卵巢皮质仅有镜下受累,则可诊断为本病。

### (二)子宫癌肉瘤病

理学家认为子宫癌肉瘤属化生癌,应属上皮癌,故 WHO 提出将子宫癌肉瘤归于子宫内膜癌的范畴,NCCN 将其划入特殊类型的子宫内膜癌。子宫癌肉瘤的组织来源可为同源性或异源性,以前归属于恶性中胚叶混合性瘤,其恶性程度高,早期即有腹腔、淋巴、血液循环转移。手术治疗上应按高级别特殊类型内膜癌处理。对化疗敏感,异环磷酰胺为其单一最有效药物。联合治疗方案以异环磷酰胺联合顺铂方案最有效,已广泛应用。术后盆腔照射可有效控制复发,提高生存率。

## 九、特殊情况处理

### (一)子宫切除术后诊断为子宫内膜癌

应根据术后与子宫外播散相关的高危因素,如组织分级、肌层浸润深度、病理类型等制订进一步治疗方案。$G_1$ 或 $G_2$、浅肌层浸润、无脉管受累,不需要进一步治疗。$G_3$、深肌层浸润、脉管受累、特殊病理类型等,均应再次手术完成分期及切除附件,也可根据情况采用盆腔外照射代替手术。

### (二)年轻妇女内膜癌的诊治问题

子宫内膜癌在 35 岁以下妇女中少见,诊断应注意与内膜重度不典型增生相鉴别,有无与雌激素相关的疾病。孕激素可治愈内膜不典型增生且保留生育能力。若确诊为癌,已有生育者可选用全子宫及附件切除术。若癌的病理诊断不能肯定,应由患者自己决定是否进行保守治疗,在患者充分咨询,了解风险,签署必要的医疗文件后,采用大剂量孕激素治疗,严密随访治疗 3 个月后行全面诊刮评估疗效。

### (三)保留生育功能问题

对年轻早期患者保留生育功能及生理功能的治疗是极富挑战性的。

1.风险

(1)子宫是孕卵种植、胚胎和胎儿发育的场所,是内膜癌发生、发展的器官。在治疗过程中,内膜癌变可能进展、恶化甚至能影响患者的生命安全。

(2)内膜癌患者可同时伴有卵巢癌的风险:转移至卵巢,属于病变本身累及卵巢(Ⅲ期);也可合并原发性卵巢癌。

(3)内膜癌病理类型诊断困难,重复性差[子宫内膜不典型增生(或瘤样病变)与高分化腺癌鉴别困难],影响病例的选择。

(4)即使保留生育功能治疗成功后,生育问题及促排卵药物与内膜癌的关系尚不明确。

2.可行性

(1)年轻(≤40 岁)的内膜癌患者:多为早期,多数预后良好。

(2)孕激素对高分化内膜癌疗效好(成功病例报道较多)。

(3)内膜癌的癌变进展相对缓慢,有长期监测观察的可能性,若无缓解或有复发,及时治疗预后影响小。若治疗成功,妊娠对子宫内膜有保护作用。

3.适应证

病例选择尚无统一标准,但多按以下标准进行:年龄<40 岁;高分化子宫内膜样癌($G_1$),经 MRI 检查病灶局限于子宫内膜,没有子宫肌层浸润和子宫外转移的证据。检查:癌组织 PR(+)、血清 CA125<35 kU/L 及肝、肾功能正常;渴望保留生育功能,完全理解保留生育功能不是子宫内膜癌治疗的标准方式,同意承担治疗风险。术前评估:全面评估,严格选择,充分准备。

4.方法

可给予醋酸甲地孕酮(160 mg/d)或醋酸甲羟孕酮(500 mg/d),3~6 个月行宫腔镜检查或者诊刮判断内膜变化。

总之,对年轻、早期子宫内膜癌患者,保留生育功能治疗是特殊的保守治疗,风险大,处于探索阶段,治疗方案尚不成熟,但也有成功案例的研究报道。尚待妇科肿瘤和生殖内分泌的同道共同努力,进行设计完善、大样本量的临床研究。

## 十、随访

临床Ⅰ、Ⅱ期复发率为 15%,多数为有症状复发(58%),复发时间多在治疗后 3 年内。完成治疗后应定期随访,及时确定有无复发。对于未放疗的患者,规律随访可以尽早发现阴道复发,可以再行放疗得到补救治疗。

随访时间:术后 2 年内,每 3~4 个月 1 次;术后 3~5 年,每 6 个月至 1 年 1 次。

随访检查内容:由于只有在有症状的复发患者中才会发现阴道细胞学检查阳性,因此阴道细胞学检查可以不做为常规检查内容,视诊检查就足够了。随访检查内容:①阴道视诊、盆腔检查(三合诊);②期别晚者,可进行血清 CA125 检查,根据不同情况,可选用 CT、MRI 等检查;③有家族史者宜行相关基因检测。应对患者进行口头或书面交代相关复发症状,如阴道流血、食欲下降、体重减轻、疼痛(盆腔、背、腰部)、咳嗽、气促,腹水或下肢水肿等,一旦出现异常应及时就诊。

# 第二节 子宫肉瘤

子宫肉瘤发病率低，占女性生殖道恶性肿瘤的1%，占子宫恶性肿瘤的3%～7%。子宫肉瘤多发生在40～60岁。子宫肉瘤虽少见，但组织成分繁杂。2014年WHO提出新的子宫肉瘤分类方法，分为子宫平滑肌肉瘤、子宫内膜间质及相关肉瘤、混合性上皮和间叶肉瘤。子宫肉瘤缺乏特异性症状和体征，术前诊断较为困难，常需术中冷冻切片及术后石蜡病理检查才能明确诊断。子宫肉瘤恶性度高，由于早期诊断困难，易远处转移，术后复发率高，放疗和化疗不甚敏感，预后较差，5年存活率为30%～50%。

## 一、分类

子宫肉瘤组织类型较多，WHO重新将子宫肉瘤分为以下3类。

### (一)子宫平滑肌肉瘤

子宫平滑肌肉瘤最为常见，来源于子宫肌层或子宫血管的平滑肌细胞，可单独存在或与平滑肌瘤并存。

### (二)子宫内膜间质肉瘤

子宫内膜间质肉瘤较常见，来源于子宫内膜间质细胞的肿瘤，包括低级别子宫内膜间质肉瘤和高级别子宫内膜间质肉瘤。

### (三)混合性子宫上皮和间叶肉瘤

混合性子宫上皮和间叶肉瘤最少见，来源于米勒管衍生物中分化最差的子宫内膜间质组织，同时含有上皮成分和间叶成分，根据上皮良恶性，又分为腺肉瘤和癌肉瘤。

## 二、临床表现

### (一)发病年龄

子宫平滑肌肉瘤可发生于任何年龄，一般为43～56岁。低级别子宫内膜间质肉瘤发病年龄较年轻，平均发病年龄为34.5岁，而高级别者平均年龄为50.8岁。子宫混合性上皮和间叶肿瘤多发生于绝经后妇女，平均发病年龄57岁。

### (二)症状

子宫肉瘤一般无特殊症状，可表现为类似子宫肌瘤或子宫内膜息肉的症状。

(1)阴道不规则流血为最常见的症状(67%)。

(2)下腹疼痛、下坠等不适感(25%)。

(3)压迫症状:肿物较大时则压迫膀胱或直肠,出现尿急、尿频、尿潴留、便秘等症状。如压迫盆腔则影响下肢静脉和淋巴回流,出现下肢水肿等症状(22%)。

(4)子宫混合性上皮和间叶肿瘤可合并内科疾病如肥胖、高血压及不孕不育等。

(5)其他症状:晚期可出现消瘦、全身乏力、贫血、低热等症状。

#### (三)体征

(1)子宫平滑肌肉瘤可位于子宫黏膜下和肌壁间,可与子宫肌瘤同时存在。

(2)子宫内膜间质肉瘤可表现为子宫颈口或阴道内发现软脆、易出血的息肉样肿物,若肿物破溃合并感染,可有极臭的阴道分泌物,也常合并贫血,子宫增大及盆腔肿物。

(3)子宫混合性上皮和间叶肿瘤多发生在子宫内膜,形如息肉,常充满宫腔,使子宫增大、变软,肿瘤可突出阴道内,常伴坏死。

(4)下腹部包块,约见于1/3患者。

### 三、辅助检查

#### (一)阴道彩色多普勒超声检查

阴道彩色多普勒超声检查可初步鉴别诊断子宫肉瘤和子宫肌瘤,应注意肿瘤血流信号和血流阻力指数。

#### (二)诊断性刮宫

诊断性刮宫是早期诊断子宫肉瘤的方法之一,刮宫对子宫内膜间质肉瘤及子宫混合性上皮和间叶肿瘤有较大诊断价值,对子宫平滑肌肉瘤的诊断价值有限。

### 四、术中剖视标本

子宫切除后应立即切开标本检查,注意切面是否呈鱼肉状,质地是否均匀一致,有无出血、坏死,有无包膜,有无编织状结构,必要时作快速病理诊断。

### 五、病理诊断

石蜡切片病理诊断较为重要,3种常见子宫肉瘤的病理特征如下。

### (一)子宫平滑肌肉瘤

肿瘤多数为单个,以肌壁间多见,可呈弥漫性生长,与肌层界限不清。切面呈鱼肉状,典型的漩涡结构消失,有灶性或片状出血或坏死。镜下可见:①细胞异常增生,排列紊乱,漩涡状排列消失;②细胞核异型性明显;③肿瘤组织病理性核分裂象≥10/10 HPFs;④凝固性、地图样肿瘤细胞坏死。

### (二)子宫内膜间质肉瘤

子宫内膜间质肉瘤可形成息肉或结节自子宫内膜突向宫腔或突至子宫颈口外,肿瘤蒂宽,质软脆;也可似平滑肌瘤位于子宫肌层内,浸润子宫肌层,呈结节状或弥漫性生长。肿瘤切面质地柔软,似生鱼肉状,伴出血、坏死时,则可见暗红、棕褐或灰黄色区域。

1.低级别子宫内膜间质肉瘤

低级别子宫内膜间质肉瘤还可表现特征性的宫旁组织或子宫外盆腔内似蚯蚓状的淋巴管内肿瘤。低级别子宫内膜间质肉瘤镜下特征:瘤细胞像增殖期子宫内膜间质细胞,核分裂象≤5/10 HPFs。肿瘤内血管较多,肿瘤沿扩张的血管淋巴管生长,呈舌状浸润周围平滑肌组织。ER 和 PR 阳性,DNA 倍体多为二倍体。

2.高级别子宫内膜间质肉瘤

其与低级别子宫内膜间质肉瘤相比,肿瘤体积更大,出血坏死更明显,缺乏蚯蚓状淋巴管内肿瘤的特征。镜下可见瘤细胞呈梭形或多角形,异型性明显;核分裂象≥10/10 HPFs;瘤细胞可排列成上皮样细胞巢、索和片状;瘤细胞可沿淋巴窦或血窦生长或侵入肌层。

### (三)混合性子宫上皮和间叶肿瘤

1.腺肉瘤

腺肉瘤呈息肉样生长,较少侵犯肌层,切面呈灰红色,伴出血和坏死。镜下特征:子宫内膜腺体被挤压呈裂隙状,周围间叶细胞排列密集,细胞轻度异型,核分裂象≥5/10 HPFs。

2.癌肉瘤

癌肉瘤多见于绝经后妇女,肿瘤常侵犯肌层,伴出血坏死。镜下特征:恶性上皮成分通常为 Mullerian 型上皮,间叶成分可为恶性软骨、骨骼肌及横纹肌成分,恶性程度高。

## 六、转移

子宫肉瘤的转移途径主要有以下 3 种。

### (一)血行播散

血行播散是平滑肌肉瘤的主要转移途径。低级别子宫内膜间质肉瘤以宫旁血管内瘤栓较为多见。

### (二)直接浸润

直接浸润可直接蔓延到子宫肌层甚至浆膜层。高级别子宫内膜间质肉瘤和混合性子宫上皮和间叶肿瘤的局部侵袭性强,常有肌层浸润及破坏性生长。

### (三)淋巴结转移

高级别子宫内膜间质肉瘤和混合性子宫上皮和间叶肿瘤较易发生淋巴结转移。

## 七、分期

FIGO 首次对子宫肉瘤进行了分期。该分期将子宫肉瘤按照不同组织分类进行分期。在子宫肉瘤分期中,不仅将肿瘤侵及深度、淋巴结受侵等列入分期中,对子宫平滑肌肉瘤还将肿瘤大小纳入分期。

(1)FIGO 子宫平滑肌肉瘤分期。

Ⅰ期:肿瘤局限于宫体。

$Ⅰ_A$ 期:肿瘤≤5 cm。

$Ⅰ_B$ 期:肿瘤>5 cm。

Ⅱ期:肿瘤侵犯盆腔。

$Ⅱ_A$ 期:附件受累。

$Ⅱ_B$ 期:盆腔其他组织受累。

Ⅲ期:肿瘤侵犯腹腔内器官(不仅仅是肿瘤突出达腹腔)。

$Ⅲ_A$ 期:一个部位被侵犯。

$Ⅲ_B$ 期:一个以上部位被侵犯。

$Ⅲ_C$ 期:盆腔和/或腹主动脉旁淋巴结转移。

Ⅳ期:累及膀胱和/或直肠黏膜及远处转移。

$Ⅳ_A$ 期:累及膀胱和/或直肠黏膜。

$Ⅳ_B$ 期:远处转移。

(2)FIGO 子宫内膜间质肉瘤和腺肉瘤分期。

Ⅰ期：肿瘤局限于宫体。

$Ⅰ_A$ 期：肿瘤局限于子宫内膜/宫颈内膜，无肌层侵犯。

$Ⅰ_B$ 期：肌层浸润≤1/2。

$Ⅰ_C$ 期：肌层浸润>1/2。

Ⅱ期：肿瘤侵犯盆腔。

$Ⅱ_A$ 期：附件受累。

$Ⅱ_B$ 期：盆腔其他组织受累。

Ⅲ期：肿瘤侵犯腹腔内器官（不仅仅是肿瘤突出达腹腔）。

$Ⅲ_A$ 期：一个部位被侵犯。

$Ⅲ_B$ 期：一个以上部位被侵犯。

$Ⅲ_C$ 期：盆腔和/或腹主动脉旁淋巴结转移。

Ⅳ期：累及膀胱和/或直肠黏膜及远处转移。

$Ⅳ_A$ 期：累及膀胱和/或直肠黏膜。

$Ⅳ_B$ 期：远处转移。

(3)子宫癌肉瘤的分期参照子宫内膜癌 FIGO 分期标准。

## 八、治疗

治疗以手术治疗为主，辅以放疗或化疗。

### (一)手术治疗

手术是子宫肉瘤主要的治疗方法。

子宫平滑肌肉瘤和低级别子宫内膜间质肉瘤行筋膜外子宫切除术和双附件切除术，高级别子宫内膜间质肉瘤和混合性子宫上皮和间叶肿瘤还应切除盆腔及腹主动脉旁淋巴结。对年轻的早期子宫平滑肌肉瘤患者，肿瘤恶性程度较低者，可考虑保留卵巢。

对于癌肉瘤患者建议切除大网膜，若手术无法切净盆腹腔所有病灶，争取做到理想的肿瘤细胞减灭术。

### (二)放疗

对子宫内膜间质肉瘤的疗效比平滑肌肉瘤为好。一般认为术后辅助放疗有助于预防盆腔复发，提高 5 年生存率。一般采用盆腔外照射和阴道内照射。对于复发或转移的晚期患者，可行姑息性放疗。

### (三)化疗

一般主张对晚期平滑肌肉瘤患者、高级别子宫内膜间质肉瘤、子宫混合性上皮和间叶肉瘤，以及肉瘤复发患者，可辅助化疗。化疗以多柔比星的疗效较好，文献报道单药有效率为25.0%，而其他有效的药物有异环磷酰胺、顺铂、依托泊苷及替莫唑胺等。目前，尚无理想的化疗方案，下列方案可选用。

1.IAP方案

异环磷酰胺＋盐酸表柔比星＋DDP。

2.HDE方案

羟基脲＋氮烯米胺＋依托泊苷。

**（四）孕激素治疗**

孕激素类药物主要用于治疗低级别子宫内膜间质肉瘤及部分PR阳性的高级别子宫内膜间质肉瘤。

常用孕激素类药物：MPA、甲地孕酮和己酸孕酮，一般主张剂量不小于200 mg/d，应用时间不少于1年。

**（五）复发性子宫肉瘤的治疗**

子宫肉瘤患者经治疗后，复发率仍很高，Ⅰ期复发率为50%～67%，Ⅱ～Ⅲ期复发率可高达90.0%。对于复发后的治疗，目的是缓解症状、延长生存期。

1.手术为主的综合治疗

子宫肉瘤经治疗后复发，如果复发部位在盆腔，且为中央型复发，主张尽可能再次手术，切除复发病灶，术后辅以放疗、化疗等。

2.化疗为主的综合治疗

化疗为主的综合治疗适用于远处复发转移者，无论何种组织类型、早期或晚期肿瘤的远处转移复发，应行全身性化疗。子宫内膜间质肉瘤复发者，应加用孕激素治疗。

3.放疗

盆腔部位复发者，如果手术无法切除复发病灶，可选择放疗。放疗需根据复发的部位和以前辅助治疗的情况来制订放疗计划。

## 九、随访

术后每3～6个月随访1次，重视肺部X线或CT检查。

## 第三节 阴道恶性肿瘤

阴道恶性肿瘤分为原发性和继发性两种，以继发性多见，可由邻近器官直接蔓延或经血道及淋巴道转移而来。而原发性阴道癌是最少见的妇科恶性肿瘤，占女性生殖器官恶性肿瘤的1%左右。原发性阴道恶性肿瘤的组织病理学，85%～95%为鳞癌，其次为腺癌(10%)，阴道黑色素瘤及肉瘤等更为少见。鳞癌和黑色素瘤多见于老年妇女，腺癌好发于青春期，而内胚窦瘤和葡萄状肉瘤则好发于婴幼儿。

### 一、病因

原发性阴道癌发病的确切原因不详，可能与下列因素有关。

(1)HPV感染：一项病例对照研究显示，在80%的阴道原位癌和60%的阴道鳞癌中可检测到HPV-DNA。与外阴癌相似，年轻女性HPV感染与阴道癌发生的关系更为密切。但HPV感染与VAIN和阴道浸润癌的关系有待进一步研究。

(2)长期阴道异物对黏膜的刺激或损伤，如使用子宫托。

(3)年轻女性发生阴道腺癌，与其母亲在妊娠期间服用雌激素有关。

(4)既往生殖道肿瘤病史，以宫颈癌病史最多见。FIGO指南中指出，近30%的阴道癌患者至少5年前有子宫颈原位癌或浸润癌治疗的病史。

(5)免疫抑制剂治疗、吸烟、多个性伴侣、过早性生活及子宫颈的放疗史，可能与阴道癌的发生有一定关系。

对有上述危险因素者，尤其是有子宫颈病变的患者，应定期行阴道涂片细胞学检查，必要时行阴道镜检查及活检。

### 二、临床表现

阴道上皮内瘤变或早期浸润癌可无明显的症状，或仅有阴道分泌物增多或接触性阴道出血。随着病情的发展，可出现阴道排恶臭液或阴道不规则流血，以及尿频、尿急、血尿、排便困难和腰骶部疼痛等。晚期患者可出现咳嗽、咯血、气促或恶病质等。

妇科检查一般可窥见和扪及阴道腔内肿瘤，应仔细检查子宫颈及外阴，以排除继发性阴道癌。阴道上皮内瘤变或早期浸润癌灶可仅表现为阴道黏膜糜烂充血、白斑或呈息肉状。晚期病灶多呈菜花或溃疡、浸润状,可累及全阴道、阴道旁、子宫主韧带和宫骶韧带,也可出现膀胱阴道瘘、尿道阴道瘘或直肠阴道瘘,以及淋巴结肿大(如腹股沟、盆腔、锁骨上淋巴结的转移)和远处器官转移的表现。

## 三、病理诊断

对阴道壁的明显新生物可在直视下行病理活检确诊。对阴道壁无明显新生物,但有异常表现,如充血、糜烂、弹性不好乃至僵硬者,则应行阴道细胞学检查,并借助阴道镜定位活检,注意阴道穹隆,因为部分 VAIN 患者可在该处发现隐蔽的癌灶。若肿瘤位于黏膜下或软组织中,可行穿刺活检。

原发性阴道癌发病率低,在确诊本病时应严格排除继发性癌,需遵循的诊断原则:肿瘤原发部位在阴道,除来自女性生殖器官或生殖器官以外肿瘤转移至阴道的可能;若肿瘤累及子宫颈阴道部,子宫颈外口区域有肿瘤时,应归于宫颈癌;肿物局限于尿道者,应诊断为尿道癌。

## 四、临床分期

阴道癌 FIGO 分期。

(1)Ⅰ期:肿瘤局限于阴道壁。

(2)Ⅱ期:肿瘤已累及阴道旁组织,但未达骨盆壁。

(3)Ⅲ期:肿瘤扩展至骨盆壁。

(4)Ⅳ期:肿瘤范围超出真骨盆腔,或侵犯膀胱黏膜或直肠黏膜,但黏膜泡状水肿不列入此期。

(5)$Ⅳ_A$期:肿瘤侵犯膀胱和/或直肠黏膜,和/或直接蔓延超出真骨盆。

(6)$Ⅳ_B$期:肿瘤转移到远处器官。

## 五、治疗

### (一)治疗原则

由于解剖上的原因,阴道膀胱间隔及阴道直肠间隔仅 5 mm 左右,手术及放疗均有一定困难,特别是对以前有盆腔放疗史的患者。本病发病率低,患者应集中在有经验的肿瘤中心治疗。阴道癌的治疗强调个体化,根据患者的年龄、病变的分期和阴道受累部位确定治疗方案。总的原则是,阴道上段癌可参照宫颈癌的治疗,阴道下段癌可参考外阴癌的治疗。

### (二)阴道上皮内瘤变(VAIN)的治疗

(1)对阴道 HPV 感染或 $VAIN_1$ 级的患者一般不需给予特殊治疗,此类病变多能自行消退。

(2)局部药物治疗:用5-FU软膏或5%咪喹莫特软膏涂于阴道病灶表面,每周1～2次,连续5～6次为1个疗程,不良反应小。对病变范围大者,为避免广泛手术切除,可首先考虑应用局部药物治疗。

(3)$CO_2$激光治疗对VAIN有较好的疗效,也适用于局部药物治疗失败的病例。

(4)放疗:对年老、体弱、无性生活要求的$VAIN_3$患者,可采用腔内放疗。

(5)电环切除或手术切除治疗:对单个病灶可采用局部或部分阴道切除术,尤其是位于穹隆部的病灶。病灶广泛或多发者,可采用全阴道切除术,并行人工阴道重建。

**(三)阴道浸润癌的治疗**

1.放疗

放疗适用于Ⅰ～Ⅳ期所有的病例,是大多数阴道癌患者首选的治疗方法。早期患者可行单纯放疗,晚期患者可行放疗加化疗。同期放化疗在阴道癌中研究仍较少,近期部分研究表明同期放化疗疗效优于单纯放疗。

(1)病灶表浅的Ⅰ期患者可单用腔内放疗。

(2)对大病灶及Ⅲ期患者,可以先行盆腔外照射50 Gy,然后加腔内放疗,总剂量不少于70 Gy。有条件者推荐用适形调强放疗。

(3)病灶累及阴道下1/3者,可用组织间插植放疗,并行腹股沟淋巴结区放疗或手术切除淋巴结。

(4)年轻患者在根治性放疗前可行腹腔镜下双侧卵巢移位,同时全面探查盆腹腔,切除肿大、可疑的淋巴结。

(5)手术治疗后,若病理提示手术切缘阳性、盆腔淋巴结或腹主动脉旁淋巴结阳性,或脉管内有癌栓者,应补充术后放疗,根据具体情况选择外照射和/或腔内放疗。

2.手术治疗

由于阴道浸润癌与周围器官的间隙小,若保留其周围的器官(膀胱、尿道和直肠),切除肿瘤周围组织的安全范围很小,很难达到根治性切除的目的。因此,阴道浸润癌手术治疗的应用受到限制。以下情况可考虑选择手术。

(1)对病灶位于阴道上段的Ⅰ期患者,可行广泛全子宫和阴道上段切除术,阴道切缘距病灶至少1 cm,并行盆腔淋巴结切除术。如果以前已切除子宫,行阴道上段广泛切除术和盆腔淋巴结切除术。

(2)对病灶位于阴道下段的Ⅰ期患者,可行阴道大部分切除术,应考虑行腹股沟淋巴结切除,必要时切除部分尿道和部分外阴,并行阴道中、下段成形术。

(3)若癌灶位于阴道中段或多中心发生者,可考虑行全子宫、全阴道切除及腹股沟和盆腔淋巴结清扫术,但手术创伤大,对这种病例临床上多选择放疗。

(4)对$Ⅳ_A$期及放疗后中央型复发患者,尤其是出现直肠阴道瘘或膀胱阴道瘘者,可行前盆、后盆或全盆脏器去除术,以及盆腔和/或腹股沟淋巴结清扫术。

3.辅助化疗

这方面的研究报道很少,辅助化疗的作用有待评价。对阴道非鳞癌患者,在根治性放疗或手术后可考虑给予3～4个疗程的联合化疗,可能有助于减少复发,特别是局部病灶较大时。

## 六、特殊类型的阴道恶性肿瘤

### (一)阴道黑色素瘤

阴道黑色素瘤非常少见,大多数发生在阴道远端的前壁,多为深部浸润,易发生远处转移,预后极差,5年生存率仅为5%～21%。根治性手术切除(常需行盆腔廓清术)是主要的治疗方法,也可行较为保守的肿瘤局部广泛切除术,生存率无差别。术后通常行辅助放疗。化疗的作用十分有限。术后应用大剂量干扰素可能有助于改善预后。

### (二)阴道葡萄状肉瘤

阴道葡萄状肉瘤是来源于横纹肌母细胞的高度恶性肿瘤,常见于婴幼儿。临床表现为阴道排液、出血或阴道口肿物。

近来主张对阴道葡萄状肉瘤进行较为保守的手术,而强调进行术前或术后的辅助放化疗,因为患者接受广泛手术切除后的生存并不理想。如果病灶较小能完整切除,并能保全器官,可先行手术治疗。若肿瘤较大,应在术前给予化疗或放疗。化疗多选用长春新碱+放线菌素+环磷酰胺(VAC方案)。放射野不宜扩大,因为放疗会严重影响骨盆的发育。

## 七、随访

建议随访间隔如下:①第1年,每1～3个月1次;②第2～3年,每3～6个月1次;③3年后,每年1次。

# 参考文献

[1] 杨忠光.肿瘤综合治疗学[M].西安:陕西科学技术出版社,2021.
[2] 罗迪贤,颜宏利,夏承来,等.肿瘤临床检验诊断学[M].北京:科学技术文献出版社,2021.
[3] 张丹丹.常见肿瘤疾病诊断与治疗[M].北京:中国纺织出版社,2022.
[4] 李雁,殷晓聆.中医肿瘤专科实训手册[M].上海:上海科学技术出版社,2021.
[5] 范述方.肿瘤临床治疗拾奇[M].北京:中国中医药出版社,2022.
[6] 刘凤强.临床肿瘤疾病诊治与放化疗[M].哈尔滨:黑龙江科学技术出版社,2021.
[7] 付艳枝,席祖洋,许璐.肿瘤内科治疗护理手册[M].北京:科学出版社,2022.
[8] 赫文,王晓蕾,王璟璐.肿瘤超声诊断与综合诊疗精要[M].北京:中国纺织出版社,2021.
[9] 葛明华,张大宏,牟一平.肿瘤微创手术学[M].厦门:厦门大学出版社,2022.
[10] 张龙,于洪娜.临床常见肿瘤诊断思维与治疗技巧[M].北京:中国纺织出版社,2021.
[11] 闫震.妇科肿瘤化疗手册[M].北京:人民卫生出版社,2022.
[12] 宋明,杨安奎,张诠.头颈肿瘤外科临床实践与技巧[M].广州:广东科技出版社,2021.
[13] 詹启敏,钦伦秀.精准肿瘤学[M].北京:科学出版社,2022.
[14] 曾普华.中医谈肿瘤防治与康复[M].北京:科学技术文献出版社,2021.
[15] 魏玮.实用临床肿瘤学[M].沈阳:辽宁科学技术出版社,2022.
[16] 张晟,魏玺.颈部常见肿瘤超声诊断图谱[M].天津:天津科技翻译出版公司,2021.
[17] 林宇,宝莹娜.临床肿瘤放疗[M].长春:吉林科学技术出版社,2022.

[18] 王晖.现代肿瘤放射治疗临床实践指导[M].长沙:湖南科学技术出版社,2021.
[19] 邓清华,马胜林.转移性肿瘤放射治疗[M].杭州:浙江大学出版社,2022.
[20] 刘方.肿瘤综合诊断与治疗要点[M].北京:科学技术文献出版社,2021.
[21] 温娟,王国田,姬爱国,等.现代肿瘤病理诊断与治疗[M].哈尔滨:黑龙江科学技术出版社,2022.
[22] 王博.常见肿瘤诊断与治疗要点[M].北京:中国纺织出版社,2021.
[23] 梁廷波.实体肿瘤规范诊疗手册[M].杭州:浙江大学出版社,2022.
[24] 周睿.泌尿系统肿瘤综合治疗[M].北京:中国纺织出版社,2021.
[25] 夏廷毅,张玉蛟,王绿化,等.肿瘤放射外科治疗学[M].北京:人民卫生出版社,2022.
[26] 刘延庆.中医肿瘤临证对药[M].北京:化学工业出版社,2021.
[27] 訾华浦.临床肿瘤诊疗方法与实践[M].长春:吉林科学技术出版社,2022.
[28] 孔令泉,吴凯南.乳腺肿瘤内分泌代谢病学[M].北京:科学出版社,2021.
[29] 刁为英.现代肿瘤诊断技术与治疗实践[M].北京:中国纺织出版社,2022.
[30] 杨毅,李波.肿瘤放射治疗技术学[M].昆明:云南科技出版社,2021.
[31] 李萍萍.中医肿瘤临证论治[M].北京:学苑出版社,2022.
[32] 黄传贵.中医肿瘤辨证论治[M].昆明:云南科技出版社,2021.
[33] 刘媛媛.肿瘤诊断治疗学[M].北京:中国纺织出版社,2021.
[34] 谭晶,李汝红,侯宗柳.肿瘤临床诊断与生物免疫治疗新技术[M].北京:科学出版社,2021.
[35] 朱德东,韦勇宁.肝脏肿瘤微创治疗[M].北京:科学技术文献出版社,2021.
[36] 严金金,熊树华,石凡,等.黄芪多糖注射液对子宫内膜癌术后放化疗患者免疫功能及不良反应的影响[J].中国医学创新,2023,20(9):1-5.
[37] 杨金华,赵天增,张岭.食管癌根治术患者血清 microRNA-27a、microRNA-203a-3p 表达及与预后的关系[J].中国现代医学杂志,2023,33(2):78-83.
[38] 曹献启,李之拓,李浩然.胆囊结石诱发胆囊癌的危险因素及治疗进展[J].医学综述,2022,28(4):706-711.
[39] 王微.肝动脉化疗联合介入栓塞术对肝癌患者外周血肿瘤标志物及不良反应的影响[J].基层医学论坛,2021,25(20):2894-2895.
[40] 胡晓东,许怀瑾,聂智梅,等.甲状腺结节手术人群中 HDL-C 水平与甲状腺癌发生风险的相关性分析[J].解放军医学杂志,2023,48(5):501-509.